Current
Principles and Clinical Practice of

Surgery

Current Principles and Clinical Practice of

Surgery

첫째판 1쇄 인쇄 | 2011년 7월 22일
첫째판 1쇄 발행 | 2011년 7월 29일

지 은 이 가톨릭의과대학 외과학교실
발 행 인 장주연
편집디자인 강미란
표지디자인 박미나
발 행 처 군자출판사
등 록 제 4-139호(1991. 6. 24)

본 사 (110-717) 서울특별시 종로구 인의동 112-1 동원회관 BD 6층
Tel. (02) 762-9194/5 Fax. (02) 764-0209
대 구 지 점 Tel. (053) 428-2748 Fax. (053) 428-2749
광 주 지 점 Tel. (062) 223-9492 Fax. (062) 223-9493
부 산 지 점 Tel. (051) 893-8989 Fax. (051) 893-8986

ISBN 978-89-6278-414-5

정가 30,000원

임상진료지침

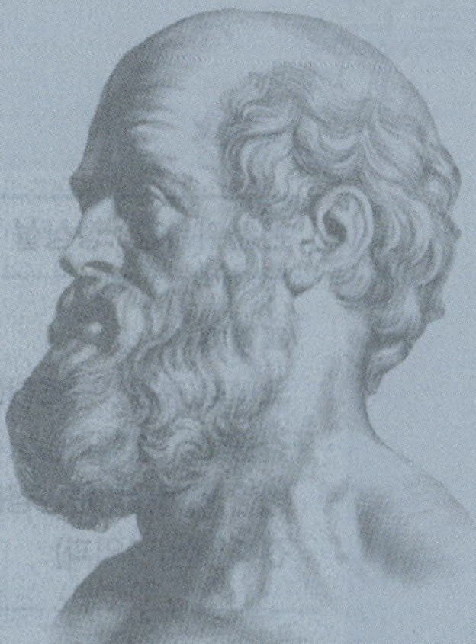

Current Principles and Clinical Practice of Surgery

가톨릭대학교 의과대학 외과학교실

군자출판사

집필진

편찬위원장 : 정상설

책임저자 :
오세정(총론), 박조현(위장관), 오승택(대장항문),
김동구(간담췌), 송병주(유방), 김정수(내분비),
박장상(혈관), 문인성(이식), 이명덕(소아외과),
전해명(비만외과)

저　　자 :
김기환(간담췌), 김세준(간담췌), 김성근(총론),
김정구(위장관), 김지일(총론, 이식), 김진조(총론),
박순철(총론), 박종경(총론), 배자성(내분비), 성기영(내분비),
백종민(유방), 안창혁(총론, 대장항문), 윤상섭(혈관),
이도상(총론, 소아외과), 이동호(총론), 이상권(비만외과),
이인규(대장항문), 이준현(위장관), 전경화(위장관),
정재희(소아외과), 조현민(대장항문), 최승혜(유방),
최훈(총론), 홍태호(간담췌)

머리말

넘쳐나는 정보 속에 살아가지만 정확한 정보를 얻는 것은 쉽지 않은 시대에 살아가고 있습니다. 특히 외과의사들, 그 중에서도 수련을 받는 전공의들은 과중한 진료업무 속에서 시간에 쫓기어 정확한 근거 중심의 지식을 습득한다는 것은 거의 불가능해 보이는 현실입니다. 외과 전공의의 무지는 곧 한 생명의 희생으로 이어질 수 있는 만큼, 이러한 현실을 조금이라도 개선해 보고자 가톨릭대학교 외과학교실에서는 여러 선생님들의 긴 시간에 걸친 준비 끝에 교과서의 원론적 지식이 아닌 실제 진료와 밀접한 연관성을 가지고, 현장에서 필요한 지식을 중심으로 임상 매뉴얼을 발간하게 되었습니다. 이러한 노력이 교실의 내실을 기하고 교실발전을 위한 초석이 될 것으로 기대하며 나아가서는 국내 외과의 발전에 기여할 수 있기를 바랍니다.

이 책이 발간되기까지 많은 수고를 해 주신 오세정 교수와 집필에 참여해 주신 모든 교실원들에게 감사의 말씀을 전합니다.

2011년 7월 22일

가톨릭대학교 외과학교실

주임교수　정상설

차 례

Current principles and clinical practice of Surgery

5 내분비 _ 239

6 유방 _ 265

7 신장이식 _ 289

8 혈관외과 _ 335

9 소아외과 _ 381

10 비만외과 _ 401

1. 총론

Surgery

Catholic University of Korea 임상진료지침

01 의무기록

Surgery

1. 의무기록의 내용

1) 의무 기록에는 환자의 인적 사항(성명, 성별, 생년월일, 주민등록번호, 주소, 직업 등), 병력, 진단, 질병의 상태, 치료 및 결과에 관한 환자의 모든 정보를 정확하게 기록해야 하며, 모든 기록에는 날짜와 기록자의 서명이 있어야 한다.
2) 개인 정보 보호를 위하여 주민등록번호의 성별, 숫자를 제외한 뒤 6자리는 생략할 수 있다.
3) 의무 기록의 다음 각 호의 내용을 주치의가 기록한다.

1) 입퇴원 요약 기록(Admission and discharge summary)

1) 환자 인적 사항(등록 번호, 이름, 생년월일, 성별 등)
2) 입·퇴원 날짜
3) 치료 결과, 퇴원 형태
4) 재입원, 재수술, 조직검사 여부
5) 진단명

(1) 주 진단명

가. 입원하게 된 주요 원인이 된 진단으로 검사 후 최종적으로 밝혀진 진단이다.

나. 주 진단 기재란에 환자의 치료를 담당한 주치의가 하나만 작성한다. 단,

주 진단이 1개 이상인 경우에는 제일 윗자리에 작성된 진단을 주 진단으로 한다.

다. 전과 환자인 경우는 퇴원 과의 주 진단을 주 진단으로 하고, 전과시키는 과의 주 진단도 함께 작성한다.

라. 주 진단명이 조직 결과와 상이한 경우 조직 결과에 일치시키도록 한다. 단, 퇴원 시까지 조직 결과가 결정되지 않아 주 진단명이 조직 결과와 상이할 경우는 주치의 책임 하에 임상 의사의 소견을 존중한다.

마. 주 진단 선정은 한국 표준 질병 사인 분류(KCD 4)에 따른다.

(2) 기타 진단명 및 주요 합병증

6) 주 증상(Chief Complaint) 및 주 증상 발현 시점

7) 주 수술, 부 수술 및 처치, 검사명

8) 현 병력, 입원 치료, 경과 요약

9) 소견서(CT, 3차 항생제 사용시)

10) 주요 검사 소견

11) 치료 계획

12) 퇴원 약 처방

13) 담당 레지던트 성명(전산 로그인 성명)

14) 담당 Staff 확인 서명(자필 서명)

2) 경과 기록(Progress note)

(1) 입원 기록(Admission note) & 신체 검사 기록(Physical examination note)

(1) 입원 시 상태 및 입원 목적

(2) 입원 당시의 잠정 진단(provisional diagnosis)

(3) 주 호소(chief complaint) 및 주 증상 발현 시점

(4) 과거력

(5) 현재의 질병 상태

(6) 생활 환경 및 특이 습성, 사회력

(7) 가족력

(8) 신체 각계의 상태(review of system; ROS) 및 특이 사항

(9) 병력, 신체 조사 기록

(2) 경과 기록(Progress note)

(1) 환자의 상태 변화를 가능한 한 매일 기록한다.

(2) 치료 내용 및 결과

(3) 합병증 또는 부작용 유무

(4) 전과 기록(transfer service note)

(5) 전과의 이유, 목적, 상태 등의 기록과, 전출입 당시 환자의 전반적 상태 기록

(6) 전과 시키는 과의 주 진단명, 주요 처치 기록

(7) 특수 검사 및 처치 기록

(8) 수술 요약 기록

(9) 수술 및 침습적 시술 후 환자 상태(특히 수술 및 시술 당일 상태 기록)

(10) 퇴원 지시 및 향후 계획

(11) 'discharge', 'hopeless discharge', 'discharged against medical advice (DAMA)', 'escape', 'expired' 등 환자의 거취를 명확히 기재한다.

(12) 작성 일자별 주치의 서명

(13) 추적 경과 기록(flow sheet)는 경과 기록으로 인정한다.

3) 문제 목록(Problem list)

1) 문제점이 발견된 날짜

2) 문제점

3) 각 문제점과 연결된 기록, 해결된 날짜

4) 문제 목록을 작성하지 않는 임상과는 해당 없다.

4) 추적 경과 기록(Flow sheet)

1) 환자 나이, 입원과, 병실 번호

2) 발생 순서별, 항목별 경과 기록

5) 협의 진료 기록(Consultation report)

1) 환자 인적 사항

2) 주 진단명

3) 병실

4) 협의 진료 의뢰 내용 / 회신 내용

5) 의뢰자 및 시간 / 회신자 및 시간

6) 응급/비응급

7) 회신 입력은 해당 과의 전공의가 할 수 있다.

6) 각종 검사 보고서

병리 검사, 방사선 검사, 기능 검사

7) 수술 검사 마취 신청서

수술, 특수 검사 혹은 특수 치료의 시행에 대한 환자 가족의 신청 사실, 신청자 서명, 신청서 작성 시간

8) 수술 기록(Operation record)

1) 환자 인적 사항

2) 수술일

3) 수술과

4) 수술 집도의

5) 수술 전 진단명

6) 수술 후 진단명

7) 수술명

8) 관찰 소견(operation finding)
9) 수술 절차(operation procedure)
10) 작성 의사 성명(전산 로그인 성명)
11) 집도의 서명(자필서명)
12) 조직 병리, 배액관 유무

9) 마취 기록(Anesthesia record)

1) 수술 전, 수술 후 진단명
2) 마취제의 종류, 양 및 마취 방법
3) 마취 시간
4) 수술 의사 및 마취 의사의 이름
5) 실 측정 수치
6) 환자의 상태

10) 회복실 기록(Recovery room record)

1) 회복실에 입실, 퇴실한 시간 및 환자 상태
2) 회복실내에서의 환자 상태 및 실시한 처치
3) 의사의 지시를 받아 환자를 퇴실 시킨 간호사의 서명

11) 동의서

다음의 시술 및 검사를 할 경우에는 시행하기 전에 환자에게 설명을 한 후 동의서를 작성하도록 한다.

1) 수술 및 마취
2) 고위험 시술- 복부CT, 척추 천자, 생검(신장, 간, 폐), 기관절개술, 심혈관 조영술, 뇌혈관 조영술 등
3) 동의서에 대한 설명은 의사가 한다. 단, 종합 검진을 받는 경우에는 해당 간호사가 설명 할 수 있다.
4) 동의서에는 다음의 내용이 기재되어야 한다.

(1) 등록 번호
(2) 진료과
(3) 진단명
(4) 수술(검사) 내용
(5) 발생 가능한 문제(부작용, 합병증)
(6) 설명 의사 서명
(7) 환자 서명(또는 보호자 서명)

5) 동의서 사용 절차

신규 동의서를 사용하고자 할 때는 사용 부서에서 서식을 작성한 후 의료정보팀을 통하여 의무 기록 위원회의 승인을 득한 후 사용한다.

12) 의사 지시 기록(Doctor's order)

1) 날짜, 지시 내용 및 지시를 내린 의사의 성명(전산 로그인 성명)
2) verbal order(또는 telephone order)의 경우 의사가 최대한 빠른 시간 안에 전산 입력한다.

13) 간호 기록(Nurses' note)

1) 간호에 의하여 시행된 모든 간호 사항과 관찰 사항
2) 의사에 의하여 시행된 검사나 치료 시행 사실 및 시행자 성명
3) 약물 투여 상황
4) 실측정 수치 기록
5) 섭취량과 배설량
6) 간호력
7) 기록한 간호사의 서명

14) 부검 소견서(Autopsy report)

부검이 시행되었을 경우 병리 의사는 그 소견서를 작성하여 환자의 보호자가 서명한 부검 동의서와 함께 의무 기록에 첨부하여야 한다.

15) 응급실 기록(Emergency record)

(1) 질병이나 상해에 대한 병력 및 도착 시의 상황(내원 경위, 수단, 동반자, 사고발생 장소 및 시간, 병원 도착 시간 등)

(2) 주호소 및 발현 시점

(3) 신체의 상태

(4) 검사 결과

(5) 진단명 및 치료 내용

(6) 앞으로의 치료에 대한 지시 사항

(7) 치료자의 서명

(8) 간호에 대한 기록

16) 외래 기록

17) 진료정보 요약지

18) 각 임상과별 특수 기록지 및 clinical pathway(CP)

19) 기타

영아 인수증, 지시에 따르지 못하는 퇴원, 입퇴원 결정서 등

2. 의무기록의 작성

1) 작성 대상자 및 책임 소재

의무 기록은 그 기록하는 사항에 관하여 책임 있는 자가 작성하여야 하며, 책임 있는 자라 함은 당해 환자에게 직접 진료를 행하는 자를 말한다. 최종 작성 책임은 주치의에게 있다.

2) 서명 관리

처음으로 업무를 시작하는 의사는 의료정보팀에 수기 의무 기록에 사용할

자필 서명 카드를 제출하여 서명을 등록하고 의료정보팀에서는 서명 등록 대장을 비치한다.

3) 의학 용어, 약어

기록에 사용하는 용어는 영어와 한글을 혼용하며, 정식 의학 용어를 사용하되 최종 진단명은 영어로 기록하고 약어를 사용하여서는 안 된다(단, CMC 공인 약어는 사용할 수도 있다). 원내에서 사용하는 약어는 '공통약어집'을 참조한다.

4)원본 첨부

- 모든 기록지는 그 원본을 의무 기록에 첨부하여야 한다.
- 질병, 수술 및 특수 검사 분류는 세계보건기구에서 출판한 국제 질병 분류에 따른다.(한국판- 통계청 발행, 한국 표준 질병 사인 분류) 주진단은 『진단명 선정 지침』에 따른다.
- 질병 분류 : ICD-10(KCD-5), ICD-O-3
- 수술 및 처치 분류 : ICD-9-CM

5) 작성 시한

의무 기록의 내용별 작성 시한은 다음과 같다.

(1) 입원 기록, 신체 조사 기록 등 입원 당시 기록할 사항은 입원 후 24시간 이내

(2) 경과 기록은 특수 검사 및 치료 사항을 발생한 당일 기록하며 매일 환자의 상태와 치료 경과를 기재한다.

(3) 마취 전 신체 검사 기록은 수술 전 48시간 이내

(4) 마취 후 기록 및 수술지 기록(혹은 녹음)은 수술 후 즉시 또는 24시간 이내

(5) 부검 시행시 임시 보고서는 1주일 이내, 최종 보고서는 3개월 이내

(6) 정해진 시한 내에 작성하지 못한 의무 기록과 나머지 기록을 늦어도

퇴원 후 24시간 이내에 완성하여야 한다. 이때 완성하지 못한 기록을 '미비 기록'이라 한다.

6) 미비 기록 관리 및 평가, 보고

(1) 퇴원 후 2주가 경과하여도 책임 의무 기록을 완성시키지 않은 전공의는 해당 과장 및 의무기록 위원장에게 보고하며, 의무 기록 위원회에서 별도로 정한 행정적 규제를 가할 수 있다.

(2) 개인 및 임상 각과 미비 기록 수는 매주 수련 교육부 및 의국에 통보하고 게시하며, 월1회 미비 명단을 진료 부원장까지 결재 후 각과 임상 과장, 의국, 수련 교육부에 발송한다.

(3) 인사팀은 퇴직자 및 휴직자에 대해 휴·퇴직 3주 전에 의료정보팀에 그 명단을 통보해야 하며, 미비 혹은 미반납 의무 기록이 있을 시 휴·퇴직 7일 전까지 완결할 수 있도록 통보한다.

(4) 미완결 기록의 사후 책임은 해당 과에 있다.

7) 직무별 의료정보의 생성 의무

(1) 간호사 : 간호에 대한 모든 기록을 작성한다.

(2) 진료 지원 부서 : 진료 지원에 관련된 모든 기록을 작성한다.

(3) 인턴 : 전공의가 없는 과(예; 응급실)는 환자 치료의 기록을 인턴이 작성한다.

(4) 전공의 : (1), (2), (3)을 제외한 환자 치료의 모든 기록을 작성한다.

(5) 전문의 : 진료의뢰 기록, 소견서 및 입퇴원 요약 기록지와 수술 기록지를 검토하고 서명한다.

(6) 작성 의사의 해외 유학이나 이동으로 부재중일 경우 해당과 의사가 작성하고 서명할 수 있다.

3. 의무기록의 정정

1) 적용 범위

모든 의료정보에 적용된다.

2) 정정의 의미

정정이라 함은 의료정보의 정확성과 완전성을 위하여 작성된 의료정보를 수정, 삭제, 추가하는 것을 말한다.

3) 정정의 규제

최종 책임인 주치의(해당 전문의)의 서명이 완료된 후이거나, 의료정보 사본 발급이 완료된 기록은 어떤 기록도 수기, 전산, 스캔 입력으로 임의 수정할 수 없다. 사전 승인 없이 수정하는 행위를 제한하기 위하여 전산 잠금(locking) 기능을 시행하며, 필요 시 전산이나 종이로 수정 신청할 수 있다.

4) 정정 절차 및 처리 사항

(1) 정정 사유 발생 시 요청자는 '진료정보 정정 신청서'를 작성하여 해당 과장의 승인 후 의료정보팀에 요청/승인 후 수정한다.

(2) 의료정보팀은 절차에 의하여 정정된 기록을 신속, 정확하게 시스템에 수정한다.

(3) 환자의 요청에 의한 정정일 경우는 '진료정보 정정 신청서(환자용)'를 환자에게 받아 첨부하여야 한다.

(4) 조직검사 결과 등 검사 결과의 추가 결정으로 인한 수정이나, 미비 기록을 기록할 경우는 진료정보 수정 신청서는 생략하고 승인한다.

(5) 수정, 삭제 또는 내용 보완이 필요한 경우는 여백을 이용하여 날짜를 기재하고, 정정 부분에 두줄 긋고 추가 기록 후 서명하며, 필요 시 사유를 기재한다.

(6) 정정된 내용을 확인할 수 있도록 정정 전 기록도 함께 보관한다.

7) 작성된 의료정보를 수정 및 추가, 삭제하는 경우는 수정, 추가 또는 삭제된 내용을 확인할 수 있는 이력 관리가 이루어 져야 한다.

입원 및 퇴원기록 예시

ST. PAUL'S HOSPITAL
The Catholic University of Korea

입원기록 (Admission Note)

등록번호 : 0-01-19-62-28
성 명 : 성별/나이 여 /
주민등록 : - 성별/나이 :
진 료 과 : GS 날짜 : 2010.10.30 병실 : 0813

입원일자 : 2010 년 10 월 29 일
경 로 : □ 외래 ☑ 응급실 □ 기타 ( )
기록정보제공 : ☑ 환자 □ 보호자 □ 기타 ( )
진료와 관련된 정보 공유자 ☑ 환자만 □ 배우자 □ 자녀 □ 부 □ 모 □ 기타 ______

주소 (Chief complaints) 기간
1. RLQ pain 내원 당일
2.

문진소견 (Review of System)
F/C (-/-)
N/V/C/D (-/-/-/-)
voiding frequency/retention (-/-)

현재질병상태 (Present Illness)
상기 환자 1년전 상계 백병원에서 Lap. appendectomy 받은 Hx. 있는 자로 내원 당일 발생한 RLQ pain으로 ER visit함.

알러지 정보 (Allergy)
☑ 무 □ 유

과거병력 (Past Medical History)
☑ 무 □ 유 DM / HBP / Tbc / Hepa 기타

수술력 (Past Operation History)
□ 무 ☑ 유 Lap. appendectomy (1년전)

약물 복용력 (Past Drug History)
□ 무 ☑ 유 1주일전 Gastritis로 po anti.

임신 가능성
☑ 무 □ 유 □ 모름
월경력 ______ 출산력 0-0-0-0

사회력 (Social History)
흡 연 ☑ 무 □ 유 □ 끊었음
음 주 □ 무 ☑ 유 □ 끊었음

가족력 (Family History)
아버지 HBP

ICF1009+ 802 입원기록 (공통) 1/3

그림 1-1

ST. PAUL'S HOSPITAL
The Catholic University of Korea

입원기록 (Admission Note)

등록번호 : 0-01-19-62-28
성 명 : 성별/나이 여/
주민등록 : - 성별/나이 :
진 료 과 : GS 날짜 : 2010.10.30 병실 : 0813

신체 검진 (Physical Examination)

전신 외관
- 외 관 ☐ 병색없음 ☐ 만성병색 ☑ 급성병색
- 의식상태 ☑ 정상 ☐ 몽롱 ☐ 혼미 ☐ 반혼수 ☐ 혼수
- 발육영양 ☑ 정상 ☐ 부족 ☐ 비만

피 부
- 피부촉진 ☑ 온 ☐ 건 ☐ 냉 ☐ 습
- 피부긴장도 ☑ 정상 ☐ 빈약

두경부
- 두개형상 ☑ 정상 ☐ 이상
- 결막창백 ☑ 무 ☐ 유
- 결막출혈 ☑ 무 ☐ 유
- 공막황달 ☑ 무 ☐ 유
- 목 ☑ 유연 ☐ 경직
- 림프절 ☑ 정상 ☐ 이상
- 갑상선 ☑ 정상 ☐ 이상

가 슴, 폐
- 시 진 ☑ 대칭팽창 ☐ 비대칭팽창
- 촉진/타진 ☑ 정상 ☐ 이상 - 소견 :
- 청 진 ☑ 정상 ☐ 이상 - 소견 :

심 장
- 심박동 ☑ 규칙 ☐ 불규칙 ☐ 이상 - 소견 :
- 심잡음 ☑ 없음 ☐ 있음 - 소견 :

복 부
- 시 진 ☑ 편평 ☐ 함몰 ☐ 팽창
- 청 진 ☑ 정상 ☐ 이상 - 소견 :
- 촉진/타진 ☐ 유연 ☐ 강직 ☑ 이상 - 소견 : RLQ Td (+).

등, 사지
- 늑골척추압통 ☑ 없음 ☐ 있음 - 소견 :
- 하지함요부종 ☑ 없음 ☐ 있음 - 소견 :
- 운동제한 ☑ 없음 ☐ 있음 - 소견 :

신경계
- 동공대광반사 ☑ 정상 ☐ 이상 - 소견 :
- 운동/감각 ☑ 정상 ☐ 이상 - 소견 :
- 기타 : (eg 연하장애, 바빈스키 등)

기 타(구체적내용 기입)

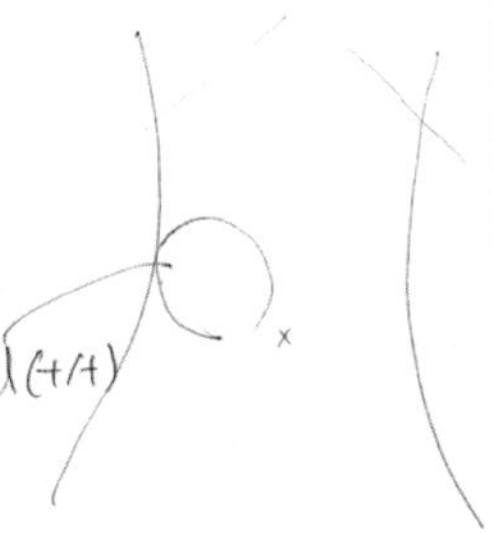

Td/rTd(+/+)

ICF1009+802 입원기록 (공통) 2/3

그림 1-2

ST. PAUL'S HOSPITAL
The Catholic University of Korea

입원기록 (Admission Note)

등록번호 : 0-01-19-62-28
성 명 : 성별/나이 여/
주민등록 : – 성별/나이 :
진 료 과 : GS 날짜 : 2010.10.30 병실 : 0813

추정진단 (Impression)

1. r/o acute appendicitis (remnant) 4.
2. r/o enterocolitis 5.
3. 6.

진단 계획 (Diagnostic plan)

영상검사: Abdomen CT

진단검사:

침습검사:

기 타:

치료 계획 (Therapeutic plan)

약 물:

시 술:

수 술: Lap. appendectomy

물리치료:

통증치료:

기 타:

퇴원 계획 (Discharge plan)

일 시 (예정) : 2010. 11. 1

퇴원시 환자상태 : tolerable

외래방문일시(예정) : 1주일 후

2010 년 10 월 29 일

환자 (대리인) : 최이화 (인)

주치의 서명 : 이지나 (인)

ICF1009+802 입원기록 (공통) 3/3

그림 1-3

ST.PAUL'S HOSPITAL
The Catholic University of Korea

입 · 퇴원 요약기록

등록번호 : 0-01-19-62-28
성 명 : 성별/나이 여 /
주민등록 : – 성별/나이 :
진 료 과 : GS 날짜 : 2010.10.30 병실 : 0813

입퇴원기간 : 2010-10-29 ▶ 2010-11-01 과 : 외과 (재원일수) 1일 병실(호실) 0813 ☎ 02-

① 치료결과 호전 ② 퇴원형태 퇴원지시후 ③ 재입원 N ④ 재수술 N ⑤ 조직검사 Y

【최종진단명】
Acute appendicitis

◑분류번호: ______ ______ ______ ______ ______

【주 증상 및 현 병력】
RLQ pain for 1 day

【입원치료, 경과요약】
23/F Pt. 1년전 appendectomy (상계백병원) 시행받은 Hx. 있는 자로서, 금일 시작된 RLQ pain 주소로 ER 경유 내원.

【주요검사소견】
Abd. CT: appendicitis is noted

【주 수술 및 처치】
Lap. appendectomy (2010.10.30)

◑분류번호: ______ ______ ______ ______ ______

【치료계획】
OPD f/u

【퇴원시 약처방】

약품코드	수량	날수	용법	약품코드	수량	날수	용법

작성의사 : 이겨라 STAFF: 김성근 완성일자: 2010-10-30 의무기록사: ______

입·퇴원 요약기록 출력일자 : 2010-10-30 12:39:39

그림 1-4

Catholic University of Korea 임상진료지침

02 Surgery

수액 및 전해질 요법

1. 정상인의 수분 및 전해질 필요량

정상인에서 수분의 양은 체지방에 반비례한다. 나이가 들수록 수분의 양이 감소하고, 남자보다 여자에서 수분양이 적으며, 정상 성인 남자의 경우 체중의 60%, 여자는 체중의 50%가 수분이다. 성인의 경우 하루 2,000-2,500 cc의 수분이 필요하고, 염분은 3-5 g이 필요하고, K은 50-100 mEq가 필요하다.

표 1-1 정상 성인(60-80 kg 남자)에서 하루 수분 교환

경로	하루 평균 소실량(mL)	최소량	최대량
H_2O gain			
Sensible loss			
Oral fluids	800 - 1,500	0	1,500/hr
Solid fluids	500 - 700	0	1,500
Insensible loss			
Water of oxidation	250	125	800
Water of solution	0	0	500
H_2O loss			
Sensible loss			
Urine	800 - 1,500	300	1400/hr
Intestinal	0 - 250	0	2500/hr
Sweat	0	0	4000/hr
Insensible loss			
Lung and skin	600	600	1,500

2. 수액요법

외과 환자의 수액 요법의 수액량을 정할 때는 환자의 기존의 부족수액량, 유지수액량, 지속적인 체액 손실을 고려하여야 한다.

1) 유지수액량 (Maintenance fluid)

정상적인 환자가 금식 시 필요한 수액량으로 체중을 기준으로 투여한다.

(1) 100-50-20 rule

처음 10 kg까지는 kg 당 100 ml

다음 10-20 kg까지는 kg 당 50 ml

20 kg 초과는 kg 당 20 ml의 maintenance fluid가 필요

(2) 4-2-1 rule

처음 10kg까지는 4 mL/kg/hr

다음 10-20 kg까지는 2 mL/kg/hr

20 kg 초과분은 1 mL/kg/hr

그러나 환자가 열이 나거나 인공호흡기를 착용하고 있는 경우 불감손실이

표 1-2 체내 수분 양에 따른 증상(Sign and Symptoms of Volume Disturbance)

System	Volume deficit	Volume Excess
Generalized	Weight loss Decreased skin tugor	Weight gain Peripheral edema
Cardiac	Tachycardia Orthostasis / hypotension Collapsed neck veins	Increased cardiac output Increased central venous pressure Distended neck veins Murmur
Renal	Oliguria Azotemia	
Gastrointestinal	Ileus	Bowel edema
Pulmonary		Pulmonary edema

증가하므로 더 많은 수액이 필요하다(체온이 1도 올라가면 250 mL의 불감손실이 증가한다).

2) 수술 후 수액요법

환자의 현재 volume status와 지속적인 체액 손실량(NG tube, drain, third space loss) 등을 고려하여 투여한다.

즉 유지수액량 + 지속적인 체액 손실만큼 투여한다.

3) 수액 요법의 적정성

시간당 소변 배설량, 혈압, 맥박, 피부 긴장도(skin tugor), 혈장과 소변의 전해질 농도 및 삼투압, 중심정맥압(CVP) 등으로 판단한다.

4) 수액의 종류

크게 결정질수액(crystalloid)과 콜로이드용액(colloid)으로 나뉘며, 결정질수액은 분자량이 작은 inorganic salt로 이루어져 있고, 세포막을 자유롭게 통과 할 수 있으나, colloid는 분자량이 큰 물질로 이루어져 세포막을 투과하지 못하여 혈장내의 삼투압을 유지하는데 도움을 준다. 수액의 선택은 환자의 volume status, type of concentration, compositional abnormality에 따라 다르다.

(1) Ringer's lactated solution(Hartmann solution, H/S), 0.9% Normal Saline(N/S)

소화관을 통한 체액손실(GI loss)이나 세포외체액(extra cellular fluid; ECF) 부족분을 보충하는데 유용

(2) 0.45%

소화관을 통한 지속적인 손실 혹은 불감손실(insensible loss)의 유지수액으로 유용

(3) Dextrose in Water(5% D/W, 10% D/W)

호흡이나 피부를 통한 불감손실을 보충하는데 사용

표 1-3 수액의 종류 및 구성 성분

	Electrolyte Composition(mEq/L)						
Solution	**Na**	**Cl**	**K**	**Hco3-**	**Ca**	**Mg**	**mOsm**
Extracellular fluid	142	103	4	27	5	3	280-310
Ringer' s lactated solution	130	109	4	28	3		273
0.9% sodium chloride	154	154					308
5% dextrose+0.45% sodium chloride	77	77					407
5% dextrose in water(D5W)							253
3% sodium chloride	513	513					1026

표 1-4 수액의 종류 및 구성 성분

Solution	Molecular weight	Osmolality(mOsm/L)	Sodium(mEq/L)
Hypertonic saline(7.5%)		2565	1283
Albumin 5%	70,000	300	130-160
Albumin 25%	70,000	1500	130-160
Dextran 40	40,000	308	154
Dextan 70	70,000	308	154
Hetastarch	450,000	310	154
Hextend	670,000	307	143
Gelofusine	30,000	NA	154

3. 전해질 불균형

1) 저나트륨 혈증(hyponatrermia)

Na에 대한 ECF의 상대적인 양이 증가하여 발생

(1) 원인

① Dilutional hyponatremia

물을 지나치게 많이 섭취하거나, 정맥주사(intravenous; IV)로 다량 투

표 1-5 저나트륨혈증(hyponatremia)의 감별진단

Volume Status		
High	**Normal**	**Low**
Increased intake	Hyperglycemia	Decreased sodium intake
Postoperative ADH secretion	Plasma lipid/proteins	Gastrointestinal losses
Drugs	SIADH	Renal losses
	Water intoxication Diuretics	Diuretics Primary renal disease

ADH = Anti-diuretic hormone
SIADH = Syndrome of Inappropriate secretion of ADH

여한 경우 ECF가 증가하여 발생하는 것으로 특히 수술 후 ADH 분비가 증가하여 발생하는 경우가 많다. 일반적으로 volume overloading의 증상은 없으며 검사실 소견에서는 hemodilution의 소견을 보인다(hematocrit 감소).

② Depletional hyponatremia

Na의 섭취가 줄어들거나, Na을 포함하는 수액의 소실이 많을 때 발생하며, 원인은 enteral feeding을 하면서 low Na diet를 한다거나, GI loss(vomiting, prolonged nasogastric suctioning, or diarrhea)가 많을 경우 발생한다.

③ Excess of solute relative to free water

Hyperglycemia나 Mannitol 투여 등과 같이 혈장의 삼투압이 증가하게 되면 세포내체액(intra-cellular fluid; ICF)의 수분이 ECF로 나와 dilutional hyponatremia가 생긴다. 이 경우는 특징적으로 hyponatremia임에도 불구하고 혈중 osmolarity는 증가되어 있다. 그러므로 hyperglycemia가 있는 환자에서 hyponatremia를 교정할 때는 반드시 hyperglycemia에 의한 Na 농도가 상대적으로 감소함을 염두

표 1-6 저나트륨혈증의 증상(Symptoms and Signs of hyponatremia)

Body system	Hyponatremia
Central nervous system	Headache, confusion, hyper-or hypoactive deep tendon reflexes, seizures, coma, increased intracranial pressure
Musculoskeletal	Weakness, fatigue, muscle cramps/twitching
Gastrointestinal	Anorexia, nausea, vomiting, watery diarrhea
Cardiovascular	Hypertension and bradycardia if significant increases in intracranial pressure
Tissue	Lacrimation, salivation
Renal	Oligurai

에 두어야 한다.(Glucose가 100 mg/dL 증가하면 Na농도는 1.6 mEq/L 감소)

④ Pseudohyponatremia

혈중의 lipid나 protein 등이 상승하여 혈중 수분에 대한 Na의 양은 변화가 없지만 hyponatremia가 나타나는 것을 말한다.

(2) 증상

Severe hyponatremia : Na $<$ 120 mEq/L

Moderate hyponatremia : 120-130 mEq/L

Mild hyponatremia : 130-138 mEq/L

Mild나 moderate hyponatremia는 대부분의 경우 자각증상이 없다.

(3) 치료

Na 부족량은 다음과 같은 공식으로 구한다.

Total body weight(TBW) (kg) × (130 - plasma [Na^+])

① Hypervolemic hyponatremia(asites 또는 pleural effusion)

Free water를 제한하고, mild to moderate hyponatremia는 교정하지 않아도 된다.

② Water intoxication

Free water의 제한

③ SIADH(Syndrome of inappropriate antidiuretic hormone)

수분 제한이 일차적 치료방법이고 이에도 불구하고 hyponatremia가 지속되면 isotonic 또는 hypertonic saline을 투여 한다. Chronic SIADH의 경우 지속적인 수분 제한은 심한 탈수 상태를 유발 할 수 있으므로 demeclocyclin HCL과 lithium을 투여한다.

④ 신경학적 증상이 있는 hyponatremia의 경우는 3% N/S을 사용하여 교정하는데, 증상이 개선되거나, 혈중 나트륨 농도가 130 mEq/L 이상으로 교정될 때까지 투여하며 교정속도는 시간 당 1 mEq/L를 초과하지 않게 하여야 한다. 신경학적 증상이 없는 심한 hyponatremia의 경우는 시간 당 0.5(0.25) mEq/L 또는 12(8) mEq/L/day 이하의 속도로 교정한다.

⑤ Chronic hyponatremia 환자에서는 ICF K이 감소되어 있으므로 Na의 교정과 동시에 K의 보충도 이루어져야 한다.

예제) 60 kg 여자 환자가 혈중 나트륨치가 120 mEq/L이고 신경학적 증상이 없는 경우 Na 교정 방법은?

Sodium deficit = TBW × (130 - [Na^+])

Sodium deficit = 0.5 × 60 × (130 - 120) = 300 mEq

3% NaCl contains 513 mEq sodium/L

Volume of 3% NaCl needed = 300/513 = 585 mL

10 mEq 교정하는데 0.5 mEq/L/hr로 20시간 투여해야 한다. 따라서 585 ml/20 hr가 필요하므로 29 mL/hr의 3% NaCl 투여

2) 고나트륨혈증(Hypernatremia)

(1) 원인(표 1-7)

Free water의 손실이나 수분에 비해 상대적으로 많은 염분의 섭취가 원인

표 1-7 고나트륨혈증의 감별진단

Volume status		
High	Normal	Low
Iatrogenic sodium administration Mineralcorticoid excess Aldosteronism Cushing' s disease Congenital adrenal hyperplasia	Nonrenal water loss Skin Gastrointestinal Renal water loss Renal disease Diuretics Diabetes insipidus	Nonrenal water loss Skin Gastrointestinal Renal water loss Osmotic diuretics Renal(tubular) disease Diabetes insipidus Adrenal failure

(2) 증상(표 1-8)

① Moderate hypernatremia : 146-159 mEq/L

② Severe hypernatremia : 160 mEq/L

의식의 장애가 있거나, 수분 섭취의 제한이 있는 경우 발생하며, 증상은 hyperosmolarity와 연관되어 있다.

표 1-8 고나트륨혈증의 증상(Symptoms and Sgns of Hypernatremia)

Body system	Hypernatremia
Central nervous system	Restlessness, lethargy, ataxia, irritability, tonic spasms, delirium, seizures, coma
Musculoskeletal	Weakness
Cardiovascular	Tachycardia, hypotension, syncope
Tissue	Dry sticky mucous membranes, red swollen tongue, decreased saliva and tears
Renal	Oliguria
Metabolic	Fever

(3) 치료

① Hypervolemic hypernatremia

이뇨제(Lasix)와 함께 volume replacement를 위해 hypotonic saline을 투여한다.

② Isovolemic hypernatremia

불감손실은 0.45% N/S 이나 5% DW로 치료하고, 요붕증의 경우 수분 부족을 교정하거나, central DI의 경우 DDAVP 5-10단위를 6시간 마다 투여한다.

③ Hypovolemic hypernatremia

Volume 부족은 N/S으로 교정하고, 이후 euvolemic 상태가 되면 hypernatremia는 5% D/W, 5% dextrose in 1/4 N/S, 또는 수분 섭취로 해결한다.

④ Hypernatremia를 교정하는데 필요한 수분양은 다음과 같은 공식에 의해 구할 수 있다.

Water deficit(L) =(serum sodium concentration - 140)/140 × TBW

(TBW는 남자에선 lean body mass의 50%, 여자에선 40%로 계산)

⑤ Hypernatremia가 있는 환자에서 수액 1L를 투여 하였을 때 Na의 변화량은 다음식에 의해 구할 수 있다.

Change in $[Na^{+}]$ / L = {infusate $[Na^{+}]$ - Serum $[Na^{+}]$} /(TBW + 1)

⑥ Hyponatremia와 마찬가지로 교정 속도가 중요하다. 지나치게 빨리 교정하면 대뇌부종과 herniation이 일어날 수 있다.

Acute hypernatremia의 경우는 시간 당 1mEq 혹은 하루에 8(또는 12) mEq 이하의 속도로 교정해야 하고 chronic hypernatremia의 경우는 시간 당 0.7 mEq 이하의 속도로 교정하여야 한다.

3) 저칼륨혈증(Hypokalemia)

(1) 원인(표 1-9)

(2) 증상(표 1-10)

(3) 치료

① 증상이 없거나 경미한 경우는 경구용 칼륨제제나 칼륨이 많이 포함된 음식을 섭취한다.

② 증상이 있는 경우는 경정맥 투여 하는데, 칼륨은 정맥염을 유발할 수 있으므로 말초정맥의 경우 용액의 칼륨농도가 30-40 mEq/L, 주입속도가 10 mEq/hr 이상은 권장하지 않는다. 응급상황에서는 중심정맥을 통해 최대 60 mEq/L의 농도와 40 mEq/hr 속도까지 주입 할 수 있으나, 이때는 주의 깊은 심전도 관찰과 혈중 칼륨 농도의 추적검사가 필요하다.

표 1-9 저칼륨혈증의 원인

Inadequate intake
Dietary, potassium-free intravenous fluids, potassium-deficient TPN
Excessive potassium excretion
Hyperaldosteronism
Medications
Gastrointestinal losses
Direct loss of potassium from gastrointestinal fluid(diarrhea)
Renal loss of potassium(gastric fluid, either as vomiting or high nasogastric output)

표 1-10 저칼륨혈증의 증상

System	Potassium
Gastrointestinal	Ileus, constipation
Neuromuscular	Decreased reflexes, weakness, paralysis
Cardiovascular	Arrest

4) 고칼륨혈증(Hyperkalemia)

(1) 원인

표 1-11 고칼륨혈증의 원인

Increased intake
Potassium supplementation
Blood transfusion
Endogenous load/destruction : hemolysis, rhabdomyolysis, crush injury, gastrointestinal hemorrhage
Increased release
Acidosis
Rapid rise of extracelluar osmolaity(hyperglycemic or mammitol)
Impaird excretion
Potassium-sparing diuretics
Renal insufficiency / failure

(2) 증상

표 1-12 고칼륨혈증의 증상

System	Potassium
Gastrointestinal	Nausea/vomiting, colic, diarrhea
Neuromuscular	Weakness, paralysis, respiratory failure
Cardiovascular	Arrhythmia, arrest

(3) 치료

표 1-13 고칼륨혈증의 치료

Guidelines for Treatment of adult patients with hyperkalemia
First : stop all infusion of potassium
ECG EVIDENCE OF PEMDING ARREST Loss of P wave and broad slurring of QRS ⇒ immediate effective therapy indicated 1. IV infusion of calcium salts : 10 ml of 10% calcium chloride over a 10-minute period Or 10ml of 10% calcium gluconate over a 3-to5-minute period 2. IV infusion of sodium bicarbonate 50-100mEq over a 10-to 20-minute period; benefit proportional to extent of pretherapy acidemia
ECG EVIDENCE OF POTASSIUM EFFECT Peaked T waves ⇒ prompt therapy needed 1. Glucose and insulin infusion IV infusion of 50 ml of D50W and 10 units of regular insulin; monitor glucose 2. Immediate hemodialysis BIOCHEMICAL EVIDENCE OF HYPERKALEMIA AND NO ECG CHANGES ⇒ Effective therapy needed within hours 1. Potassium-binding resins into the gastrointestinal tract, with 20% sorbitol 2. Promotion of renal kaliuresis by loop diuretic

Catholic University of Korea 임상진료지침

03 Surgery

영양 요법

1. 영양 평가

영양 상태를 평가하는 방법에는 여러 가지가 있으나 여기에서는 실제 우리가 임상에서 손쉽게 할 수 있는 검사들에 대해서 알아본다.

1) 병력 청취 및 이학적 검사

체질량지수(Body mass index, BMI) = 체중(kg) / 키(m^2)

BMI < 18.5	: 저체중
18.5 ≤ BM I < 25	: 정상 체중
25 ≤ BMI < 30	: 과체중
BMI ≥ 30	: 비만

2) 검사실 검사

(1) prealbumin : 반감기가 3-5일로 가장 최근의 영양 상태를 반영하는 지표

정상치	: 17-40 mg/dL
10-17 mg/dL	: mild depletion
5-10 mg/dL	: moderate depletion
< 5 mg/dL	: severe depletion

(2)transferrin : 반감기가 1주일, < 200 mg/dL 일 때 영양 불량

(3)albumin : 현재까지 가장 흔히 영양지표로 사용되었지만 반감기

가 2주일이어서 최근 영양 상태를 판단하는 데는 한계가 있음. < 3 mg/dL 일 때 영양 불량

(4) Total Lymphocyte Count(TLC) : 환자의 면역능력을 간단히 알아볼 수 있는 지표

TLC =% lymphocytes × WBC / 100

1500-1800 /mm^3 : mild depletion

900-1500 /mm^3 : moderate depletion

< 900 /mm^3 : severe depletion

3) 칼로리 요구량 측정

기초대사량(Basal Metabolic Rate, BMR)

남자 BMR = 66 + (13.7 × 체중) + (5 × 키) - (6.8 × 나이)

여자 BMR = 65.5 + (9.6 × 체중) + (1.7 × 키) - (4.7 × 나이)

칼로리 요구량 = BMR × stress factor

표 1-14 총 영양 요구량(total energy expenditure)의 계산에 사용하는 질병 스트레스 요인 (stress factor)

임상 조건	스트레스 요인
기아	0.80-1.00
정규 수술	1.00-1.10
복막염이나 다른 감염증	1.05-1.25
패혈증의 급성호흡부전증후군	1.30-1.35
골수 이식	1.20-1.30
합병증 없는 심폐질환	0.80-1.00
패혈증을 동반하거나 투석을 요하는 심폐질환	1.20-1.30
심폐질환이 있는 환자의 큰 수술	1.30-1.55
급성 신부전	1.30
간부전	1.30-1.55
간이식	1.20-1.50
췌장염	1.30-1.80

표 1-15 영양요법을 시작해야 하는 임상 지표

영양 실조(에너지 요구량의 50% 미만의 음식물 섭취)
이화성(catabolic) 질환(화상, 패혈증, 췌장염)
10% 이상의 체중 감소
예상되는 인공영양 기간이 7일 이상인 경우
7일 이상의 금식
소화기의 무기능 상태
염증성 질환이 없음에도 혈중 알부민 농도가 3.0 g/dL 미만일 때

2. 인공영양의 종류

인공영양의 종류는 크게 경장 영양(enteral nutrition, EN)과 경정맥 영양(parenteral nutrition, PN)으로 나눌 수 있다. EN과 PN의 비교에서 둘 중 어느 것이 더 좋은 가에 대해서는 아직 이론의 여지가 많다. 그러나 일반적으로 EN이 PN에 비해 경제적이고, 간 기능을 잘 보존할 것으로 기대되며 간으로 직접 영양분을 전달할 수 있고, 화상이나 출혈성 쇼크 환자들에서 gut mucosal integrity를 유지할 것으로 기대되고, 간에서 IgA 생성을 통해 장 점막에 좋은 영향을 줄 것으로 추정되기 때문에 EN이 가능한 환자에서는 EN을 하는 것이 좋겠다. 또 최근에는 가능하다면 순수한 PN 보다는 mixed nutrition(EN+PN)의 형태를 선호하는 추세이기는 하나 아직까지 명확히 검증되지 않은 EN의 장점들을 얻기 위해 장의 기능이 정상적이지 않은 환자에게까지 무리하게 EN을 시도할 이유는 없겠다. 만약 mixed nutrition을 이용한다면 환자의 전체 칼로리 요구량에서 최소한 20% 이상을 EN으로 하는 것이 바람직하다.

1) 경장 영양

과거에는 feeding을 시작하여 진행하는 정교한 프로토콜들이 있었으나 최근에는 nutrient의 농도에 상관없이 처음부터 full-strength formula

로 느린 속도로 시작하고 점진적으로 속도를 올리는 방법을 사용한다. 이 방법은 nutrient의 세균 감염을 방지하고 조기에 full nutrient intake를 가능하게 한다.

(1) 위를 통한 투여

일반적으로 bolus feeding을 선호하며 50-100mL을 매 4시간마다 투여하고 한 번에 50 mL씩 증가시켜서 최종적으로 매 4시간마다 240-360 mL이 될 때까지 증가시킨다. 기도흡인(aspiration)을 예방하기 위하여 feeding 할 때와 그 후 1-2시간 동안은 30° head-up position을 유지한다. 다음 투여 전에 위의 잔여량(gastric residual)을 측정하여 투여한 양의 1/2을 넘으면 다음 feeding은 중지한다. 매번 feeding 후 tube는 30 mL의 물로 세척한다.

(2) 소장을 통한 투여

소장을 통한 EN은 infusion pump를 이용하여 continuous infusion을 하며 20 mL/hr의 속도로 시작하여 매 4-6시간마다 10-20 mL씩 증가시켜 목표량에 도달한다. 증량하는 동안에 환자가 복통이나 복부팽만을 호소하면 infusion 속도를 줄이거나 infusion을 중단한다. 어떤 환자들은 하루 동안의 투여량을 야간의 8-12시간 동안 투여하여 낮 동안은 infusion pump에 얽매여 있지 않게 해 줄 수도 있다. feeding tube는 매 4시간마다 30 mL의 물로 세척한다.

2) 경정맥 영양

경정맥 영양법에는 말초정맥영양법(peripheral parenteral nutrition; PPN)과 전정맥영양법(total parenteral nutrition; TPN)이 있다.

① PPN

PPN solution은 12% dextrose solution 이하의 농도이거나 수액의 삼투압이 1,000 mOsm 이하인 solution으로 말초 정맥으로 투여하여도 정맥염을 일으키지 않고 안전하게 투여할 수 있으나 환자의 칼로리 요구량을 맞추기 위해서는 많은 양의 수액이 필요하므로 일시적이고(3-7일간의 금식) 부분적인 영양 보충을 위해 주로 사용한다.

② TPN

현재 상품화되어 있는 대부분의 TPN solution은 total nutrient admixture(TNA, 또는 3-in-1)의 형태로 나와 있으며 이것은 탄수화물(dextrose 70%), 단백질(amino acid 10-20%), 지방(soy bean or safflower oil 20%)의 3대 영양소가 모두 들어있다.

(1) 장기간의 TPN 시에 첨가해 주어야 하는 성분들

① Multiple vitamins(V-MV5) : 비타민 A, B_1, B_2, nicotinamide, B_6, C, D_2, E, dexpanthenol, BHT, BHA; 매일 1 ample을 섞어서 72시간 내에 투여할 것

② 비타민 K(V-KPA) : 1주에 1 ample(10 mg)씩 섞어서 투여

③ Trace elements(FUR2V : Zn 10 mg, Cu 2 mg, Mn 1 mg, Cr 0.02 mg) : 매일 1 ample 투여

(2) Insulin 투여 방법

TPN의 부작용을 막기 위해 초기 혈당 조절은 상당히 중요하다. TPN 시작 직후부터 Eyetone sugar를 하루 4회 시행하고 RIP schedule에 따라 regular insulin(RI)을 피하주사 하고 하루 동안의 RI 요구량을 계산하여 그 1/2-2/3만큼 그 다음날의 TPN solution에 섞어 줄 것. RI는 OCLI20의 경우 100IU/L까지 안전하게 섞을 수 있고 일단 섞은 후에는 48시간 이내에 투여하여야 함. Eyetone sugar가 150을 넘을 경우에는 일단 TPN 증량을 피하고 혈당조절을 한 후에 증량할 것. Eyetone sugar monitoring은 최소한 TPN 시작 후 3-5일까지 혹은 혈당이 안정화될 때까지 시행할 것. 혈당조절을 잘 하는 것이 TPN 관련 사망률이나 감염성 합병증을 줄일 수 있는 방법이다.

표 1-16 상용화된 TNA solution(PPN과 TPN)의 성분과 가능한 첨가물

	MG TNA peri	Kabiven peri	OliClinomel	Allowable additives (to OCLI20)
Code	AM-MG9	KABP15	OCLI20	
Volume	960 mL	1440 mL	2000 mL	
kcal	700 kcal	900 kcal	2400 kcal	
Osmolality	750 mOsm/L	750	1450	
Lipid	20%, 170 mL	20%, 255 mL	20%, 400 mL	
Aminoacid	11%, 200 mL	11%, 300 mL	10%, 800 mL	
Glucose	11%, 590 mL	11%, 885 mL	40%, 800 mL	
Na^+(mEq)	21	32	64	236
K^+	16	24	48	252
Mg^{2+}	5.3	8	8.8	6.8
Ca^{2+}	2.6	4	8	6
PO_4^{3-}	7	11	20	15
SO_4^{2-}	5.3	8		
Cl^-	31	47	96	
Acetate	26	39	114	

(3) TPN solution의 증량 방법

시작은 40 mL/hr로 infusion하고 매일 20 mL/hr씩 증가시키면서 목표량에 도달할 것. 그러나 증량 중에 혈당이 150 이상을 넘어가면 증량하지 않고 혈당 조절 후에 증량 할 것

(4) TPN 시 반드시 해야 하는 laboratory monitoring

① Baseline : sodium, potassium, BUN, creatinine, glucose, calcium, magnesium, inorganic phosphate, bilirubin, ALT(alanine transaminase), AST(aspartate transaminase), alkaline phosphatase, PT(prothrombin time), albumin, triglyceride

② 매 6-12시간 : glucose(통상적으로 초기 3-5일, 또는 안정될 때까지)

③ 안정될 때까지 매일 : sodium, potassium, BUN, creatinine, glucose, calcium, inorganic phosphate, magnesium,

④ 매주 : bilirubin, ALT, AST, alkaline phosphatase, prothrombin time, albumin, triglyceride

(5) TPN solution의 감량 방법

환자가 경구투여로 칼로리 요구량의 75% 이상을 충족할 때 감량을 시도하며 첫 1시간 동안 투여 속도를 1/2로 줄이고 그 다음 1시간 동안 다시 1/2로 줄인 다음 완전히 끊으면 rebound hypoglycemia를 예방할 수 있다. 그러나 1,000 kcal 이하의 TPN을 하는 환자에서는 별다른 감량 과정 없이 바로 끊어도 무방하다.

Catholic University of Korea 임상진료지침

04 혈액학

Surgery

1. 혈액 응고 및 융해 기전

1) 혈액 응고

혈관내의 내인성 인자(factor XII, XI, IX, VIII)와 외인성 인자(factor VII, tissue thromboplastin)가 각각 활성화되어 공통경로(common pathway, factor X) 를 거쳐 칼슘과 함께 프로트롬빈을 트롬빈으로 활성화시키고, 트롬빈은 피브리노겐을 활성화시켜 피브린 덩어리를 형성함으로서 혈액 응고가 일어나게 된다. 최근에는 cell based model의 개념으로 혈액 응고 인자와 혈소판의 상호작용을 설명하는 이론이 제시되었다(Sabiston 18th ed. p.114-5 그림 참조).

2) 혈액 용해

응고된 혈전을 용해하는 작용으로 다음의 물질들이 사용되고 있다.

(1) Tissue plasminogen activator(tPA)

혈관 내피세포에서 분비되며 피브린 존재시에 플라스미노겐을 활성화시킨다.

(2) Urokinase

신세관(renal tubule), 유관(mammary duct)과 같은 상피세포에서 분비되

며 피브린 부재 시에 플라스미노겐을 활성화시킨다.

(3) Streptokinase

세균에서 생성되며 실제 임상에서 치료 목적으로 사용된다.

2. 수술전 혈액 응고와 관련된 선별검사

1) 검사가 꼭 필요한 경우

(1) 대수술(major procedure)

(2) 비정상적인 병력 및 이학적 소견이 있을 때

(3) 감염, 패혈증, 영양결핍, 장기부전 등이 있을 때

2) 필수 검사 내용

(1) 프로트롬빈시간(prothrombin time, PT)

(2) 활성화부분트롬보플라스틴시간(activated partial thromboplastin time, aPTT)

(3) 혈소판 수

(4) 출혈시간(bleeding time, BT)

3) 검사의 해석(표 1-17)

표 1-17

PT	aPTT	해석
정상	증가	Proximal Intrinsic pathway 이상
증가	정상	Vit-K dependent factor 이상
증가	증가	Presence of inhibitor(Lupus anticoagulant, Heparin, inhibitor of specific factor)

* 출혈시간이 지연된 경우에는 혈소판 및 내피세포 기능 이상을 시사한다.

3. 후천성 출혈성 질환(출혈성 경향이 높은 상황)

아래의 경우 출혈성 경향이 증가하므로 수술 전 반드시 정상 범위로 교정해야 한다.

1) 비타민 K 결핍 : 비타민 k 투여 6-12시간 후 PT가 교정됨, 또는 FFP 투여
2) 항응고제 투여중 : protamine sulfate, 비타민 k, FFP 같은 해독제 투여
3) 간 기능부전 : 완전 간 기능 부전시 FFP를 2시간에 2 unit 씩 투여
4) 신기능부전 : desmopressin, cryoprecipitate 등 투여
5) 혈소판 감소증
6) 혈소판 기능부전- 아스피린, NSAID, 항암제, thiazide계 이뇨제, 알코올, 에스트로겐, sulfa 계통 항생제 투여시
7) 저체온증 : 즉시 체온 상승시켜야 함

4. 범발성 혈관내 응고장애 (Disseminated Intravascular Coagulation; DIC)

1) 기전

어떤 요인(주로 용혈, 대량수혈, 패혈증 등)에 의해 혈액 응고 기전이 활성화되면 피브린이 혈관내에 침착하게 되고, 이를 용해시키기 위해 섬유소 용해물질이 대량으로 분비되게 되는데, 이러한 과정이 반복되게 되면 결과적으로 혈액 응고 인자와 혈소판의 소모가 증가하여 다발성 장기 부전을 초래하게 되는 기전이다. 전신성 혈전성 출혈 질환으로 매우 위급한 상황을 초래하므로 생성기전을 잘 이해해야만 적절한 치료를 할 수 있다.

2) 치료

(1) 원인 질환 교정
(2) 항응고제 : rTFPI, inactivated VIIa, rNAPc2
(3) Anti-thrombin III

(4) Washed RBC, platelets, volume expander

* 주의! Heparin, fibrinogen-containing blood product는 절대 사용하면 안 된다.

5. 수혈 제재(Blood Component)

1) 성분 수혈

전혈을 수혈하게 되면 원하지 않는 성분이 과잉 공급되어 부작용을 유발할 수 있으므 필요한 성분만을 추출하여 수혈하는 것. 주로 농축 적혈구,혈장, 혈소판 수혈을 한다.

2) Storage lesion

오랜 기간 혈액을 보관하면 아래와 같은 변화가 나타난다. 따라서 수혈은 신선한 혈액을 공급해야 한다.

(1) 산소에 대한 헤모글로민의 친화력 증가(right shift)

(2) 산도(pH) 감소

(3) 적혈구 변형력 변화

(4) 용혈(Hemolysis)

(5) 칼륨, 인, 암모니아 증가

(6) 미세집합(Microaggregate) 발생

(7) 혈관 확장 물질 분비

(8) 단백질 변형

(9) ATP, 2,3-DPG 감소

3) 적혈구 수혈

(1) 적응증

가. 헤모글로빈 < 8 g/dL, 또는 산소운반 저하로 인한 증상 및 증후가 있을 정도의 급성 출혈, 다음 중 2가지 이상인 경우에 적응증이 된다.

① 전체 혈액량의 15% 이상의 급성 실혈(예 : 70 kg 남자에서 750 mL

이상의 실혈)

② 이완기 혈압 60 mmHg 미만

③ 수축기 혈압 감소 30 mmHg 이상

④ 빈맥(100회 이상/분)

⑤ 핍뇨 또는 무뇨

⑥ 의식 상태 변화

나. 헤모글로빈 < 10 g/dL인 환자에서 관상동맥 질환의 위험성이 높거나, 호흡기능 부전이 있거나, 심각한 실혈이 예상되는 경우로 다음의 증상을 보이는 빈혈 환자가 적응증이 된다.

① 빈맥(100회 이상/분)

② 의식 상태 변화

③ 협심증을 포함하는 심근 허혈 증상

④ 짧은 호흡 또는 가벼운 움직임에도 어지러움증 호소

⑤ 기립성 저혈압

(2) 적응증이 아닌 경우

가. 창상 치유 향상

나. 환자의 행복감 향상

다. 헤모글로빈 7-10 g/dL(또는 헤마토크리트 21-30%) 환자에서 안정된 활력증후나 증상이 없는 경우

라. 적응증이 되지 않는 환자에서 단순히 미리 준비한 자가수혈을 이용하기 위한 목적일 때

* 과거의 적혈구 수혈의 기준인 "헤모글로빈 10 g/dL, 헤마토크릿 30% 미만"은 현재 인정되지 않는다.

† 일반적으로 체중 70 kg의 성인에서 농축적혈구(packed RBCs, PRC) 1 unit를 수혈했을 때 헤마토크릿이 2-3% 정도 증가한다.

‡ 과거에는 1 unit의 수혈은 의미가 없다고 하였으나, 1 unit로도 증상이 해소된다면 더 이상의 수혈은 필요치 않다.

4) 혈소판 수혈

(1) 적응증

가. 24시간 이내의 혈소판수 < 10,000/mm^3

나. 24시간 이내의 혈소판수 < 50,000/mm^3 인 환자에서 미세 출혈이 있거나, 수술이나 침습적인 처치가 예정된 경우

다. 미세출혈이 있으면서 혈소판 수가 급격히 감소할 때

라. 복잡한 수술을 시행 받은 성인 환자나, 10 unit 이상의 수혈이 필요하고 미세 출혈이 있을 때

마. 점상 출혈, 자반, 미세 출혈을 보이면서 혈소판 기능 이상(출혈시간 > 15분, 비정상적인 혈소판 기능 검사 결과) 이 있거나, 수술이 예정된 경우

(2) 적응증이 아닌 경우

가. 임상적으로 미세 출혈의 증거가 없는데도 불구하고 대량수혈 시 경험적으로 사용하는 경우

나. 혈전성 혈소판감소성 자반증, 용혈성 요독 증후군, 또는 특발성 혈소판감소성 자반증 환자에서 예방적으로 투여하는 경우

다. 외적인 혈소판 기능 이상(예 : 신부전, von Willebrand's disease)

* 혈소판 농축액 1 unit 투여시 1 시간후 5,000/mm^3 증가

5) 혈장 수혈

(1) 적응증

일반적 투여 기준은 INR 1.5 이상인 환자에서 수술이 필요하거나, 대량출혈이 있는 환자로서, 비정상적인 PT 또는 aPTT를 보이는 응고인자 결핍의 치료를 목적으로 다음의 경우가 해당된다.

가. antithrombin III; prothrombin; factors V, VII, IX, X, XI; protein C, S;, plasminogen; antiplasmin의 선천성 결핍

나. 와파린 치료, 비타민 K 결핍, 간 질환, 대량수혈, 범발성 혈관내 응고장

애로 인한 후천성 결핍

다. 수술 또는 침습적 처치가 예정된 경우에 위 1), 2) 적응증이 되는 경우 예방적으로 투여

(2) 비적응증

가. 응고 장애로 인한 임상적 소견이 없는 환자에서 대량 수혈시 경험적 사용

나. 혈액내 부피 증가 목적

다. 영양 공급 목적

라. 저알부민증

* 1 unit의 신성동결혈장(fresh frozen plasma, FFP)에는 모든 응고 인자의 정상 수준과 400 mg의 피브리노겐이 들어있으며, 1 unit 투여 시 대략 3%의 factor levels이 상승한다.

6. 쇼크 환자에서 수혈

1) 적절한 혈관내 부피 유지와 산소 공급의 신속한 회복을 목적으로 한다.
2) 수혈시 crystalloid solution을 적혈구 수혈과 3 : 1의 비율로 투여한다. Colloid solution에 비해 crystalloid solution은 가격이 저렴하고, 교차 검사가 필요 없으며, 질환 전파나 폐부종 유발이 적다.
3) Ringer's lactated solution 투여 시 대사성 알칼리증을 유발할 수 있는데 이는 lactate와 citrate가 간에서 bicarbonate로 바뀌기 때문이므로 주의를 요한다.
4) Normal saline은 대량 투여시 hyperchloremic metabolic acidosis를 유발할 수 있다.

7. 대량 수혈

1) 정의

24시간 동안에 환자의 전체 혈액량만큼의 농축적혈구 수혈을 하거나, 수시간 내에 10 unit 이상의 수혈을 하는 경우

2) 합병증

(1) 알칼리증

Sodium citrate가 간에서 sodium bicarbonate로 전환되어 발생하며, 헤모글로빈의 산소 친화력을 증가시켜 말초에서의 산소 공급이 저하된다.

(2) 고칼륨증

이론적으로 가능하나 실제로는 드물게 발생한다.

(3) 2,3-DPG(Diphosphoglycerate) 감소

조직에서 산소의 방출(off-loading)이 감소된다.

(4) 저칼슘증

(5) 혈소판 감소증

농도의 희석으로 발행할 수 있으나 미세혈관 출혈은 대개 없다. 대량 수혈을 받는 환자에서 저체온증과 관련 없는 미세출혈이 있는 경우에만 농축혈소판을 투여한다.

수술 전 평가는 수술에 영향을 줄 수 있는 동반질환의 여부와 그 정도를 알아 내는 것이 목적이다. 이를 통해 수술 및 마취에 의한 위험성을 줄이고자 노력한다.

Catholic University of Korea 임상진료지침

05 수술 전 처치

Surgery

1. 일반적인 평가(General evaluation)

1) 병력 청취

(1) 현재 가지고 있는 의학적 문제가 있는지 알아보고, 가족력을 파악한다.
(2) 과거 수술력에 대하여 알아본다.
(3) 장기간 복용하고 있는 약물, 알러지 여부를 확인한다.
(4) 수술이 필요한 문제 이외의 신체 이상 여부를 확인한다.

2) 통상적으로 시행하는 검사

(1) 말초혈액검사(complete blood count, CBC)
(2) 소변검사(urinalysis, UA)
(3) 혈청화학검사(blood chemistry, BC)
(4) 심전도(electrocardiography, ECG)
(5) 흉부 단순 X선 촬영(chest PA)
(6) 혈액응고 검사(PT, aPTT, BT/EPI)
(7) 혈액형 검사(blood type, cross matching) : 수혈이 필요한 경우

3) 신체 상태(physical status)의 평가

ASA(American society of anesthesiologists) classification을 이용해 나타낼 수 있다(표 1-18).

표 1-18 ASA(American society of anesthesiologists) classification

I	normal healthy patient
II	patient with mild systemic disease
III	patients with severe systemic disease that limits activity but is not incapacitating.
IV	patients who has incapacitating disease that is a constant threat to life.
V	moribund patients not expected to survive 24 hours with or without an operation

2. 장기별 고려사항(Specific consideration)

1) 뇌혈관 질환

(1) 수술 전후 뇌졸중 발생확률은 전신마취환자에서 1% 미만이나 심장수술 환자에서는 2-5%로 증가한다.

(2) 뇌졸중 발생의 위험 인자 : 고령, 고혈압, 심혈관질환, 당뇨, 흡연

(3) 최근에 뇌졸중의 병력이 있는 경우는 최소한 2주의 간격을 두고 수술하며 이상적으로는 6주 이상을 연기하는 것이 좋다

2) 심혈관 질환

Cardiac risk index에는 여러 종류가 있다. Goldman cardiac risk index, Detsky modified multifactorial index, Eagles Criteria, Revised cardiac risk index 등이 있고 이중 Goldman criteria 가 일반적으로 많이 사용된다.

근래에는 MET(metabolic equivalent) 개념을 도입하여 환자의 가능한 운동강도와 수술의 위험성 정도에 따라 수술 가능여부를 판단한다.

(1) Goldman Cardiac Risk Index(표 1-19)

심장 합병증 위험은 위 표에서 점수의 합이 5 이하(class I)면 1%, 6-12점(class II)은 7%, 13-25(class III)는 14%, 26 이상(class IV)은 78%이다. Class II,III는 수술 전 심장내과 협진을 의뢰하여야 하며 class IV는 life saving

표 1-19 Goldman Cardiac Risk Index

1. 3rd heart sound or Jugular venous distension	11
2. Recent myocardial infarction	10
3. Nonsinus rhythm or premature atrial contraction on ECG	7
4. > 5 premature ventricular contractions	7
5. Age > 70 years old	5
6. Emergency operations	4
7. Poor general medical condition	3
8. Intrathoracic, intraperitoneal, or aortic surgery	3
9. Important valvular aortic stenosis	3

procedure인 경우에만 수술 을 시행한다.

(2) Preoperative testing

가. ECG에서 이상소견을 보이는 경우에서 심장내과에 협진을 의뢰하고 필요하면 echocardiogram을 시행한다.

나. 비침습적 검사

Treadmill test, echocardiogram, 24h Holter monitoring.

다. 침습적 검사 : Percutaneous Coronary Angiography(PCA)

- 고위험군과 비침습적 검사에서 이상소견이 있는 경우

* Cardiac lesion이 있는 경우에는 elective surgery는 cardiac problem의 치료 후 시행한다.

† Percutaneous Coronary Angiography(PCA)를 시행한 환자의 경우 최소 4-6주 후 수술을 시행한다.

(3) 그 외의 고려사항

- 심혈관 질환의 병력이 있는 경우에는 심장내과 협진을 의뢰한다.
- 최근 6개월 이내의 심근경색증 병력이 있는 경우 cardiac morbidity가 11-16% 증가한다.

- 울혈성 심장질환 환자가 치료받지 않은 경우 위험도가 크게 증가한다.
- 심장판막 질환의 경우 aortic stenosis가 특히 위험하다. 이 경우 심장초음파 검사가 필수적이며 infective endocarditis 예방을 위해 예방적 항생제를 사용해야 한다.
- 말초혈관 질환과 당뇨병이 있는 경우에도 위험도가 증가한다.

(4) 수술의 종류에 따라 위험도가 달라진다.

특히, 혈관수술, 상복부 수술에서 위험성 증가

* 심폐기능을 평가하는 간단한 방법

→ 환자가 계단으로 건물 2개 층을 올라갈 수 있는지를 본다(4-5MET 해당). 못 올라가는 경우 수술 후 합병증 발생 가능성이 높다.

3) 폐질환

수술 후 폐합병증을 위험성을 증가시킨다.

(1) 위험인자

가. 만성폐쇄성폐질환 (chronic obstructive pulmonary disease; COPD) : 가장 중요한 위험인자

나. 흡연

다. 고령

라. 비만

마. 급성폐감염

바. 생체기능(functional status)

(2) 평가

가. 단순 흉부X선 촬영(Chest PA) : 수술 전 평가와 수술 후 비교를 위한 기초자료로서 사용

나. 동맥혈가스검사(arterial blood gas analysis; ABGA) : risk factor가 있는 경우

다. 폐기능 검사

* 고위험군(heavy smoker, chronic cough, exertional dyspnea, morbid obesity, neuromuscular disease)에서 시행하며 수술 후 합병증 발병 위험을 예측한다
* FEV1 < 0.8 L/second, or 30% of predicted인 경우 수술 후 합병증과 폐기능 이상의 위험이 높다.

(3) 수술 전 예방

가. 폐 세척 : incentive spirometry

나. 금연

Mucociliary function이 돌아오려면 최소 2-4주의 금연이 필요하며 수술 후 합병증의 위험이 감소하는 것은 8주 이상의 금연이 필요하다.

다. Bronchodilator : COPD 환자의 경우 사용

4) 신장질환

- 성인의 약 5%에서 신장기능의 이상이 있고 수술의 결과에 영향을 끼칠 수 있다.
- Cr > 2.0 mg/dL의 경우 심장기능이상의 위험도를 증가시킨다. 이런 환자의 경우 동반된 심혈관 질환, 혈액학적 문제, 대사 이상 유무를 알아보아야 한다.
- Renal insufficiency를 가진 환자의 경우 심근경색증을 앓은 병력의 유무를 알아본다.
- 위험요인으로는 당뇨, 고혈압, 다른 내과적 질환 등이 있으므로 해당 환자의 신장기능을 주의하여 확인해야 한다.

(1) 신장기능의 이상을 보일 수 있는 환자

- 수술 전 BUN, Cr이 상승되어 있는 경우
- 만성신부전 (chronic renal failure; CRF)
- 고령제
- 수술 중 저혈압
- 패혈증

- 약제 : aminoglycoside, radiocontrasts

* 만성신부전 환자의 경우 수술 전날 체액량과 potassium의 조절을 위해 투석을 한다.

* 수술 중 hyperkalemia의 위험이 큰 경우 수술 다음 날 투석을 한다.

5) 간질환

간질환이 있는 경우 간 기능 이상의 유무를 확인한다. 수술 전후 간에 부담이 되지 않도록 노력해야 한다.

병력청취를 통해 간질환 여부와 그 종류를 파악하여야 하며 이학적 검사를 통해 간기능 이상 여부를 의심하여야 한다. 간질환 자체가 수술에 영향을 못 미치더라도 수술팀의 안전을 위해서 정확한 정보를 알아야 한다.

(1) 이학적 검사

가. 증상 : pruritis, fatigability, excessive bleeding

나. 복부 : distension, hepatomegaly, fluid shift

다. 안구 : 황달(serum bilirubin이 3 mg/dl 이상임을 시사)

라. 피부 : spider angioma, caput medusae, palmar erythema

마. 이외 : weight gain

(2) 검사소견

가. Serologic tests : Hepatitis A, B, C

나. Transaminase : 약간의 상승과 AST/ALT ratio가 2 이상인 경우 알코올성 간염을 시사

다. Serum albumin, prothrombin time, fibrinogen check

(3) 간경변 환자는 Child-Pugh classification을 통해 평가한다. 또한 영양상태가 좋지 않은 경우가 많으므로 영양상태에 대한 평가를 확인한다(표 1-20).

Mortality는 child A : 10%, B : 30%, C : 70%라고 하나 유동적이다.

- 급성 간염이 있는 경우에는 가능하면 transaminase 값이 정상화 된 다음 수주 후 수술한다.

표 1-20 Child-Pugh classification

Factor	Points		
	1	2	3
Ascites	none	controlled	uncontrolled
Bilirubin	< 2.0	2.0-3.0	> 3.0
Encephalopathy	none	stage I or II	stage III or IV
Albumin	> 3.5	2.8-3.5	< 2.8
PT(prolongation)	< 4	4-6	> 6
INR	< 1.7	1.7-2.3	> 2.3

Class A : 5-6, B : 7-9, C=10-15

6) 감염예방

감염은 수술창상 자체와 다른 기관 모두에서 일어날 수 있다.

(1) 위험성 판단

가. 수술 자체의 감염위험성

나. 감염위험인자

고령, 당뇨, 비만, 면역저하환자, 영양실조, 저영양상태, 감염성 질환, 만성 소모성 질환환자

(2) 예방

가. 수술 창상감염(표 1-21)

예방적 항생제는 incision 가하기 전에(수술 시작 직전) 준다.

감염의 의심이 없는 경우에는 48시간 이내로 준다.

나. 기타 전신성 감염

각 수술의 종류에 따라 예방적 항생제를 사용한다.

7) 당뇨병

당뇨병이 없는 경우와 비교하여 morbidity, mortality가 50% 증가한다. 혈관질환과 증상이 없는 심혈관 질환의 가능성을 꼭 고려해야 한다.

표 1-21 수술 창상 감염로

Wound class	Wound infection rate(%)
clean	2
Clean-contaminated	< 10
Contaminated	20
Dirty	28-70

(1) 먹는 약으로 조절하는 환자

가. 수술 전날까지 medication 유지하나 Long acting agents는 2-3일 전 끊는다.

나. Hyperglycemia는 RI(regular insulin)로 control 한다.

(2) Insulin 주사를 사용하는 환자

가. Ketosis와 catabolism 예방을 위해 insulin과 glucose를 수술 전에도 계속 사용한다.

나. Intermediate acting agent(NPH)와 long acting agent의 경우
수술 전날 저녁 용량의 2/3를 주고 수술 당일 아침에는 오전 용량의 절반을 준다.

8) 갑상선 질환

(1) 갑상선 기능 항진증

갑상선 기능 검사에서 정상수치를 보일 때가지 기다린다.

약물치료(PTU, methimazole) 중인 환자는 수술 당일 아침까지 투약한다.

(2) Thyrotoxicosis 환자가 응급수술을 받아야 할 경우

Thyroid storm 발생 가능성이 있으므로 내분비내과와 상의하여 adrenergic blocker와 steroid 사용을 결정한다.

(3) Hypothyroidism의 경우

심하지 않은 경우에는 수술에 영향이 거의 없다.

9) 스테로이드 사용 환자

prednisone을 1년 내에 하루 5 mg 이상 3주 이상 복용한 경력이 있으면 전신마취의 위험성이 크다. ACTH stimulation test를 통해 이상소견 보이면 수술 전 steroid supplementation을 한다.

(1) Moderate operation(cholecystectomy 등)의 경우

50-75 mg/day의 hydrocortisone을 1-2일 투여

(2) Major operation의 경우

100-120 mg/day의 hydrocortisone을 2-3일 투여

10) 항응고제 사용환자

INR < 1.5 - 일반적인 수술은 안전

2 < INR < 3 - 수술 4일 전부터 hold

INR > 3 - 5일 이상 전부터 hold

수술 전날 INR check! 이상이 있으면 Vitamin K를 투여한다.

응급수술의 경우 : FFP, Vitamin K 투여한다.

Catholic University of Korea 임상진료지침

06 Surgery

수술 합병증

1. 체온조절

1) 저체온증

심부체온이 35℃ 이하인 경우를 말한다. 말초 교감신경계가 활성화되어 norepinephrine이 과다 분비되고, 혈관수축 및 혈압상승 등이 발생한다.

치료 : 전기풍로와 같은 장비를 이용하여 주변 공기를 가온하고 따뜻한 담요로 환자를 감싸는 것이 일차적인 조처이며, 따뜻하게 데워진 혈액이나 수액을 주사하거나 가습된 따뜻한 공기를 흡입하여야 하고, 심각한 경우에는 데워진 수액으로 복강세척을 하거나 혈액의 외부순환을 이용하여 가열장치로 혈액을 따뜻하게 하는 방법도 사용할 수 있다.

2) 악성 고체온증(Malignant hyperthermia, MH)

유전학적으로 민감한 환자에서 마취약제에 노출된 후 발생하는 고열을 동반하는 심각한 대사성 위기상태(crisis)를 말한다. 악성 고체온증을 유발하는 약제에는 halogenated inhalational anesthetic agents(halothane, enflurane, isoflurane, desflurane, sevoflurane)와 depolarizing muscle relaxants(succinylcholine, suxamethionine) 등이 있다. MH의 위험성을 증가시키는 소견에는 MH의 가족력, 운동후 근육통의 개인력, 열이 자주 발생하는 환자, 근육병 환자, 카페인 불내성(intolerance) 등이 있다.

치료 : MH를 유발한 마취약제를 중단하고 100% 산소로 과도환기(hyperventilation)를 시킨다. 다른 마취약제를 투여하고, 수술의 완결성과 상관없이 수술을 조기에 종결시킨다. Dantrolene을 2.5 mg/kg로 bolus로 준 다음 증상의 개선이 없으면 매 5분마다 동량을 반복 주사하고 정상화되거나 증상이 사라질 때까지 1-2 mg/kg/hr의 속도로 점적주사한다.

동맥혈검사, creatine kinase, 전해질, 락테이트(lactate), 마이오글로빈(myoglobin) 등을 검사하고, 심전도, 생명징후, 소변량 등을 모니터링한다. 체표면의 냉각은 아이스팩으로, 체심부의 냉각은 데워진 미지근한 수액으로 한다. 산증을 모니터하여 sodium bicarbonate로 치료하고 부정맥은 β-blocker나 lidocaine으로 치료한다. 소변량은 2 ml/kg/hr 이상 유지할 수 있도록 하고, 고칼륨혈증, 고칼슘혈증, myoglobulinuria는 furosemide(Lasix)나 mannitol, glucose-insulin infusion(0.2 U/kg in a 50% glucose solution)으로 치료한다.

2. 주술기 폐합병증

1) 수술후 호흡부전시 초기 인공호흡기 셋업

(1) AC(assist control) : 환자가 호흡을 시작함과 동시에 셋팅된 일호흡량(tidal volume) 또는 최고 흡기압(peak inspiratory pressure)으로 하는 기계적 호흡으로 환자가 호흡을 시작함과 동시에 호흡이 시작된다.

(2) 호흡수 : 10-16회/min

(3) 일호흡량 : 6-8 mL/kg

(4) 흡입산소분율(Fraction of Inspired Oxygen, FiO_2) : 100%

(5) 호기말 양압(positive end-expiratory pressure, PEEP) : 5

(6) 부가적 치료 :

심부정맥혈전증 예방

위장관 출혈 예방(H_2 blocker 또는 proton pump inhibitor)

(7) 호흡기 떼기(weaning) :

FiO$_2$ 30%에서 동맥혈 산소포화도(SaO$_2$) 92% 이상이면 가능한 빨리 호흡기를 뗀다.

2) 급성 폐 손상과 급성 호흡곤란 증후군 (Acute respiratory distress syndrome, ARDS)

급성폐부종, 급성 폐손상, 급성 호흡곤란 증후군 등의 증후군은 폐손상 심각성에 따른 스펙트럼으로 증후군이 서로 중복되며, 굳이 구분할 필요는 없다. ARDS의 가장 흔한 원인은 폐혈증, 폐렴, 흡인 등이다. 중요한 치료 요소는 폐혈증 등의 기저질환 치료, 더 이상의 폐손상을 막기 위한 낮은 일호흡량 유지, 적당한 수액요법 등이다.

(1) 급성 호흡곤란 증후군의 인공호흡기치료(그림 1-1)

(2) 구조치료 및 스테로이드

흡입산소분률이 0.7 이상이거나 고평부압이 30 cmH$_2$O 이상이지만 동맥혈 산소분압이 55 mmHg 미만이거나 동맥혈 산소분압이 88% 미만인 경우 구조치료가 필요하다.

가. 흡입약물

① Epoprostenol : Prostaglandin I2(5,000-20,000 ng/mL 분무기)

② 흡입일산화질소 : 5-40 백만분율(parts per million, ppm)

③ Iloprost : Prostaglandin I2(2.5-5 μg 흡입, 6-9회/day)

나. 다른 전략

① 복와위 인공호흡

② 역비례 인공호흡(흡기시간 〉 호기시간)

③ 빈발 인공호흡

④ 체외막산소화법(extracorporeal membrane oxygenation, ECMO)

다. 스테로이드

① 효과를 얻기 위해서는 발병 72시간 이내에 빨리 사용하는 것을 권

그림 1-1 급성 호흡곤란 증후군의 인공호흡기치료

1. ARDS를 의심케 하는 임상적 상황
2. 흉부X선에서 양측성의 다발군집(patchy), 미만성(diffuse) 또는 균질한 폐 침윤
3. PaO_2/FiO_2 : 300 이하

* 심계수=분당심박출량/체표면적 =1회박출량×분당맥박수/체표면적

↓

좌심실부전이 의심되는가? — 예 → 심인성 폐부종을 시사하는 소견
1. 임상 징후
2. 폐쇄기압 : 18 mmHg 이상
3. 경식도 도플러 초음파에서 감소된 *심계수(CI, cardiac index), 증가된 보정혈류시간(FTc, corrected flow time)
4. 심초음파에서 좌심실부전의 소견

아니오 ↓

예상 체중 계산
남자 : 50 + 2.3×(inch로 잰 키-60)
여자 : 45.5 + 2.3×(inch로 잰 키-60)

↓

인공호흡의 목표치
1. 동맥혈 산소분압 : 55-80 mmHg 또는 동맥혈 산소포화도 : 88% 이상
2. 흡기말 고평부압(end-inspiratory plateau pressure) : 30 cmH_2O 이하
3. 흡입산소분률 : 0.7 미만
4. pH : 7.30-7.45

↓

목표치를 충족하는가? — 예 → 수액요법

아니오 ↓

1. 흡기말 고평부압이 30 cmH_2O 이상이면 일호흡량이 최소 4 mL/kg가 될 때 까지 1 mL/kg씩 낮춘다.
2. 흡기말 고평부압이 25 cmH_2O 이하이고 일호흡량이 6 mL/kg 미만이면 고평분압이 25 또는 일호흡량이 6 mL/kg가 될 때 까지 일호흡량을 1 mL/kg씩 높힌다.
3. 흡입산소분률을 0.7 이하로 유지하는 데 필요한 최소한의 호기말 양압을 사용한다(표).

표. 급성 호흡곤란 증후군에서 흡입산소분율과 호기말 양압의 적당한 조합

FiO_2	0.3	0.4	0.5	0.6	0.7	0.8	0.9	1.0
PEEP	5	5-8	8-10	10	10-14	14	14-18	18-23

4. pH가 7.15-7.30 이면 pH가 7.30 이상 또는 동맥혈 이산화탄소 분압($PaCO_2$)이 25 mmHg 미만이 될 때까지 분당 호흡수를 증가시킨다.
5. 분당호흡수가 35회 이상이고 동맥혈 이산화탄소 분압이 25 mmHg 미만이면 소디움 바이카보네이트($NaHCO_3$) 주사를 고려한다.
6. pH가 7.15 미만이면 분당 호흡수를 35까지 증가시킨다. 만일 pH가 계속 7.15 미만이고 $NaHCO_3$를 주사했거나 주사를 고려 중이면 pH가 7.15 이상이 될 때 까지 일호흡량을 1 mL/kg씩 증가시킨다. 이 때 흡기말 고평부압이 30 cmH_2O 이상 올라갈 수 있다.

↓

목표치를 충족하는가? — 예 → 수액요법

아니오 ↓

구조치료(rescue therapy) 및 스테로이드

장하며 methylprednisolone 1 mg/kg 정주, 그리고 14일 동안 1 mg/kg/day 용량으로 지속 주사한다. 주사 후 2주일이 지났거나 증상 개선으로 성공적인 튜브 제거가 가능했다면 스테로이드 용량을 0.5 mg/kg/day로 줄여 7일간 주사한다. 다음 7일간은 0.25 mg/kg/day로 줄여 주사한 후 중단한다.

② 발병하고 1주일이 지나서 스테로이드 주사가 시작되는 경우 효과가 있을 가능성이 없기 때문에 5일 이내에 신체적 또는 방사선학적인 치료 효과가 증명되지 않으면 스테로이드 주사를 중지한다.

③ 발병하고 2주일이 지나서 사용하는 스테로이드 주사는 사망률을 증가시킬 수 있으므로 사용을 자제한다.

(3) 수액요법

중심정맥압(CVP) 및 평균동맥압을 지속적으로 모니터링 하여야 하고, 도파민 5 μg/kg/min 이하의 점적 주사로 평균동맥압이 60 mmHg 이상 유지되지 않으면 수액주사와 vasopressor 주사를 고려하여야 하고, 도파민 5 μg/kg/min 이하의 점적 주사만으로 평균동맥압이 60 mmHg 이상 유지되면 CVP와 시간당 소변량에 따라 다음 표 1-22과 같이 치료한다.

표 1-22

	평균소변량 0.5 mL/kg/hr 미만		평균소변량 0.5 mL/kg/hr 이상	
	심계수 < 2.5 이거나 혈액순환 장애* 가 의심되는 경우	심계수 ≥ 2.5 이거나 혈액순환장애가 없는 경우	심계수 < 2.5 이거나 혈액순환 장애가 의심되는 경우	심계수 ≥ 2.5 이거나 혈액순환 장애가 없는 경우
CVP > 13	1.dobutamine furosemide	5.furosemide	9.dobutamine furosemide	13.furosemide
CVP 9-13	2.dobutamine	6.furosemide	10.dobutamine	14.furosemide
CVP 4-8	3.fluid bolus	7.fluid bolus	11.fluid bolus	15.furosemide
CVP < 4	4.fluid bolus	8.fluid bolus	12.fluid bolus	16.keep vein open

* 혈액순환장애 : 차거나 윤기없이 축 처진 사지이면서 모세혈관 충만시간(capillary refill)이 2초 이상 걸리는 경우

가. Furosemide : 20 mg 정주하거나 3 mg/hr의 속도로 점적주사하고 혈중 Cr 수치가 3 이상이거나 0-3이라 하더라도 다른 검사결과가 신부전에 해당하면 furosemide 주 사를 중단하여야 하고, 12시간 이내에 vasopressor나 fluid bolus 주사를 하였다면 furosemide를 사용하지 않아야 한다. 1시간 이내에 재평가하여 소변량이 0.5 mg/hr가 될 때까지 furosemide 주사 양을 1시간에 두 배 씩 증가시킨다. furosemide의 최대 주사량은 시간당 24 mg이고, 최대 bolus의 양은 160 mg이다.

나. Furosemide : 20 mg 정주하거나 3 mg/hr의 속도로 점적주사하고 혈중 Cr 수치가 3 이상이거나 0-3이라 하더라도 다른 검사결과가 신부전에 해당하면 furosemide주사를 중단하여야 하고, 12시간 이내에 vasopressor나 fluid bolus 주사 하였다면 furosemide를 사용하지 않아야 한다. 4시간 이내에 재평가하여 상태의 변화가 없으면서 소변량이 3mL/kg/hr 이상이면 전과 동일한 furosemide를 주사하고, 소변량이 3 mL/kg/hr 이하이면 furosemide 주사량을 두 배로 한다. Furosemide의 최대 주사량은 시간당 24 mg이고, 최대 bolus의 양은 160 mg이다.

다. Fluid bolus : 생리식염수, plasmalyte, 하트만액 등을 주사하고, bolus 양은 15 mL/kg이고 PRC 1 U를 수혈하거나 25% 알부민 25g을 주사한다. 1시간에 한 번씩 재평가하여, 상태가 개선되지 않으면 24시간 내에 3번 까지 bolus 할 수 있으며, 추가적인 bolus에 대해서는 신중하게 판단한다.

라. dobutamine : 시작 용량은 2.5 μg/kg/min 이고 심계수가 2.5 이상을 목표로 최대 10 μg/kg/min까지 증가 시킨다.

3) 무기폐 및 폐렴(Atelectasis and Pneumonia)

미열, 피로감, 폐 하부의 호흡음 감소 등의 증상이 있으면 무기폐를 의심할 수 있고, 고열, 혼망(confusion), 분비물이 있는 기침, 혈중 백혈구증가, 흉부

X선촬영에서 침윤 등의 소견이 있으면 폐렴을 강력하게 시사하는 소견이다. 무기폐 또는 폐렴을 예방하기 위해서는 통증조절, 호흡기트레이닝, 심호흡 및 기침 유도 등이 필요하겠다.

폐렴의 치료 :

가. 객담배양 및 감수성검사

나. 경험적 광범위 항생제 주사

예) Ceftriaxone 1 g/day 또는 Moxifloxacin 400 mg/day

4) 기관내 삽관 방법 및 순서

(1) 얼굴마스크로 산소를 공급한다.

(2) 기본 장비가 잘 구비되어 있고 쉽게 이용할 수 있는지 확인한다(산소, bag-valve device, 흡인기, tube, 속심(blunt stylet), laryngoscope, 20 ml syringe)

(3) 머리맡의 판을 제거하고 침대 높이를 평평하게 한다.

(4) 설압자로 환자의 혀를 누르고 인두를 통해 국소마취제를 투여한다.

(5) 필요시 midazolam(0.02-0.08 mg/kg)이나 lorazepam(0.03-0.1 mg/kg)과 같은 진정제나 succinylcholine(0.3-1 mg/kg)과 같은 신경근육차단제를 정맥주사할 수 있다. 신경근육차단제는 완전한 기도 허탈과 기도 폐쇄를 초래할 수 있다. 만약 신경근육차단제를 사용한다면, 수술적 응급 기도 확보가 가능한 숙련자가 있어야 한다.

(6) 조력자는 Sellick 조작법(윤상갑상 연골을 뒤쪽으로 누름)으로 식도를 통해 위 내용물의 흡인과 역류를 방지한다.

(7) 후두경의 손잡이를 왼손으로 잡고 장갑을 낀 오른손으로 환자의 입을 벌린다.

(8) 후두경의 날을 입의 오른쪽으로 넣고 혀 기저부로 관 진입시켜서 혀를 왼쪽에 위치시킨다.

(9) 팔과 어깨 근력으로 45°의 각도로 후두경을 들어 올린다(환자의 치아

를 지렛점으로 이용해서는 안 된다.).

(10) 필요시 입인두와 하인두 분비물을 흡인한다.

(11) 오른손으로 속심이 끼워진 기관내 관을 잡고 후두개와 성대를 확인하면서 환자 입의 오른쪽으로 관을 넣는다.

(12) 기관내 관을 띠(cuff)가 더 이상 보이지 않을 때까지 성대를 통해 진입시키고 속심을 뺀다.

(13) 공기 누출을 방지할 정도로 충분한 공기를 띠에 넣는다.

(14) 양측 폐와 복부를 청진해서 기관내 관의 정확한 위치를 확인한다.

(15) 흉부사진으로 정확한 기관내 관의 위치를 확인한다.

5) 인공호흡기 제거를 위한 조건

(1) 분당 호흡수 : 25회 이하

(2) 동맥혈 산소분압 : FiO_2 40%에서 70 mmHg 이상

(3) 동맥혈 이산화탄소 분압 : 45 mmHg 이하

(4) 분당 호흡량 : 8-9 L/min

(5) 일호흡량 : 5-6 ml/kg

(6) 최대흡기음압(maximum negative inspiration force) : 25 cmH_2O 이상

6) 폐색전증과 심부정맥 혈전증 (Pulmonary embolism(PE) and Venous Thromboembolism)

폐색전증의 50%에서 무증상이지만 늑막동통, 갑작스러운 호흡곤란, 객혈, 하지부종, 하지동통, 우심부전, 호흡시 잡음 등의 증상이 있으면 폐색전증을 의심할 수 있다. 이상과 같은 증상과 동맥혈검사에서 이산화탄소분압이 36 mmHg 이상이거나 산소분압이 60 mmHg 이하이면 폐색전증을 진단하기 위한 검사를 하여야 한다. 진단방법으로 V/Q scan 보다는 CT를 이용한 폐동맥조영술을 추천할 수 있고, 상태가 심각하여 CT를 할 수 없는 환자는 심장초음파검사를 하여야 한다. 또한 기본적으로 하지의 심부정맥 초음파검사를 하여야 하고, 혈 중 D-dimer에 대한 ELISA검사는 특이성이 높아 음성의 결

과가 나오면 진단에서 폐색전증을 배제할 수 있다. 하지만 민감도는 낮아서 양성의 결과라 하더라도 폐색전증이라 말할 수 없다.

[치료]

(1) Warfarin을 하루에 5 mg 복용한다. 고령이거나 마른 환자는 3 mg 이하로 복용하여야 하고, 젊고 건강한 환자는 최대 7 mg까지 복용할 수 있다.

(2) Warfarin 복용과 함께 Ultrafractionated heparin(UFH) 70 U/kg을 bolus로 정주한 다음에 1000 U/hr 의 속도로 점적주사한다. 이틀 동안 INR이 2 이상 이면 UFH를 중단하고 Wafarin만 복용시킨다.

가. UFH의 용량을 6시간에 한 번씩 검사한 aPTT의 결과에 따라 다음과 같이 조절한다.
나. aPTT 〈 40 : 70 U/kg bolus iv and then 3 U/kg/hr increasing dose
다. aPTT 40-50 : 40 U/kg bolus iv and then 2 U/kg/hr increasing dose
라. aPTT 51-59 : 1 U/kg/hr increasing dose
마. aPTT 60-94 : no change
바. aPTT 95-104 : 1 U/kg/hr decreasing dose
사. aPTT 105-114 : infusion stop for 30 min and then 2 U/kg/hr decreasing dose
아. aPTT 〉 115 : infusion stop for 1 hr and then 3 U/kg/hr decreasing dose

(3) UFH 대신에 LMWH을 사용할 수 있고, 모니터링은 필요없다. 외래에서 처방하는 경우 12시간 마다 Enoxaparin 1 mg/kg를 피하주사 하게 하고, 입원환자의 경우, 1.5 mg/kg/day를 피하주사한다. Dalteparin의 경우 200 IU/kg/day를 피하주사한다.

(4) 이외에 UFH의 대용으로 합성 pentasaccharide를 사용할 수 있고, 모니터링은 필요 없다. 체중에 따른 처방례는 다음과 같다.

Fondaparinux :

BW 〈 50 kg : 5 mg iv q 24 hr
BW 50-100 : 7.5 mg iv q 24 hr
BW 〉 100 : 10 mg iv q 24 hr

(5) 심각한 폐색전증의 경우 색전 용해술을 할 수 있고, 항혈전제의 비적응증이 있는 경우 하대정맥에 피터를 삽입하는 시술을 할 수 있고, 수술적인 색전제거술에 관해서는 여러 논란이 있다.

3. 주술기 심장합병증

1) 수술 직후 고혈압

수술 직후 고혈압의 원인은 동통, 저체온증, 저산소증, 수액과다, 복강내 출혈, 두부외상, 갈색종 등이 있고, 혈압약을 복용 중인 환자는 수술 당일까지 혈압약을 복용시켜야 한다. Clonidine을 복용 중인 환자의 경우 수술 3일 전부터 clonidine patch로 바꾸어야 한다.

수술전후기에 갑자기 병발한 혈압이나 심각한 혈압이 병발한 환자나 혈압 크라이시스가 있는 환자의 경우 속효성의 반감기가 짧은 약제로 혈압을 조절하여야 한다.

예) Nitroprusside : 초기용량은 0.5 ㎍/kg/min 으로 점적주사하고, 10 ㎍/kg/min 까지 사용이 가능하다(임신중독증이나 신부전환자의 경우 초기 용량은 0.25 ㎍/kg/min 으로 감량한다).

Nitroglycerin : 초기 용량은 5 ㎍/min으로 점적주사하고, 5분 마다 혈압조절 여부에 따라 100 ㎍/min까지 증량한다. 신기능, 간기능에 이상이 있는 환자에 유용하게 사용할 수 있다.)

Esmolol : 500 ㎍/kg/min의 용량으로 1분간 점적주사, 그리고 50 - 300 ㎍/kg/min으로 유지

Enalapril : 처음 1.25 mg bolus 주사 후 0.625-5 mg q 6 Hr(장기간 ACE inhibitor를 사용 중인 환자에 유용하게 사용할 수 있다.)

Nicardipine : 초기에 5 mg/hr 속도로 점적주사 그리고 15분 마다 혈압조절 여부를 학인하여 2.5 mg/hr 씩 증량. 최대 15 mg/hr까지 증량이 가능하다.

응급으로 혈압을 조절하는 경우 허혈성 뇌질환 및 타 장기의 허혈성 손상

을 막기 위여 혈압을 25% 이상 감소되지 않도록 해야 한다.

2) 수술전후 심허혈 및 심근경색

수술전 3개월 이내에 심근경색이 있었던 환자의 수술시 심근경색 재발률은 8-15%이고, 3-6개월 전에 있었던 경우는 3.5%의 심근경색 재발률을 보인다. 수술전후기의 심근경색의 사망률은 30%에 이른다. 심근경색을 시사하는 소견에는 턱이나 좌측 팔로 방사하는 흉통, 호흡이 짧아지거나 심박동수 증가, 저혈압, 호흡부전 등이 있다. 수술전후기 심근경색의 심전도소견에서 non-Q wave, non-ST elevation을 보이는 경우가 많다.

(1) 예방

수술전후기 심근경색의 고위험군에 해당하는 환자에게는 수술일 수일 전부터 수술 후 한 동안 β-blocker(atenolol)을 매일 50 mg 복용시킨다(25-100 mg 범위까지 허용).

(2) 모니터링

혈중 troponin I 수치가 1 ng/mL 이상이면 MI로 진단할 수 있다. 심전도 소견에서는 ST segment and T wave의 변화가 미미한 경우가 많다.

(3) 심근경색의 치료

β-blocker와 aspirin의 복용이 필수적이다. 아스피린은 하루에 160-325 mg의 범위 내에서 복용하게 하고 흔하게 사용되는 β-blocker의 사용 용량은 다음과 같다.

가. 12시간 마다 metoprolol 50-200 mg 복용

나. 하루에 한 번 atenolol 50-200 mg 복용

다. 12시간 마다 propranolol 20-80 mg 복용

라. 고위험군인 환자에는 esmolol 500 ㎍/kg bolus 정주 후 50 - 300 ㎍/kg/min 속도로 점적 주사

β-blocker의 금기증에는 서맥, 저혈압, 심한 좌심심부전, 방실차단(heart

block), 기관지 경련 등이 있다.

Nitroglycerin을 사용하면 동통경감 효과가 있을 수 있고, 초기에 10 ㎍/min 속도로 점적주사하고, 3-5분 마다 10-20 ㎍/min 만큼 주사 속도를 증가시킬 수 있고, 최대 주사 속도는 200 ㎍/min까지 이다.

LMWH(enoxaparin)을 이용하여 heparinization을 해야 하고 12시간 마다 1 mg/kg을 피하주사 한다.

4. 주술기 섬망(Delirium)

갑자기 병발하는 흥분 무드로 주변 사람들과 소통하지 못하고, 혼란상태가 지속되며, 자각능력이 떨어지고, 인지능력이 저하되며 환각이 있을 수 있는 상태를 말한다. 알콜섭취를 중단하고 2-14일 이내에 병발하는 진전섬망인데, 발열, 수전증, 빈맥, 혼동, 정신증, 흥분, 발작 등의 증상들이 있을 수 있다.

[치료]

섬망상태를 인지하면 면밀한 관찰이 필요하고, 유발인자를 제거하고, 연관된 실험실 소견에 대하여 치료하고 뇌병변장애를 배제하기 위하여 영상의학적인 검사 등을 해야 하고, 환자와 스텝들을 보호하기 위한 장치들을 확보해야 한다. 약물치료가 필요하면 haloperidol 0.5-2 mg을 정주 또는 근주할 수 있고, 알콜성 진전섬망에 benzodiazepine 계통의 약물이 사용될 수 있고, chlordiazepoxide 100 mg q 2-6 Hr를 정주 또는 경구 복용할 수 있고 하루 허용되는 최대 용량은 500 mg/day이다. 기타 사용할 수 있는 약물 처방례는 다음과 같다.

diazepam 2.5-20.0 mg/day IV slowly

lorazepam for old age : 1-2 mg q 6-8 hr(max. 4 mg) IV or PO

oxazepam for hepatic failure : 15-30 mg q 6-8 hr

Catholic University of Korea 임상진료지침

07 Surgery

외과 기본 술기

외과적 질환에 대한 기본적인 처치와 수술 전 기본처치를 할 수 있는 능력과 기타 실제로 임상에 적용할 기본원칙을 습득한다. 외과 수술에 자주 사용되는 기구의 명칭 및 용도를 알고 그 조작법을 습득한다. 봉합사의 종류 및 그 용도를 알고, 감별할 수 있어야 하며, 피부 봉합을 할 수 있도록 하고 각종 결찰 방법의 차이를 알고 직접 할 수 있어야 한다. 부위에 따른 봉합사의 제거 시기를 알고 제거할 줄 알아야 한다. 상처치료(dressing) 의 목적을 이해하고 상처에 따른 상처치료의 종류를 알고 적용할 수 있으며 화상 상처치료에 사용하는 topical agents를 이해한다. 조직 생검 등의 소수술 및 창상봉합 등을 위한 국소 마취법을 습득하고 국소 마취제의 종류를 알고 적정 용량을 숙지하며 국소마취 시 부작용을 알고 대응법을 안다. 농양과 봉와직염의 차이를 이해하고 농양의 배농 여부결정과 절개 및 배농 방법을 안다.

1. 말초 정맥 주사

1) 준비물

압박대(tourniquet) 나비바늘 또는 angiocatheter, 알코올 스펀지, 수액, 수액세트, 반창고

2) 시행방법

가. 팔의 상부에 venous tourniquet를 감는다.

나. 정맥의 확장을 위하여 환자로 하여금 주먹을 쥐었다 폈다를 수회 반복하게 하거나 가볍게 두드린다.

다. 손등이나 전완(forearm)의 확장된 정맥을 선택한다. 좀 더 상부의 정맥은 후에 사용하기 위하여 보존한다. 알코올 스펀지로 정맥 위의 피부를 깨끗이 닦는다.

라. 한 손으로 needle을 잡고 needle의 bevel이 위쪽으로 향하게 한다.

마. 다른 손의 엄지로 주사할 부위 뒤쪽의 피부를 살짝 당기면서 피부와 15도의 각도로 needle을 삽입한다.

바. 관 안에 피가 역류하는 것을 확인하고 needle을 서서히 충분히 삽입한다. 만약 주사 중 혈종이 발생하면 needle을 빼고, 그 부위를 누른 후, 다른 부위를 선택한다.

사. 압박띠를 풀고 수액을 주입한다.

아. 반창고로 needle을 고정한다.

자. 주사 부위가 손목 같은 관절 부위라면 부목을 사용하여 고정시킨다.

* Angiocatheter의 경우에는 안에는 철제의 바늘(stylet)이 들어가 있고 바깥쪽에 plastic cannula가 있다.

삽입 시에는 위와 같은 방법으로 하며 피가 역류하면 철제의 바늘을 빼고 plastic cannula만을 서서히 충분히 삽입한다. 그 후 수액의 관과 연결하면 된다.

2. 비위관 삽입

1) 준비물

비위관(Nasogastric tube, L-ㄴtube), 장갑, 윤활제, 청진기, 반창고, 주사기

2) 시행방법

가. 우선 삽입 전 환자마다 들어갈 길이를 정해야 한다. 보통 코끝에서 시작하여 귀를 거쳐 상복부까지 길이를 재거나 또는 이마에서 상복부까지 길이를 재서 표시해 놓는다.

나. 길이가 정해지면 젤리를 튜브의 앞부분에 충분히 묻히고 환자를 앉은 상태에서 고개를 약간 숙이게 한다.

다. 콧속으로 밀어 넣을 때 환자의 안면에 수직된 방향으로 삽입한 후 목까지 내려왔으면 환자로 하여금 침을 삼키는 동작을 하게 하여 자연스럽게 내려가게 한다.

라. 표시한 지점까지 들어가게 되면 여기서 멈추고, 튜브가 잘 들어가 있는지 확인을 하여야 한다. 확인하는 방법으로는 주사기에 공기를 넣어서 튜브에 주입하면서 청진기를 상복부에 대고 bubbling sound를 듣거나 관을 통해 흡입하여 위액이 나오는 것을 확인하면 된다.

마. 확인 후 반창고로 이마서부터 코잔등을 통해 잘 고정하여야 한다.

3. Foley 카테터 삽입

1) 준비물

Foley 카테터, urine bag, 소독 장갑, 윤활제, 주사기, 생리 식염수 또는 증류수, dressing set

2) 시행방법

(1) 남성

가. 환자를 앙와위(supine position)로 한다.

나. 장갑을 무균적으로 끼고 전체 음경 및 주위를 소독하고 구멍 방포를 씌운다.

다. balloon에 들어갈 생리 식염수의 양을 정하고 balloon이 터지지 않았나 확인하기 위하여 미리 balloon을 해본다.

라. 관의 끝 1/3에 윤활제를 바르고 왼손으로 음경을 끌어올린다(이때부터는 왼손이 오염되었다고 판단하고 관 및 기타 소독된 기구에는 왼손을 쓰면 안 된다.).

마. 오른손으로 관을 잡고 한 손으로 요도구에 삽입한다.

바. 삽입된 관을 통하여 소변이 나오면 도관이 방광에 있음을 의미한다. 만약 소변이 나오지 않으면, 50 ml의 생리식염수로 세척을 한 후에, 관을 통해 용액이 나오면 방광에 있음을 의미한다.

사. 적당량의 생리식염수나 증류수로 balloon을 부풀린다.

아. balloon이 방광의 경부에 걸릴 때까지 부드럽게 당긴다.

자. 도관을 반창고를 사용하여 하지의 안쪽에 고정한다.

(2) 여성

가. 환자를 앙와위, "frog leg" position으로 한다.

나. 음순과 요도구 주위를 소독하고 방포를 씌운다.

다. 장갑을 낀다.

라. 엄지와 인지로 음순을 벌려 요도구를 확인한다.

마. 이후는 남성의 방법과 동일한 방법으로 시행한다.

4. 수술 기구 명칭 및 용도, 조작법

1) Scalpel(그림 1-2)

scalpel은 blade와 손잡이(handle)로 구성되며 잡는 방법은 scalpel의 손잡이는 엄지와 셋째, 넷째 손가락으로 잡으며 검지로 blade의 등에 올려놓는다.

2) Scissors(그림 1-3)

잡는 방법은 엄지와 넷째 손가락을 가위 손잡이 구멍에 넣고 검지를 가윗날 쪽에 올려놓는다.

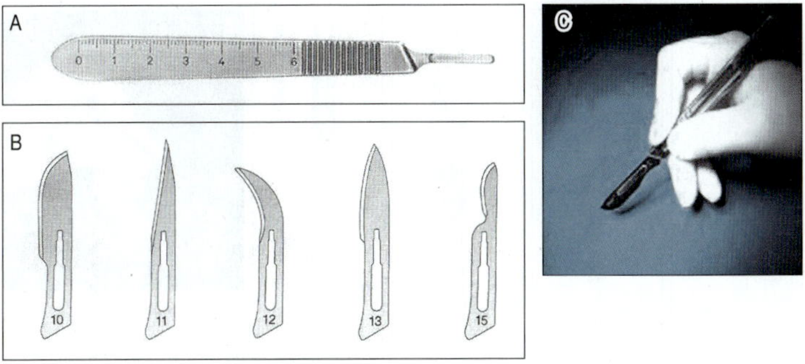

그림 1-2 (A) Scalpel, (B) Blade, (C) 파지법

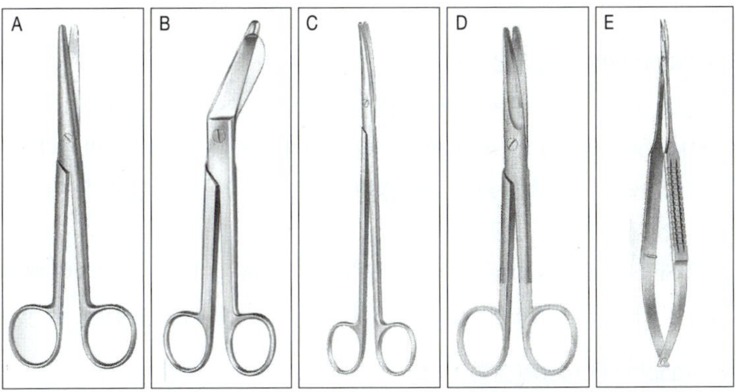

그림 1-3 (A) Dissecting scissors, (B) Bandage scissors, (C) Metzenbaum, (D) Mayo scissors, (E) Microscissors

(1) Doctor's or Nurse's scissors : 봉합사를 자르거나 딱딱한 물체를 자르는데 사용된다.

(2) Dissecting scissors : 조직을 박리하는데 사용되는 가위로 가볍고 가윗날이 예리하고 끝이 부드럽게 되어 있다.

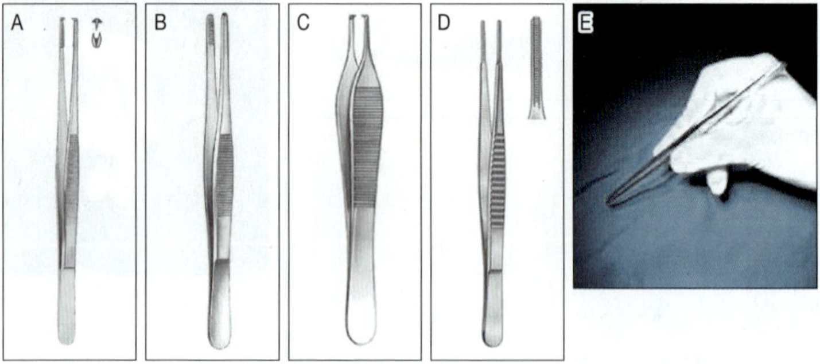

그림 1-4 (A) Toothed forceps, (B) Smooth forceps, (C) Adson forceps, (D) DeBakey forceps, (E) 파지법

3) Thumb Forceps(그림 1-4)

잡는 방법은 한쪽 면에 엄지와 다른 쪽에 검지 및 중지로 잡는다.

(1) Tooth forceps : 끝에 이빨이 있어 조직이 빠져 나가는 것을 막는다. 따라서 조직의 손상을 줄 위험성이 있으므로 장이나 혈관 등을 잡으면 안 된다.

(2) Smooth forceps : 끝에 이빨이 없고 옆으로 홈들이 있어서 조직이 빠져 나가는 것을 막는다. 좀 더 부드러운 조직을 잡을 때 사용된다.

4) Grasping Forceps(그림 1-5)

(1) Babcock forceps : tubular한 조직을 잡을 때 편리하다. 충수돌기를 잡아 끌어내는데 편리하다.

(2) Allis forceps : fascia를 잡거나 피하지방을 잡아서 당기는데 사용된다.

(3) Kocher forceps : 상당히 잡는 힘이 강하여 fascia 등을 잡아당기는데 사용된다.

(4) Towel clip : 수술포 등을 고정할 때 사용된다.

(5) Sponge-holding forceps : cotton ball이나 거즈를 잡을 때 사용된다.

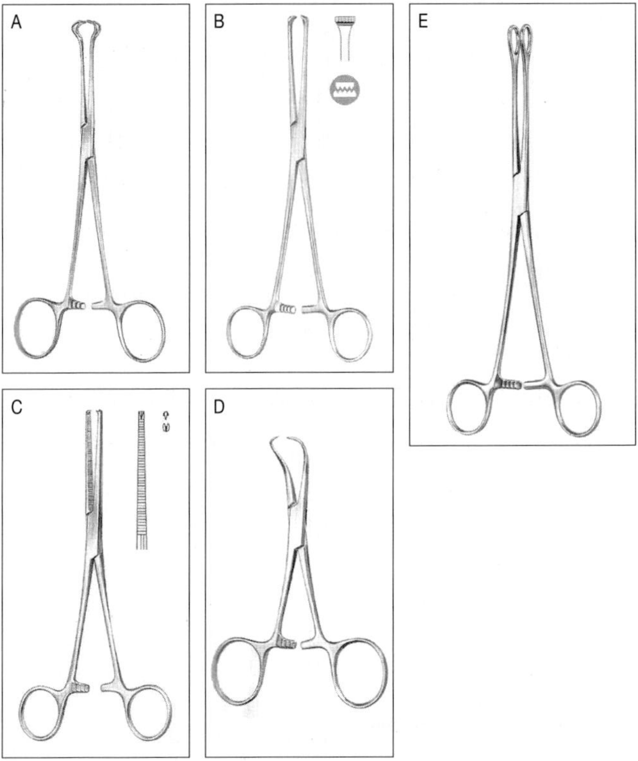

그림 1-5 Clamps의 종류. (A) Babcock, (B) Allis, (C) Kocher, (D) Towel clamps, (E) Sponge clamps

5) Hemostatic Forceps(그림 1-6)

혈관을 잡거나 조직을 잡아서 지혈 할 때 사용되며, 여러 종류의 크기와 끝 모양(Straight, Curved, Right angle) 이 있다.

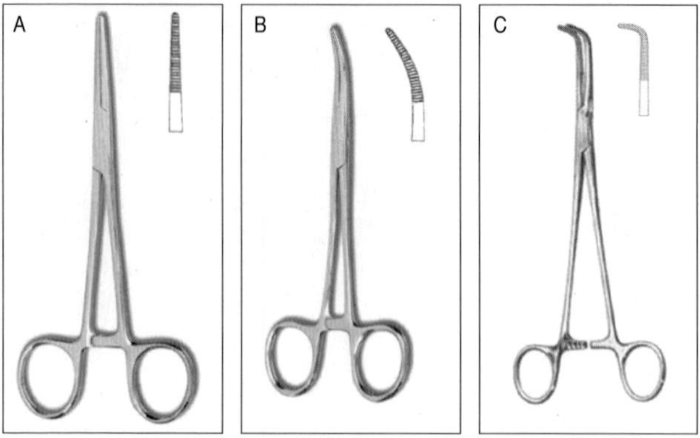

그림 1-6 Hemostatic forceps의 종류. (A) Straight, (B) Curved, (C) Right angle

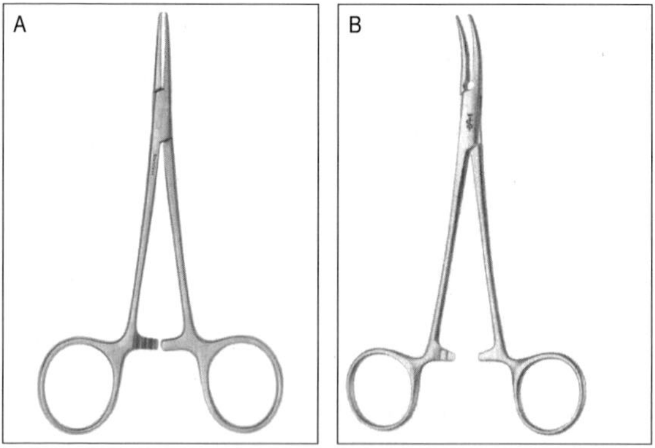

그림 1-7 Mosquito forceps의 종류. (A) Straight, (B) Curved

6) Mosquito Forceps(그림 1-7)

Hemostatic forceps에 비해 작은 크기로 Straight와 Curved가 있다.

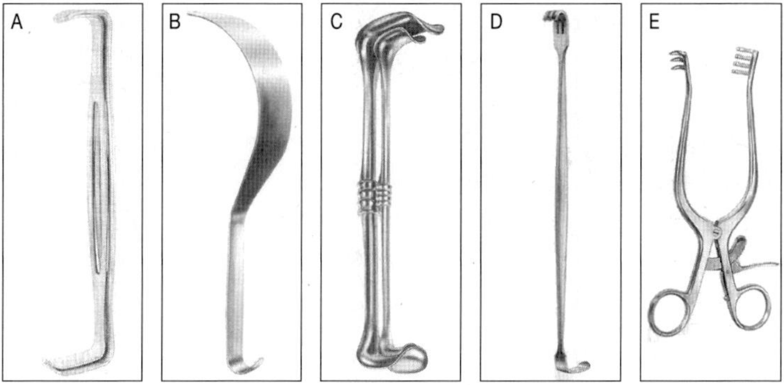

그림 1-8 Retractor의 종류. (A) Army-Navy, (B) Deaver, (C) Richardson, (D) Senn, (E) Self retractor

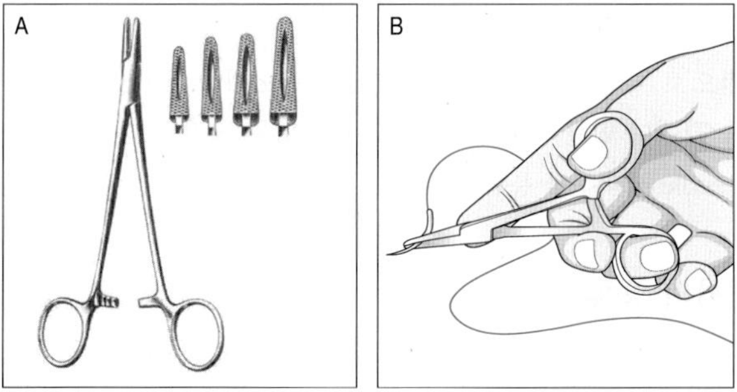

그림 1-9 (A) Needle holder와 (B)파지법.

7) Retractors(그림 1-8)

창상을 벌려 수술 시야를 확보하는 데 쓰이는 것으로 Army-Navy, Deaver, Richardson, Senn, Self retractor 등이 있다.

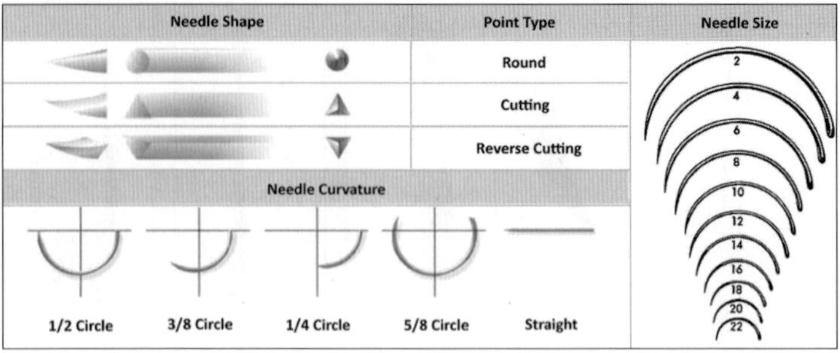

그림 1-10 Suture needle의 종류

8) Needle Holder(그림 1-9)

바늘을 잡을 때 사용된다.

9) Needle(그림 1-10)

대표적으로 바늘의 단면 모양에 따라 round와 cutting이 있다. round needle을 장이나 혈관, 피하지방 같은 부드러운 조직을 다룰 때 사용되며 cutting needle은 피부를 봉합할 때 사용된다.

5. 봉합사의 종류

봉합사는 크게 흡수성(60일 이내에 tensile strength가 없어짐)과 비흡수성, braided(꼰)와 monofilament(단일 섬유) 또는 multifilament(다섬유 봉합사) 등으로 나눌 수 있다. 흡수성과 비흡수성의 선택은 이것으로 봉합한 조직이 벌어지지 않는 장력을 유지할 때까지 봉합사가 유지되어야 한다는 원칙 아래 선택된다. Braided 또는 multifilament는 취급하기 쉬우며 매듭(knot)이 잘 만들어진다. 그러나 세균 감염을 일으키고 통과하는 조직에 손상을 많이 준다. Monofilament(단일섬유) 봉합사는 이와는 반대로 knot가 조직을 손상 없이 통과하고 조직반응이 적어 감염이 적으나 knot가 잘 안되고 조직

표 1-23

흡수성	비흡수성
Natural Catgut	Natural Silk Metals(stainless steel 등)
Synthetic Polyglycolic acid(Dexon) Polyglactic acid(Vicryl) Poly-para-dioxanone(PDS)	Synthetic Dacron(Mersilene 등) Nylon(Ethilon) Polypropylene(Prolene)

을 cut through(조직이 봉합사에 의해 잘라지는 현상) 하기 쉽다.

6. 피부 봉합 방법

1) 상처, 창상(Wound)

물리적인 방법에 의해 발생한 신체 조직이 상한 것과 연속성이 끊어진 상태(Injury to any of the tissues of the body, especially that caused by physical means and with interruption of continuity.)

(1) Clean wounds - 75% of all wounds(elective surgical incisions) - primary union

(2) Clean-contaminated wounds - operative wounds (respiratory, alimentary, genital, urinary tracts, biliary tract, appendix, vagina, and oropharynx) entered under controlled conditions and without unusual contamination.

(3) Contaminated wounds - open, traumatic wounds or injuries(soft tissue lacerations, open fractures, and penetrating wounds)

(4) Dirty and infected wounds - heavily contaminated or clinically infected prior to OP

2) 시기에 따른 구분

(1) 일차 봉합(primary closure)

- 상처발생 4-12시간 내(golden time)에 시행. 감염의 위험이 적은 깨끗한 상처(clean wound)의 경우

(2) 지연 일차봉합(delayed primary closure)

- 상처발생 48-72시간 이후에 시행
- 상처가 심하게 오염된 경우(infected/dirty wound), 상처발생 후 일차봉합 못 했을 때

(3) 2차 의도(secondary intension)

- granulation과 epithelization 후 시행
- 상처 치유에 장기간 소요되며, 흉터를 많이 남음

3) 봉합 방법

(1) 단순 단속 봉합(Simple interrupted suture)
(2) 수직 매트리스 봉합(Vertical mattress suture)
(3) 수평 매트리스 봉합(Horizontal mattress suture)
(4) 표피 밑 연속 봉합(Subcuticular continuous suture)
(5) 수평 반매몰 매트리스 봉합(Horizontal half-buried mattress suture)
(6) 연속 반복봉합(Continuous over and over suture)
(7) 잠금 연속 반복봉합(Locking continuous over and over suture)
(8) 단속 매몰 봉합(Interrupted subcuticular suture)

4) 피부상처 봉합원칙

(1) simple : 가능한 작고 단순한 봉합사를 이용, 필요한 만큼만 봉합
(2) firm knot : 매듭이 풀리지 않도록 반드시 "Complete square knot"
(3) skin eversion
(4) 피부 tension 최소화 : tension이 너무 강하면 피부 괴사나 과도한 scar

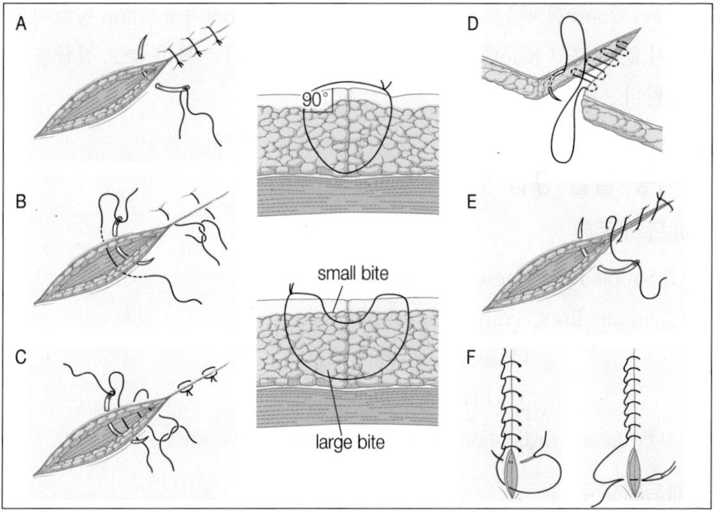

그림 1-11 봉합방법의 종류. (A) Simple interrupted suture, (B) Vertical mattress suture, (C) Horizontal mattress suture, (D) Continuous subcuticular suture, (E) Continuous suture, (F) Continuous locking suture.

유발

(5) layer by layer : 피하 매몰 봉합(subcutaneous buried suture)

5) 시행방법

피부 봉합은 cutting needle로 시행한다. 복부 절개창에는 simple interrupted suture나 vertical mattress suture를 시행하며 knotting시 창상연의 심한 tension을 피한다. 봉합 시에는 피부, 피하지방 전 층을 포함하여 dead space가 생기지 않게 하며 피부로 바늘이 들어가는 자리보다 안쪽을 더 넓게 떠서 단면에서 아래쪽이 넓은 마름모꼴이 되게 하여야 창상연이 약간 돌출되어 창상연이 잘 접촉된다. 양쪽 창상이 잘 맞지 않을 때는 vertical mattress suture를 하는 것이 좋다. Knotting시에 Knot가 incision 장소에 위치하지 않게 하고 Knot를 바늘이 피부를 찌른 자리로 몰아 놓고 결찰을 하여야 한다.

7. 각종 결찰 방법

1) 매듭의 종류

(1) Simple knot : incomplete basic unit

(2) Square knot : completed knot

One-Handed Technique

Two-Handed Technique

(3) Surgeon's or Friction knot : completed tension knot

2) 매듭법의 종류

(1) Two-hand tie square knot(1=1)

(2) One-hand tie square knot(1=1)

(3) Surgeon's knot(2=1) : 가장 견고함

(4) Instrument tie square knot(1=1)

3) 결찰의 기본 원칙

(1) 시행된 매듭은 견고해야만 하고 풀리면 안 된다.

(2) 매듭은 조직 반응을 최소화 하기 위해 가능한 작아야 한다. 흡수성 봉합사로 봉합하는 것이 비흡수성 봉합사 보다 이물반응을 적게 한다.

(3) 매듭을 맺을 때 실사이의 마찰(톱질)을 피해야만 한다. 실사이의 마찰은 봉합상태를 약하게 한다.

(4) 봉합사를 다룰 때 봉합사가 상하지 않게 조심해야 한다.

(5) 수술자에 의한 과도한 장력은 봉합파괴를 유발하고 조직을 끊어지게 한다.

(6) 조직을 접근시키는 봉합은 너무 꽉 조이게 묶으면 안 된다. 이것은 조직의 괴사를 일으킨다.

(7) 첫 번째 고리를 묶은 후, 장력이 있는 상태에서 묶어 졌다면 풀림을 방지하기 위해 실의 한쪽은 당김을 유지해야 한다.

(8) 마지막 결찰시 마지막 장력은 가능한 거의 평행이 되어야 한다.

(9) 수술자는 매듭을 안전하고 평행하게 위치 시키기 위해서 환자와의 거리나 위치를 바꾸는 것을 망설여서는 안 된다.

(10) 여분의 결찰은 적절하게 결찰된 매듭에 힘을 더하지 않고 단지 매듭을 더 크게 할 뿐이다.

8. 봉합사 제거(Stitch-out)

1) 시행방법

매듭 부위를 집게(forceps)로 가볍게 올리면서 절개(incision) 부위로 끌면 피부와 매듭 사이에 여유가 생기고 이 부위를 자르고 매듭을 잡아당기면 제거가 된다. 즉 밖에 나와 있는 봉합사는 조직 안으로 들어가지 않게 해서 오염을 막는다. 여러 개의 봉합사를 제거할 때에는 한쪽에서부터 차례로 제거하지 말고 한 개 걸러서 하나씩 제거하여 반을 제거한 후 상처가 벌어지지 않고 잘 아문 것을 확인하고 다시 반을 제거한다.

2) 봉합사 제거 시기의 결정(표 1-24)

미용적 결과(cosmetic result)와 봉합한 상처의 장력(tension)을 고려하여야 한다. 즉 봉합사를 오래 두게 되면 흉터가 커지게 마련이어서 되도록 빨리 제거하는 것이 바람직하나 등 쪽의 수직 절개(vertical incision)는 배의 횡 절개

표 1-24

부 위	제거 시기(일)
눈꺼풀	2 - 3
안면	4 - 5
경부	3 - 5
두피	7
흉부	6 - 14
복부	7 - 10
사지	10 - 21
관절부위	14

(transverse incision) 보다 벌어지려는 힘이 크기 마련이다. 또 한 가지 고려하여야 할 사항은 영양 상태, 방사선 치료, 항암치료, 스테로이드 사용 여부, 동반된 패혈증 등이다.

9. 상처 치료(Dressing)

1) 기본지식

(1) 상처 치료의 주 목적 : 상처 치유에 이상적인 환경을 제공한다.

(2) 창상 소독에 필요한 특성(desired characteristics of wound dressings)

상처치유를 촉진 한다(습한 환경을 유지).

일치성(conformability), 통증 조절, 냄새 조절, 알레르기 무유발, 무자극

통기성, 안전성, 외상없이 제거, 비용-효율성

편리성, 상처에 비접합

상처를 외상과 세균감염으로부터 보호

모든 창상소독이 위에서 언급한 특성을 제공할 수는 없다.

이상적 창상소독 : 간단, 값싸고, 높은 흡수력, 비유착성

2) 창상처치의 4가지 분류(상처치료 재료)

(1) 비유착성 섬유(nonadherent fabrics)

(2) 흡수성 상처치료(absorptive dressings)

(3) 폐쇄성 상처치료(occlusive dressings)

(4) 크림, 연고, 용액

3) 거즈(gauze)와 테이프

장점 : 가장 간단하고, 값싸고, 높은 흡수성을 가짐

단점 : 자주 창상소독 필요, 테이프 자극, 상처가 건조됨

* 지저분하고 감염된 창상처치 : 열린 상처 유지, 젖은 드레싱, 지연봉합 시행

4) 화상 소독을 위한 국소 약품

(1) Silver nitrate - 밀봉 상처치료

장점 : 통증이 없다. 과민 반응이 없다. 휘발성 열 손실이 감소

단점 : 괴사딱지(가피)를 뚫지 못한다.

(2) Silver sulfadiazine - 노출성 또는 단일층 창상소독

장점 : 통증이 없고, 쉽게 적용가능

단점 : 호중성 백혈구 감소증, 저 혈소판증 유발

(3) Mafenide acetate - 노출성

장점 : 가피를 통과

단점 : 통증, 과민반응, 산증 등을 유발

10. 국소 마취

1) 기본지식

(1) 국소 마취제의 2가지 종류

가. aminoamide - lidocaine, mepivacaine, bupivacaine etc.
간에서 대사된다.

나. aminoester - procaine, chloroprocaine, tetracaine etc.
혈장 내에서 대사된다(알레르기 유발 가능성이 높다).

(2) 작용 기전 : 사용량에 따라 신경섬유의 나트륨 흐름을 막는다.

2) 독성

(1) 국소 마취제의 독성을 막기 위해 마취제를 주사하기 전에 흡인 하여 혈관이 아님을 확인한다.

(2) 과량투여 독성

무감각, 혀나 입술 주위의 저린 감각, 이명, 시각장애

불분명한 발음, 방향감장애, 발작
심장성 쇼크

(3) 중독량의 계산 - 1% = 10 mg/ml
bupivacaine : 최대 투여량 = 3 mg/kg
lidocaine : 최대 투여량 = 5 mg/kg

3) 시행방법

(1) 국소 마취 약제를 주사기에 담은 후 가는 바늘(23G 미만)로 피부를 찔러서 우선 약간의 약제로 wheal을 만들어 부풀린다. 그 후 그 장소를 통하여 원하는 부위에 약제를 주입한다.

(2) 주입 전에 반드시 주사기를 역으로 흡인하여 보아 혈관 내에 주입되지 않도록 한다.

(3) 사용하는 약제와 농도 용량을 확인한다.

(4) 환자에게 독성반응이 일어나는 지를 감시한다.

11. 절개 및 배농

1) 기본지식

(1) 감별 진단

- 연조직염(cellulitis) : 피부나 피하조직의 염증 a spreading infection of the skin and subcutaneous tissues.
- 연부 조직 농양 : 종기(furuncles), 큰종기(carbuncles), 유방농양, 항문주위(직장주위)농양

→ fluctuation이 있는 종괴의 존재가 정확한 진단을 이끈다.

(2) 절개와 배농

농양이 형성된 후에는 절개, 배농이 적절한 초기 치료이다.
항생제 치료가 필요하다.

다양한 병원체가 있다.

2) 실습방법

(1) 요동(fluctuation)이 있는 부위를 감별한다.

(2) 체위에 따른 배액이 가능한 한 곳을 골라 국소마취제를 주입한다.

(3) 그 부위를 scalpel로 절개한다.

(4) 면봉이나 주사기로 세균 배양할 샘플을 채취한 후 배양용기에 넣는다.

(5) 충분히 배액한 후 지저분한 죽은 조직을 큐렛(curette)으로 제거한다.

(6) 상처에 따라 배액관 삽입여부를 결정한다.

(7) 상처에 적절한 상처치료를 시행한다.

Catholic University of Korea 임상진료지침

08 Surgery

외과적 감염과 항생제의 선택

1. 수술창 감염

외과 창상 감염 (Surgical site infections, SSIs)이란 표피성 개복창, 심부성 개복창, 장기 혹은 공간에 연관된 감염으로 구분하며, 외과감염의 38%를 차지하는 병원감염으로는 개복창 감염이 가장 흔하다.

1) 원인과 위험인자는 다음 표 1-25의 3가지로 나누어 볼 수 있다.

표 1-25 원인과 위험인자

미생물	창상	환자
창상으로 먼곳의 감염 장기적 치료 설비 조작하는 기간 창상의 종류 중환자실 치료 여부 이전 항생제 사용 수술 전 털 제거 세균 (박테리아): 수, 독성, 항생제 내성	수술적 술기 혈종 혹은 장액종 괴사 봉합 방법 배액 이물질	나이 면역 억제 스테로이드 사용 악성질환 비만 당뇨 영양 결핍 다양한 동반 질환 수혈 흡연 산소 온도 당조절

(1) 세균적 요소로는 세균에서 만들어 낸 독소, 스스로 살아남기 위한 능력이 중요하며 대부분의 창상감염은 수술 5일 후 임상적으로 나타나며(예외, 연쇄구균 혹은 클로스트리듐은 하루에도 나타난다), 세균수는 10^5 이상에서 보인다(예외, 베타-용혈성 연쇄구균(beta-hemolytic *streptococcus*)은 적은 수에서 가능).

(2) 국소 창상 요소는 수술의 정도, 집도의 능력 및 술기가 가장 중요하다.

(3) 환자에 관계된 요소는 저항력이 떨어지는 어린이 혹은 노년, 수혈 정도, 혈관의 반응, 면역반응이 중요하며 최근 수술 중 체온 유지, 수술 중 혹은 마취 회복시 산소 농도 유지 (FiO_2 of 80% 이상), 수술 전 후 혈당조절 (술 후 48시간)이 중요시 되고 있다.

2) 외과 창상 감염의 위험 점수는 오염 창상에 따라서 청결 1-5%, 청결-오염 3-11%, 오염 10-17%, 불결 27% 이상이다. 최근에는 NNIS(National Nosocomial Infection Surveillance score)를 이용하기도 한다. (교과서 참고)

3) 예방으로는 위험요소의 이해와 무균 그리고 살균의 기술 및 적당한 예방적 항생제 사용이 중요하며 환자의 방어 능력 극대화가 관여된다.

표 1-26 오염에 따른 창상의 종류

창상의 종류	정의
청결	감염되지 않은 수술창
청결-오염	색다른 오염은 없으나 호흡기, 소화기, 생식기 혹은 비뇨기계를 다루는 수술을 시행하는 수술창
오염	개방된, 새로운, 우발적인 상처. 무균적 처치의 실패, 소화기 내용물의 방출, 급성 비화농성 염증의 절개
불결	괴사성 조직, 임상적 감염, 천공된 소화관 등의 오래된 외상성 창상. 수술 전 존재한 감염이 수술 후 감염에 영향을 준다.

표 1-27 외과 창상 감염의 예방적 지침

수술관련 시기	예방을 위한 인자		
	미생물	창상	환자
전	입원기간 을 줄이자 무균 목욕 수술부위 떨 제거 여부 창상으로 먼 곳의 감염 치료 예방적 항생제 사용	수술부위 떨 제거 여부	영양 유지 체온 보온 혈당 조절 금연
중	무균과 소독 소화기 내용물 유출 금지	수술적 술기 혈종 및 장액종 없게 함 혈액공급을 좋게 괴사조직 제거 단섬유사 봉합사 폐쇄 혹은 개방성 배액 제한적 봉합사 (이물질) 지연된 일차 봉합	산소 공급 체온유지 적당한 수분 공급 혈당 조절
후	절개창 치료 (48-72시간) 가능한 빠른 배액관 제거 균혈증 방지	절개창 치료 (48-72시간)	조기 경관 영양 산소공급 혈당조절

(1) 세균은 환자 자신으로 부터 외부적 침입과 내부적 침입이 있는데 이에 대한 무균과 살균의 방법으로는 ① 적당한 수술실 크기, 공기 흐름 조절, 장비 준비, 수술실내 적은 움직임 ② 적당한 수술 부위 준비 ③ 수술에 참여하는 사람들의 손 및 상완 씻기 (5분 : 첫 수술, 오염된 수술 후, 3분 : 2번째 수술) 및 장갑의 천공시 빨리 바꾸기, 미생물 감염에 대한 대처로 무조 항생제 사용의 자제 및 예방적 항생제 사용으로 이에대한 적응증은 ① 고위험도의 위장관 수술 ② 고위험도의 담도계 수술 ③ 대장 혹은 소장의 절제 및 문합시 ④ 심장 수술 ⑤ 혈관 수술 ⑥ 하지 절단 (혈액공급이 않되는 경우로 특히 최근 허혈성 궤사가 동반 시) ⑦ 질 혹은 복부를 통한 자궁적출시 ⑧ 처음 실시하는 제왕절개 수술 ⑨ 구강인두 수술 ⑩ 개두술

⑪ 영구적 인공물질의 삽입 ⑫ 육안적 세균의 감염된 상처 ⑬ 심한 오염과 조직손상 된 뜻하지 않은 상처 (관통 복부상처, 개방 골절) ⑭ 클로스트리듐에 의한 감염 등이 있다. 예방적 항생제 투여 시기는 수술 전 시작해서 수술 중에도 계속되게 하는 것이 좋으며 수술 전 1시간에 이상적이며 감염 후 1-2시간이 지나면 효과 없다. 예방적 항생제가 일반적으로 효과가 없는 경우로는 ① 기관절개 혹은 기관삽관 ② 도뇨관 삽입 ③ 중심정맥관 삽입 ④ 흉관 배액 ⑤ 대부분의 개방창이다.

(2) 국소 상처에 연관해서는 집도의의 옳은 판단과 외과적 술기가 중요하며 이에 ① 혈액 및 장액이 고이는 것을 방지 ② 괴사조직 및 이물질의 완전한 제거 ③ 단섬유사 봉합 (monofilament) ④ 상처 내 공간 없이 봉합 ⑤ 상처 내 공간의 폐쇄 흡입관 이용 (오염이 심한 경우는 차 후 봉합) ⑥ 적당한 상처 치료 (48-72시간) 등이 있다.

(3) 환자에 연관해서는 환자 면역 기능 등에 문제되는 다양한 상태 혹은 질환, 영양결핍, 충분한 산소 공급, 수술 전, 중 체온유지, 수술 전 후의 혈당조절 등이 있다.

4) 치료는 외과의의 충분한 이해를 통한 적극적 치료가 중요하다.

2. 외과적 감염과 치료

외과적 감염이란 방어기전이 정상인 환자에서 발생한 폐렴과 같은 외부로부터 침범한 하나의 호기성 병원균에 의한 내과적 감염과는 외과적 감염은 여러 가지 병원균에 의한 환자 자신의 내재성 균에 의하여 발생하며 방어기전이 정상인 경우는 악성종양, 이식 수술 등에서 발생하며 손상받은 방어기전인 경우는 장점막의 손상, 외상 혹은 종양에 의한 면역 체계 손상에 기인하고 손상된 방어기전에는 영양결핍, 외상 등이 관여된다. 그러므로 외과적 감염의 기본적 사고는 원인을 파악하고 치료하는 것이다

표 1-28 클로스트리듐과 비클로스트리듐 감염의 비교

	클로스트리듐 근괴사 (gas gangrene)	비클로스트리듐 괴사성 감염
홍반	보통 없다	가끔 있다
팽윤/부종	경하거나 보통	보통
삼출물	묽다	"멀건 수프" 에서 화농성
백혈구	보통 없다	있다
세균	그람양성기둥균(graam-positive rods) 외.	혼합형외 그람양성기둥균 가끔 그람양성구균만
진행된 징후	감각감소 청동색으로 변색 출혈성 수포 진피괴저 염발음 (Crepitus)	감각감소 반상출혈 수포 진피괴저 염발음
병소 깊이	근육 > 피부	피하조직±근막±근육(희귀)>피부
조직소견	거의 없는 염증 근육 괴사	급성 염증 최소농양들 살아있는 근육
생리적 변화	빈맥, 저혈압, 부피감소의 빠른 진행 ±혈관내 용혈치료	다양한 최소한의 빈맥, 저혈압, 부피감소
일반적	극적인 심폐소생술	적극적인 심폐소생술
항생제	페니실린 G와 광범위항생제	Cefotaxime + metronidazole
고압산소	다른치료가 먼저	필요 없음
외과치료	감염조직 적극적 제거 필요시 사지 절단	표면절제와 노출(광범위 제거는 아니다) 보통 사지절단은 하지 않음
항독소	사용하지 않음	사용하지 않음

1) 비괴사성 연부조직 감염은 피하농양과 조직염이 발생하며 외상 후 6시간이 지난 상처에 잘 생기며 오염이 심하다.
2) 괴사성 염부조직 감염은 클로스트리듐과 비클로스트리듐 감염으로 분류되고 이는 경계가 잘 모르며 감염부위 피부는 초기에는 정상으로 보인다. 대부분의 클로스트리듐 감염은 클로스트리듐 퍼프링켄스

(*Clostridium perfringene*), 클로스트리듐 노비(*C. novyi*)와 클로스트리듐 셉티쿰(*C. septicum*)가 일으키며 비클로스트리듐 감염은 베타-용혈성 연쇄구균 , 화농 연쇄구균(*Streptococcus pyogenes*)이 주된 균주이다.

3) 복강내와 후복강 감염중 대부분의 심한 복강내 감염은 외과적 치료를 필요로 하며 경우에 따라서는 경피적 배액술을 실시한다. 높은 사망률(5-50%)로 조기 진단 및 치료가 중요하다.

4) 생체인공체와 연관된 감염은 혈관 대체, 심장 판막, 심박동 조절기, 인공 관절 등에 발생한 감염으로 높은 사망률 및 유병율을 보임으로 강력한 항생제 치료, 감염된 인공물질 제거, 필요에 따라 치료 후 새로운 인공물질 삽입 등의 조치를 취하게 된다.

5) 외과 환자에서 발생하는 요도 감염, 하부 호흡기 감염, 도관 감염, 부비동염과 뇌수막염은 비 수술적 처치로 치료한다.

6) 수술 후 발열은 모든 일차적 개복 환자의 2%에서 발생하며 대부분의 창상 감염과 복강내 감염은 수술 후 5일이 지나서 시작되어 계속 된다.

표 1-29 광범위 한 효과를 보이는 호기성 혹은 혐기성 항생제

호기성	혐기성
Gentamicin	Clinidamycin
Tobramycin	Metronidazole
Netilmicin	Chloramphenicol
Cefotaxime	
Ceftizoxime	
Ceftriaxone	
Ceftazidime	
Aztreonam	
ciprofloxacin	

3. 외과 감염에서의 병원균

생화학적 검사로 알게 되는 병원균은 먼저 그람 염색 후 그람양성인 구균을 카탈라아제(catalase)를 이용하여 양성이면 포도상구균(*Staphylococcus*) 음성이면 연쇄구균으로 분류하고, *Staphylococcus*는 다시 응고효소(coagulase)를 이용 양성이면 *Staphylococcus aureus*, 음성이면 *Staphylococcus epidermidis* 혹은 다른 coagulase negative *Staphylococcus*로 분류하며, 연쇄구균(*Streptococcus*)은 α와 β로 구분한다. 그람음성 기둥균(*bacillus*)은 MacConkey 한천에서 자라지 못하는 것은 다른 것이고 자라는 것을 산화효소 (oxidase)를 처리한 후 양성인 경우 젖당발효 양성이면 다른 종 음성이면 녹농균(*Psuedomonas*) 등으로 분류하고 산화효소 처리 음성인 경우 젖당발효 양성이면 *Enterobacteroaceae*을 음성이면 *Acinetobactor* 등으로 분류한다.

1) 그람양성 구균은 응고효소 양성 포도상구균과 응고효소 음성 포도상 구균이 있는데 응고효소 양성 포도상구균은 *Staphylococcus aureus*이 대표적인데 상처 및 절개창에 가장 많고 methicillin-resistant *Staphylococcus aureus* (MRSA)는 Vancomycin을 사용하여 치료한다. coagulase negative *Staphylococcus*는 병원 감염의 원인 중 가장 많다. *Streptococcus*은 β-hemolytic *Streptococcus*, *Streptococcus pneumoniae*, α-hemolytic *Streptococcus*, 장구균(*Enterococcus*) 등이 있다.
2) 호기성 세균과 그람 음성 간균인 *Escherichia*, *Proteus*, *Klebsiella*는 2세대 세팔로스포린으로 치료하고 *Enterobacter*, *Morganella*, *Providencia*, *Serratia*는 3세대 세팔로스포린, 페니실린, Monobactam, Carfapenem, Quinolone, Aminoglycoside로 치료한다. 균중에 녹농균과 *Acinetobacter* 종은 병원감염에 의한 폐렴에서 흔하게 볼 수 있다.

3) 혐기성 세균 중에는 *Bacteroides fragilis*가 가장 흔하며 치료는 metronidazole, clindamycin, chloramphenicol, imipenem, ticarcillin와 clavulanate 복합체를 사용하며 clostridium이 심각한 문제를 일으킨다.
4) 균류 (Fungi)로는 복강내 칸디다 (*Candida*) 감염이 있으며 Amphotericin을 사용한다.
5) 바이러스 중 이식 환자에서는 사이토메갈로 바이러스 (cytomegalovirus)가 문제이고 혈액을 통한 감염으로 B간염 바이러스, C간염 바이러스, 인간면역부전 바이러스 (HIV)가 문제된다.

4. 항균물질

1) 항균물질의 일반적 원칙으로는 감염부위에 적정한 항생제 수준을 유지하는데 있다. 그래서 먼저 주사제를 이용해 항생제를 주입하는데 2-3일이 지나도 효과가 없으면 ① 초기 수술적 처지가 충분하지 않았다. ② 초기 처치는 적당하였는데 합병증이 발생했다. ③ 새로운 부위에 항생제의 효과 없는 감염이 발생하였다. ④ 항생제는 잘 선택하였는데 충분히 투여하지 않았다. ⑤ 제 3의 혹은 다른 약제가 필요하다. 등을 생각할 수 있으며 항생제 투여 기간은 확실히 정해진 것은 없다. 치료를 위한 항생제 선택은 ① 추정되는 세균을 확실히 치료한다 (무조건 혐기성 세균 항생제 투여 금지) ② 항생제가 감염부위에 도달하여야 한다 ③ 항생제의 독성을 생각한다. ④ 항생제를 필요로 하는 감염시 확실한 양을 사용한다. ⑤ 일단 시작을 하면 시간 주기를 잘 맞춘다. 등을 항상 고려해야한다.
2) 중복감염이란 항생제 치료 중 발생하는 새로운 감염으로 빈도는 2 - 10%로 예를 보면 항생제연관된 대장염 (*C. difficile colitis*)이 대표적이다.

3) 항생제 저항력이란 항생제에 효과가 없는 세균의 발생으로 것이다.

5. 기타

Penicillins, Cephalosporins, Monobactams, Carbapenems, Quinolones, Aminoglycosides, Antianaerobes, Macrolides, Tetracyclines, Glycylcyclines, GLYcopeptides, Streptogramins, Oxazolidiones. Antifungals 등이 있는데 이는 교과서를 참고 하십시오.

2. 상부위장관

Surgery

Catholic University of Korea 임상진료지침

01 위암

Surgery

1. 위암의 병리

위에 발생하는 악성 종양에는 위선암종, 림프종, 유암종, 위장관 간질성 종양(gastrointestinal stromal tumor, GIST), 선극세포종(adenoacanthoma) 등이 있으며 이 중 위선암종이 95% 정도를 차지하므로 일반적으로 위암은 위선암을 의미한다.

1) 위암의 조직학적 분류

위암의 조직학적 분류는 크게 WHO International Histology Classification (1997)과 일본위암학회 분류(영문2판, 1998)가 있으며, 기타 분류법으로는 Lauren 분류법과 Ming 분류법이 있다. 대한위암학회에서 2002년 발행한 '위암 기재 사항을 위한 설명서'의 위암의 조직학적 분류는 기본적으로 WHO 분류법을 따른다.

(1) WHO 분류(WHO International Histology Classification, 1997)

가. 위선암종 Adenocarcinoma

유두상 선암종 Papillary adenocarcinoma

관상 선암종 Tubular adenocarcinoma

점액 선암종 Mucinous adenocarcinoma

인환세포 암종 Signet-ring cell carcinoma

나. 선편평상피 암종 Adenosquamous carcinoma

다. 편평상피 암종 Squamous cell carcinoma

라. 미분화 암종 Undifferentiated carcinoma

마. 미분류 암종 Unclassified carcinoma

(2) 일본위암학회 분류

(Japanese Classification of Gastric Carcinoma, 2nd English Ed.)

위암의 조직학적 분류는 암조직에서 가장 많이 나타나는 부위를 기본형으로 한다. 위암을 일반형과 특수형으로 크게 나눈다.

가. 일반형(Common Type)

유두상 선암종 : Papillary adenocarcinoma(pap)

관상 선암종 : Tubular adenocarcinoma

고분화형 : Well-differentiated type(tub1)

중분화형 : Moderately differentiated type(tub 2)

저분화형 선암종 : Poorly differentiated adenocarcinoma

고형형 : Solid type(por 1)

비고형형 : Non-solid type(por 2)

인환세포 암종 : Signet-ring cell carcinoma(sig)

점액 선암종 : Mucinous adenocarcinoma(muc)

나. 특수형(Special Type)

선편평상피 암종 : Adenosquamous carcinoma

상피세포 암종 : Squamous cell carcinoma

유암종 : Carcinoid tumor

기타 : Others

* 위암의 조직학적 분류를 분화형(differentiated type)과 미분화형(undifferentiated type)으로 나누어 구분하기도 하는데, 분화형에는 유두상 선암종과 관상 선암종이 포함되며, 미분화형에는 저분화 선암종과 인환세포 암종이 포함된다.

(3) 기타 조직학적 분류

가. Lauren 분류

1965년 Lauren 제시한 분류법으로서 위암을 조직학적으로 장형(intestinal type)과 미만형(diffuse type)으로 나누어 기술한다. 장형은 현미경관찰성 위점막에서 발생하는 장형화생(intestinal metaplasia)과 대장암의 조직학적 소견과 매우 비슷하며 선구조(glandular structure)를 이루는 것이 특징이다. 이에 반해 미만형은 인환세포와 비슷한 단독 암세포로 구성되면 선구조가 관찰되지 않는다. 각각의 임상병리학적 특징은 아래의 표 2-1과 같다.

나. Ming 분류

종양의 성장 양식에 따른 분류를 말한다. 팽창형(expanding type)과 침윤형(infiltrative type)으로 나눈다. 대체로 팽창형의 경우는 Lauren 분류에서 장형에, 침윤형의 경우는 미만형에 해당한다고 하지만 반드시 일치하는 것은 아니다.

2) 위암의 육안 분류

(1) 조기위암

조기위암은 림프절 전이유무와는 관계없이 원발병소가 점막(T1a) 혹은 점

표 2-1 Lauren Classification System

Intestinal	Diffuse
Environmental	Familial
Gastric atrophy, intestinal metaplasia	Blood type A
Men > Women	Women > Men
Increasing incidence with age	Younger age group
Gland formation	Poorly differentiated, signet ring cells
Hemtogenous spread	Transmural/lymphatic spread
Microsatellite instability	Decreased E-cadherin
APC gene mutations	
p53, p16 inactivation	*p53, p16* inactivation

막하층(T1b)에 국한된 암으로 육안적 분류는 일본 내시경학회의 분류법에 의한다.

I 형 : 융기형(protruded type)
II 형 : 표면형(superficial type)
IIa 형 : 표면 융기형(superficial elevated type)
IIb 형 : 표면 평탄형(superficial flat type)
IIc 형 : 표면 함몰형(superficial depressed type)
III 형 : 함몰형(excavated type)

* 조기위암중 2가지 이상의 기본형이 혼합되어 나타날 때에는 점거부위 면적이 넓은 것부터 표기한다(예 : IIc + III 형).

(2) 진행위암

진행위암은 원발병소가 고유근층이상을 침범한 경우이며 육안 분류는 1926년 Borrmann이 제안한 방법이 통용된다(표 2-2). 내시경, 방사선 검사 소견 및 수술 후 절제된 조직에서 관찰된 소견을 기술할 때도 유용하게 사용된다.

Borrmann 1형은 폴립형 종괴로서 융기된 종괴가 내강쪽으로 돌출하며 경계가 뚜렷하다. 표면은 불규칙하고 울퉁불퉁하며 궤양이 동반될 수도 있다.

Borrmann 2형은 종괴의 중심부에 궤양이 있고 그 주위는 융기성 경계로 둘러싸여 있으며 경계가 명확하다. 궤양의 바닥은 불규칙하고 출혈이나 괴사 물질로 덮여 있다. Borrmann 3형은 종괴의 경계가 불분명하고, 중앙부에 얕은 궤양이 있다. 궤양부는 모양이 불규칙하고 크기가 다양하며 단단하

표 2-2 Borrmann Classification

Borrmann 1형 : 융기형(fungating, polypoid type)
Borrmann 2형 : 궤양-융기형(ulcerofungating type)
Borrmann 3형 : 궤양-침윤형(ulceroinfiltrative type)
Borrmann 4형 : 미만형(diffuse infiltrative, linitis plastic type)
Borrmann 5형 : 분류불능(unclassified type)

다. 궤양 주위의 융기부는 주위와의 경계가 뚜렷하지 않고 주변부로 파고드는 양상이다.

Borrmann 4형은 국소적 병변이 잘 보이지 않고 위벽이 두꺼워지고 딱딱해지는 변화를 동반하여 일명 경성위암(scirrhous cancer)이라고 하며, 위점막 여러 곳에 궤양이나 미란을 볼 수 있다. Linitis plastica는 Borrmann 4형의 가장 진행된 형태로 위의 대부분을 침범하는 경우로 위는 운동성이 없고 딱딱해진다.

일반적으로 Borrmann 1형과 2형은 조직학적으로 암세포의 분화도가 좋고 선구조를 형성하는 반면, 3형과 4형은 암세포의 분화가 잘 되지 않고 선구조를 형성하지 않는다.

3) 위암의 병기

위암의 병기는 원발암(T : primary tumor)과 림프절 전이(N : lymph node metastasis)와 원격전이(M : distant metastasis)의 세가지 항목을 조합하여 결정한다. 수술후 결정된 위암의 병기는 예후의 예측과 추가적은 항암치료 등을 결정하는데 중요한 근거가 된다.

7판 UICC/AJCC-TNM에서는 hepatoduodenal, retropancreatic, mesenteric, para-aortic lymph node는 M1으로, 일본 위암학회 분류에서는 mesenteric, para-aortic lymph node를 M1으로 규정하였다(표 2-3).

2. 진단 및 임상병기 결정

1) 상부위장관내시경(esophagogastroduodenoscopy; EGD)
2) 상부위장관조영술(upper GI series; UGIS)
3) Computed tomography(CT) : (abdomen including pelvis, or preoperative stomach CT(3D))
4) Tumor marker : CEA, CA19-9, AFP, CA125, CA72-4(3종목까지 보험)
5) Endoscopic ultrasonography(EUS)(optional)

표 2-3 7th UICC/AJCC TNM system

Stage 0	Tis	N0	M0
Stage IA	T1a/b	N0	M0
Stage IB	T1a/b T2	N1 N0	M0 M0
Stage IIA	T1a/b T2 T3	N2 N1 N0	M0 M0 M0
Stage IIB	T1a/b T2 T3 T4a	N3 N2 N1 N0	M0 M0 M0 M0
Stage IIIA	T2 T3 T4a	N3 N2 N1	M0 M0 M0
Stage IIIB	T3 T4a T4b	N3 N2 N0-1	M0 M0 M0
Stage IIIC	T4a T4b	N3 N2-3	M0 M0
Stage IV	Any T	Any N	M1

6) Bone scan(optional)

7) MRI(optional)

8) PET-CT(optional)

9) 진단적 복강경(staging laparoscopy)(optional)(표 2-4)

표 2-4 진행성 위암에서 진단적 복강경(staging laparoscopy)의 역할

(1) 진행성 위암 환자에서 미세한 복막전이나 간전이는 기존의 방사선 검사인 CT, MRI 등에서 발견되지 않는 경우가 흔하다.
(2) 진단적 복강경 수술은 이러한 미세한 원격전이를 판별하는 좋은 수단이며 특히 1cm미만의 복막전이 결절을 찾아 적절한 병기설정을 하는데 도움을 줄 수 있다.
(3) 선행화학요법을 시행하는데 있어서 진단적 복강경을 시행하여 원격전이 여부를 판별해야 한다.

(Song KY et al. Staging laparoscopy for advanced gastric cancer, 2007)

3. 수술 준비

1) 병력청취

(1) 주증상 및 증상기간

상복부 동통, 소화불량, 위출혈, 체중감소, 구토, 유문부 폐색증상, 식욕부진, 연하곤란 동반 확인

(2) 동반질환 여부

(3) 위수술 과거력

(4) 위암 가족력

2) 근치적 수술이 불가능함을 시사하는 이학적 검사소견

(1) Virchow's node(Lt. supraclavicular LN)

(2) Sister Mary Joseph node(Periumbilical LN)

(3) Blumer's rectal shelf

4. 위암의 치료

1) 수술

완치를 기대할 수 있는 0 위암의 치료는 근치적 절제술이다. 최근 조기 위암이 증가하고, 위암의 병태생리 등에 대한 많은 이해와 평균수명이 증가함에 따라 삶의 질을 향상시키기 위한 다양한 치료법이 개발되고 있다.

(1) 위절제 범위

충분한 절제연(enough safety margin)을 확보해야 한다 : T1종양에서는 2 cm, T2 이상 종양 중, 국소형 종양은 3 cm 이상, 침윤 또는 중간형은 5 cm 이상의 절제연을, 수술 중 판단에 따라 확보하는 것이 바람직하다. 이 보다 짧은 경우에는 종양에 가까운 절단부의 전층을 동결절편조직검사(frozen biopsy)을 통해 확인한다.

(2) 주위장기의 합병절제

가. 원격전이가 없는 경우 절제연 확보를 위해 간, 췌장, 비장, 대장 등을 합병절제하기도 한다.

나. 예방적 담낭절제술은 확대병합수술로서는 시행하지 않는다.

(3) 림프절 절제술

가. 위전절제술(total gastrectomy)시

① D0 : D1에 못미치는 림프절 절제술

② D1 : No.1~7

③ D2 : D1 + No.8a, 9, 10, 11, 12a

④ 다만 식도침윤암에서는 D1에 No.20을, D2에는 No.19, 20, No.110, 111을 추가한다.

나. 위아전 절제술(subtotal gastrectomy)시

① D0 : D1에 못미치는 림프절 절제술

② D1 : No.1, 3, 4sb, 4d, 5, 6, 7

③ D2 : D1 + No.8a, 9, 11p, 12a

다. 유문보존 위절제술(pylorus preserving gastrectomy)시

① D0 : D1에 못 미치는 림프절 절제술

② D1 : No.1, 3, 4sb, 4d, 5, 6, 7

③ D2 : D1 + No.8a, 9, 11p

라. 분문측 위절제술(proximal gastrectomy)시

① D0 : D1에 못 미치는 림프절 절제술

② D1 : No.1, 2, 3s, 4sa, 4sb, 7

③ D2 : D1 + No.8a, 9, 10, 11

④ 식도침윤암에서는 D1에 No.20을 D2에는 No.19, 20, No.110, 111을 추가한다.

(4) 재건방법(reconstruction)

재건술의 가장 중요한 목표는 수술 후 만족스런 삶의 질을 유지하는 것이다. 합리적인 재건방밥의 선택은 수술 후 합병증의 감소 및 영양상태의 증진을 통한 생활의 질적 향상에 중요하다. 그러나 재건방법마다 장단점이 있고 수술 술기 상의 차이나 기능상의 차이는 이견이 있을 수 있으므로 이러한 점을 고려하여 외과의사의 경험을 토대로 적절한 재건방법을 선택한다.

가. 원위부 위절제술 후 재건술

위와 십이지장을 이어주는 위십이지장 문합술(Billroth I)과 위와 공장을 이어주는 위공장문합술식(Billroth II 혹은 Roux-en-Y)을 시행할 수 있다. 경우에 따라 위와 십이지장 사이에 공장을 이용하여 연결하는 공장간치술(jejuna interposition)도 시행할 수 있다. Billroth II 방법을 시행하는 경우 공장-공장 문합술(Braun anastomosis)을 함께 시행할 수도 있다. 문합은 대장의 전방 또는 후방에서 할 수 있다.

나. 위전절제술 후 재건술

Roux-en-Y 식도공장문합술, loop 식도공장문합술, 공장간치술 등을 시행할 수 있으며, 위절절제술 후에 나타날 수 있는 저장기능의 상실을 보완하기 위해 저장낭을 만드는 재건방법을 시행할 수 있다. 문합은 대장의 전방 또는 후방에서 할 수 있다.

다. 근위부 위절제술 후 재건술

식도위문합술, 공장간치술(식도 공장 위문합술), 공장낭간치술(jejuna pouch interposition, 식도 공장낭 위문합술), 회맹장간치술(식도 회맹장 위문합술) 등을 시행할 수 있다.

2) 최소침습 치료법(minimally invasive therapy) 및 기능보존치료법 (function preserving surgery)

(1) 정의

위 절제범위나 림프절 절제 범위를 축소하거나 특정부분을 보존하여 그 기능을 유지하기 위해 이루어지는 모든 치료를 의미한다. 최근 고령 환자가 증가하고 검진 및 내시경의 발달에 힘입어 조기위암의 발견 빈도가 증가하고 있고 삶의 질을 고려한 치료법에 대한 관심의 증가로 저침윤 또는 장기의 기능을 유지시킬 수 있는 다양한 치료법이 개발되어 시도되고 있다.

(2) 종류

가. 내시경적 점막절제술(Endoscopic mucosal resection, EMR / Endoscopic submucosal dissection, ESD)(표 2-5)

나. 쐐기절제술(Wedge resection)

다. 분절절제술(Segmental resection)

라. 유문보존 위절제술(Pylorus preserving gastrectomy, PPG)

마. 미주신경보존 위절제술(Vagus nerve preserving gastrectomy)

바. 근위부 위부분절제술(Proximal gastrectomy)

3) 항암 요법

일차적인 치료로는 의미가 없고 수술 후 보조 요법 또는 절제가 불가능하거나 재발한 경우 사용할 수 있다.

표 2-5 EMR/ESD의 절대 적응증

1) mucosa, elevated morphology, differentiated(well to moderately), no ulcer, ≤2 cm
또는
2) mucosa, depressed morphology, differentiated, no ulcer, ≤1 cm

5. 수술 후 합병증

1) 일반적 합병증

(1) 창상 관련 합병증

장액증, 혈종, 창상열개, 창상감염

(2) 문합부 누출(anastomotic leak)

가. 배액관이 있고 배액양이 적으며 복막염 증상이 경미한 경우 : 금식, TPN(total parenteral nutrition), 항생제 투여

나. 배액량이 많으며 복막염 증상이 심한 경우 : 수술

(3) 장피누공(enterocutaneous fistula)

처치는 문합부 누출 때와 동일하다.

2) 위절제후 증후군(postgastrectomy syndrome)

(1) 수입관 증후군(afferent loop syndrome)

가. B-II 재건술 후 발생

나. 대장전방문합(antecolic), 수입관(30~40cm)이 길수록 잘 발생한다.

다. 복부팽만, 심한 쥐어짜는 복통을 호소하며, 담즙성 구토 이후 증상 호전된다.

라. 검사로서 컴퓨터단층촬영, 초음파로 진단, 위내시경도 도움이 될 수 있다.

* 위장관 조영술은 민감도가 높은 검사가 아니다.

마. 치료방법으로 외과적 수술적이 필요하다(약물로는 호전되지 않는다). 주로 B-II 술식에서 루와이 위공장문합술(Roux-en Y gastrojejunostomy)로 바꿔 준다.

(2) 수출관 증후군(efferent loop syndrome)

가. 원인

매우 드물지만 수술관의 우측에서 좌측으로의 탈장(right to left

fashion)이 원인이다. 수입관의 장간막을 압박하여 수입관 증후군 또한 유발할 수 있다. 50% 이상이 수술 후 첫 달에 발생한다.

나. 증상

좌상복부 통증, 산통성(colicky) 통증, 담즙성 구토, 복부 팽만

다. 진단

바륨 위장관 조영술에서 수출관으로 진입되지 않는 것을 확인해야 하는데 진단하기가 어렵다.

라. 치료

탈장 정복 및 문합 후방부 공간을 폐쇄한다.

(3) 알칼리 역류성 위염(alkaline reflux gastritis)

가. B-II 재건술에서 더 흔하다.

나. 증상

지속적이고 타는 듯한 느낌의 상복부 동통, 체중감소, 철결핍성 빈혈 음식을 먹으면 더 심해지고, 담즙성 구토 후에도 좋아지지 않는다 음식물이나 제산제로 호전되지 않는다.

다. 진단

HIDA scan(cholescintigraphy; 위내로 담즙 역류) 또는 내시경으로 잔위 점막에 발생한 발적을 확인하고 생검을 시행한다.

라. 치료

① 약물치료

H2 수용체 차단제, 제산제, cholestyramine, metoclopramide

② 수술

증상이 심하고, 약물치료에 반응하지 않을 경우 외과적 수술을 시행하며, Roux-en-Y 술식이 사용된다.

(4) 잔류 전정부 증후군(retained antrum syndrome)

가. 전정부 점막이 원위측 십이지장 단단부에 남아서 가스트린(gastrin)을

분비하여 궤양이 생긴다.

나. 진단

Technetium scan이 진단에 도움이 된다.

다. 치료

H2 수용체 차단제 또는 양성자 펌프 억제제를 사용하며 약물치료에 실패할 경우 잔유 전정부 점막의 추가적인 절제가 필요하다.

(5) 위의 절제로 인한 증후군

가. 조기 덤핑 증후군(early dumping syndrome)

① 원인

저장능력 상실과 유문의 파괴로 인한 고삼투압성 유미죽(hyperosmolar chime)의 빠른 흐름 때문에 혈관내 수분이 위장관 내강으로 이동하면서 혈장량의 부족이 발생한다.

② 증상

식후 10~30분에 나타나며, 위장관 증상으로는 상복부가 꽉 찬 느낌, 오심, 구토, 설사, 쥐어짜는 듯한 복통, 트림 등이 있고, 혈관계 증상으로는 발한, 어지럼증, 얼굴의 홍조, 빈맥 등이 환자가 자꾸 누우려고 한다.

나. 후기 덤핑 증후군(late dumping syndrome)

① 원인

인슐린 과다 분지로 인한 저혈당

② 증상

식후 2~4시간에 나타나며, 혈관계 증상이 15~20분간 지속되며 탄수화물 섭취로 호전되고, 시간이 경과하면 저절로 없어진다.

③ 치료

탄수화물 섭취 제한, 식사와 함께 유동식 섭취제한, 염분섭취 제한, 호전되지 않는 증상(체중감소, 영양부족, 빈혈)의 경우는 1%로서 추가적인 치료를 요한다 약물로는 octreotide를 투여할 수 있으며, 외과적 수술로는 공장 간치술(jejuna segment interposition)이 있다.

(6) 대사 장애(metabolic disturbance)

가. 비타민 B_{12} 결핍

나. 철 결핍성 빈혈

다. 지방흡수장애

라. 골다공증

(7) 미주신경절제 증후군(postvagotomy syndrome)

가. 설사

대부분 저절로 소실된다.

나. 위무력증

erythromycin, metoclopramide를 사용하는 경우 호전된다.

6. 위암수술 환자의 처방

1) Critical pathway

(1) 위절제술(표 2-6)

(2) 위쐐기 절제술(표 2-7)

2) 항암화학요법(chemotherapy)

(1) 1군(보조) 항암화학요법 : DP chemotherapy

Dosofluridine(C-DFUR)	800 mg/day	#2 PO	(4주 계속)
Cisplatin(C-CPTV)	____ mg	60 mg/BSA(m^2)	D1

Repeat every 4 weeks

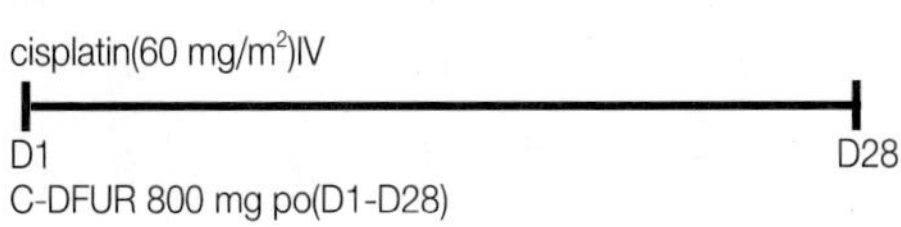

표 2-6A

	CP-2	CP-1	CP 0(OP date)	CP1(POD#1)	CP 2(POD#2)
Diet	□ TD	□ 금식	□ 금식	□ 금식	□ 금식
V/S	□ Q 6h	□ Q 6h	□ Q 4h	□ Q 6h	□ Q 6h
Activity	□ W/A	□ W/A	□ Bed Rest, S/F	□ Ambulation, S/F	□ Ambulation, S/F
I/O			□ check	□ check	□ check
Treatment	□ chest PT	□ chest PT □ Skin prep □ S-S enema	□ JP drain O/P □ F-cath(OR) □ chest PT	□ JP drain O/P □ F-cath O/P □ chest PT	□ JP drain O/P □ chest PT
Lab	□ ABGA	□ ABO & Rh □ PRC 3U □ FFP 3U	□ BC 18종 □ CBC c PLT □ U/A	□ BC 9종 □ CBC c PLT □ U/A	
X-ray				□ Chest PA(6 am)	
Fluid		□ 5DS10 + B1C3(+ KCL 30) IV □ HS10 + 50DW1 IV □ 10DW10 + VK10(+ KCL30) IV	□ H/S 1L IV(OR) □ 5DS10 + B1C3 IV □ HS10 + 50DW1 IV □ 10DW10 + VitK IV	□ PNT3 IV □ HS10 IV	□ PNT3 IV □ HS10 IV
Medication			□ mucolytics 3A #3 IV □ 2세대 cepha 2A #2 IV(AST)	□ mucolytics 3A #3 IV □ 2세대 cepha 2A #2 IV(AST)	□ mucolytics 3A #3 IV □ 2세대 cepha 2A #2 IV(AST)
Prn			□ Demerol 50 mg IV □ Nubine 5 mg IV □ 5DW5 + Demerol 200 mg IV □ ABGA	□ Demerol 50 mg IV □ Nubine 5 mg IV □ 5DW5 + Demerol 200 mg IV □ ABGA	□ Demerol 50 mg IV □ Nubine 5 mg IV □ 5DW5 + Demerol 200 mg IV
education		□ Permission		□ 가정 간호 consult	

표 2-6B

	CP 3(POD#3)	CP 4(POD#4)	CP 5(POD#5)	CP 6(POD#6)	CP 7(POD#7)
Diet	□ 물섭취	□ 미음섭취 × 6회	□ 죽 × 6회	□ 죽 × 6회	□ 죽 × 6회
V/S	□ Q 6h	□ Q 6h	□ Q 8h	□ Q 8h	□ Q 8h
Activity	□ Ambulation, S/F	□ Ambulation, S/F	□ Ambulation, S/F	□ Ambulation, S/F	□ Ambulation, S/F
I/O	□ check	□ check			
Treatment	□ JP drain remove □ chest PT			□ SC catheter remove	
Lab		□ BC 18종 □ CBC c PLT □ U/A			
X-ray					
Fluid	□ PNT3 IV □ HS10 IV	□ 5DS10 + B1C3 IV	□ 5DS10 + B1C3 IV		
Medication	□ mucolytics 3A #3 IV □ 2세대 cepha 2A #2 IV(AST)	□ 2세대 cepha 2A #2 IV(AST)			
Prn	□ Demerol 50 mg IV □ Nubine 5 mg IV	□ Demerol 50 mg IV □ Nubine 5 mg IV	□ Demerol 50 mg IV □ Nubine 5 mg IV	□ Demerol 50 mg IV □ Nubine 5 mg IV	
education		□ 영양교육(영양과)			□ 외래예약 □ 영양교육

※식이 시작 후 경구 진통제 및 소염제 투여함.

표 2-7A

	CP-1	CP 0(OP date)	CP1(POD#1)
Diet	□ NPO(점심부터)	□ NPO	□ NPO
V/S	□ Q 6h	□ Q 4h	□ Q 6h
Activity	□ W/A	□ Bed Rest, S/F	□ Ambulation, S/F
I/O	□ check	□ check	□ check
Treatment	□ chest PT □ Skin prep □ S-S enema	□ JP drain O/P □ F-cath(OR) □ chest PT	□ JP drain O/P □ chest PT
Lab	□ ABO & Rh □ PRC 3U □ FFP 3U	□ BC 9종 □ CBC c PLT □ U/A	□ BC 9종 □ CBC c PLT □ U/A
X-ray			□ Chest PA(6 am)
Fluid	□ 5DS10 + B1C3 (+ KCL 30) IV □ 10DW10 + VK10 IV	□ HS 10L IV(OR) □ 5DS10 + Vit B1C3 IV □ HS10 + 50DW1 IV □ 10DW10 + Vit K IV	□ PNT3 IV □ HS10 IV
Medication		□ mucolytics 3A #3 IV □ 2세대 cepha 2A#2 IV(AST)	□ mucolytics 3A #3 IV □ 2세대 cepha 2A#2 IV(AST) □ Ranitidine 2A #2 IV
Prn		□ Demerol 50 mg IV □ Nubine 5 mg IV	□ Demerol 50 mg IV □ Nubine 5 mg IV
education	□ Permission		

(2) 2군 항암화학요법

가. 비근치적 위절제술, 국소진행 또는 전이성의 경우

① 경구섭취가 가능한 경우 : TS-1 + cisplatin chemotherapy

Body surface area(m^2)	Initial dose(×2/day)
< 1.25m^2	40 mg/회
1.25-1.5m^2	50 mg/회
> 1.5m^2	60 mg/회

표 2-7B

CP2(POD#2)	CP3(POD#3)	CP4(POD#4)
□ SOW	□ 죽 × ?회	□ 죽 × 6회
□ Q 6h	□ Q 6h	□ Q 6h
□ W/A	□ Ambulation, S/F	□ Ambulation, S/F
□ check		
□ JP drain O/P □ Dressing	□ JP drain O/P □ Dressing	□ JP drain remove □ Dressing
□ ABO & Rh □ PRC 3U □ FFP 3U	□ BC 9종 □ CBC c PLT □ U/A	□ BC 9종 □ CBC c PLT □ U/A
□ 5DS10 + B1C3 + KCL 30 IV □ 10DW10 + VK10 IV □ AM-TP IV	□ 5DS10 + B1C3 IV □ ILP5 IV	
□ 2세대 cepha 2A #2 IV(AST) □ Ranitidine 2A #2 IV	□ 2세대 cepha 2A #2 IV(AST)	
	□ Demerol 50 mg IV □ Nubine 5 mg IV	□ Demerol 50 mg IV □ Nubine 5 mg IV
		□ OPD F/U(3일 후)

※식이 시작 후 경구 진통제 및 소염제 투여함.

TS-1(C-TS2, C-TS2.5) ___________ mg po bid(D1-D21)

Cisplatin(C-CPTV, C-CPT5)___________ mg 60 mg/m^2 IV(D8)

Repeat every q 4 or 5 weeks(3주 투약 후, 1주나 2주 휴약)

② 경구섭취가 어려운 경우 : FOLFOX chemotherapy

Oxaliplatin(C-OPTV) _____mg	100 mg/ m^2	D1
Leukovorin(FN1.5A) _____mg	100 mg/ m^2	D1
5-Fluorouracil(C-FUV)____mg	2,400 mg/ m^2 bolus	for 46 hr

Repeat every 2 weeks

③ 위 두 방법에 효과가 없는 경우 : FOLFIRI chemotherapy

Irinotecan(C-IRCV) _____mg	150-180 mg/	D1
5-Fluorouracil(C-FUV) ___mg	400 mg/ bolus	D1,D2
5-Fluorouracil(C-FUV) ___mg	600 mg/22hr infusion	D1,D2
Leukovorin(FN1.5A) _____mg	20(200) mg/	D1,D2

Repeat every 4 weeks 2주 간격 투여*2회=1cycle

나. 1차 항암제 치료 후 재발성의 경우 : Taxol + cisplatin chemotherapy

Taxol(C-PXV) _____mg	175 mg/m^2	D1
Cisplatin(C-CPTV, C-CPT5) _____mg	75 mg/m^2	D1

Repeat every q 3 weeks

Catholic University of Korea 임상진료지침

02 소화성 궤양

Surgery

1. 병인

1) 헬리코박터 파일로리(*Helicobacter pylori*) 감염

십이지장 궤양의 90%, 위궤양의 75%는 헬리코박터 감염과 연관이 있고, 제균 시 궤양의 재발이 극히 드물다. *H. pylori* 는 4~6개의 편모를 가지는 나선형의 그람 음성 선균으로 위상피 내 혹은 점액층 하에 상주하며, urease 등 여러 효소를 분비하여 주위 환경에 적응한다.

2) 비스테로이드성 소염제 (Nonsteroidal anti-inflammatory drugs, NSAIDs)

출혈하는 상부 위장관 병소(위궤양)과 연관성이 많고, 증상과 용량이 비례관계를 보이며 약물 중단 시 궤양의 재발은 없다.

3) 위산

악성빈혈(pernicious anemia), 위점막 위축(gastric atrophy), 위암 환자에서는 BAO(basal acid output), pantagastrin-stimulated acid output이 감소하지만 십이지장궤양, gastrinoma에서는 위산 분비가 증가되어 있다.

4) 흡연

2. 임상 양상

1) 십이지장궤양

(1) 복통

상복부에서 통증을 느끼는데 음식물 섭취에 의해 완화되고, 계절 변화와 감정적 스트레스에 영향을 받는다. 증상이 지속되는 것은 심층부로 진행된 것을 의미하고, 등쪽으로 방사되는 통증은 췌장까지 침범한 것을 의미한다.

(2) 천공

발열, 빈맥, 탈수, 장마비 증상이 동반된다. 입위 단순 흉부 X선 촬영(upright chest PA)에서 횡격막 아래에 유리 공기 음영(free air)을 관찰할 수 있다.

(3) 출혈

주요 만성질환을 동반하고 있거나 65세 이상 환자에서 궤양으로 인한 사망원인 가운데 가장 흔하다. 십이지장 구부(duodenal bulb)의 후벽에 발생한 궤양이 위십이지장동맥(gastroduodenal artery)까지 침범하면 대량출혈이 발생할 수 있다.

(4) 위장관 폐색

위배출의 지연(delayed gastric emptying), 식욕부진, 오심, 구토 등의 증상을 보인다. 심한 구토로 인해 탈수와 hypochloremic hypokalemic metabolic alkalosis이 발생할 수 있다.

2) 위궤양

(1) 위암과의 감별이 필요하다.

(2) 상복부 통증, 출혈, 폐색, 천공 등의 증상이 나타날 수 있다.

(3) Type II, III 위궤양에서 출혈과 폐색이 잘 관찰되고 type IV 위궤양 출혈은 치명적일 수 있다.

3) 졸링거-엘리슨 증후군(Zollinger-Ellison syndrome)

(1) 3가지 임상 양상(Clinical triad)

gastric acid hypersecretion, severe peptic ulcer disease, non-β islet cell tumor of pancreas

(2) non-β islet cell tumor of pancreas : gastrin을 분비하는 gastrinoma로 췌장의 두부, 십이지장벽에 위치하고 1/2에서 다발성, 2/3에서 악성, 1/4에서 MEN 1과 연관성이 있다.

(3) 공복시 plasma gastrin이 상승되어 있어서(1000 pg/mL; diagnostic value) 진단을 위한 유발 검사를 반드시 할 필요는 없다.

① 위치 확인을 위한 검사

CT, MRI, EUS, ^{111}In-octreotide scan, 혈관 조영술(selective visceral angiography), 간문맥을 통한 gastrin level 측정(percutaneous transhepatic portal venous sampling for gastrin), selective arterial secretin stimulation test

② 치료

위산분비의 억제(acid suppression therapy)를 위해 proton pump inhibitor를 투여하거나, 외과적 절제를 시행할 수 있다.

3. 진단

1) 헬리코박터 파일로리 검사(*H. pylori* testing)

(1) 혈청학적 검사(Serology)

헬리코박터 감염시 분비되는 IgG를 ELISA 방법을 이용하여 검출하는 비침습적 검사로 90%의 민감도와 특이도를 가지나 항체가 수년간 높게 유지되므로 제균치료 효과 판정에 이용될 수 없다.

(2) 요소 호기 검사(Urea breath test)

헬리코박터균이 urea를 가수분해하는 성질을 이용한 비침습적 검사로

95% 이상의 민감도와 특이도를 가지며 주로 제균 치료 4주 후에 효과 판정에 사용된다.

(3) 급속 요소 분해효소 검사(Rapid urease assay)

헬리코박터균이 urea를 가수분해하는 성질을 이용한 침습적 검사로 내시경 검사로 획득한 위 조직을 urea, pH indicator가 있는 medium에 넣으면 urease가 urea를 ammomia와 bicarbonate로 분해하여 medium이 알칼리화되어 medium이 노랑색에서 분홍색으로 바뀐다. 90% 민감도, 98% 특이도를 가지며, 수시간 내에 진단이 가능하다.

(4) 조직학적 검사(Histology)

hematoxylin-eosin, silver, Giemsa, Genta stain 하여 헬리코박터 군락을 관찰하며 95% 민감도, 99% 특이도를 가지는 침습적 검사 방법이다.

(5) 배양검사(Culture)

80% 민감도, 100% 특이도를 가지는 침습적 검사로 고가이고 숙련도가 필요하며 3-5일의 시일이 걸려서 잘 사용되지 않고 항생제 감수성 검사에 이용된다.

2) 상부위장관 조영술

3) 위내시경

4. 치료

1) 약물 치료

(1) 제산제(antacid)

위산과 반응하여 물과 염를 형성하여 pH를 올린다. 공복에 복용 시에는 일시적인 효과만 보이지만, 식사 1시간 후에 복용 시에 가장 효과적이다. magnesium antacid는 설사를, aluminum antacid는 변비를 유발할 수 있다.

Almagel(AMGP), Mylanta(MLTP), Gelusam(APGS) 등의 약제가 있다.

(2) 항히스타민제(H2 receptor antagonist)

반감기가 짧아 경구 복용보다는 지속적인 정맥내 주입이 더 효과적이다.

Famotidine(FMTD), Ranitidine(RNTD), Cimetidine(CDM) 등의 약제가 있다.

(3) Proton pump inhibitor(PPI)

H2 receptor antagonist 보다 더 완벽하고 지속적으로 산분비 억제를 한다. 산성 환경에서 활성화되므로 제산제, H2 receptor antagonist와 함께 사용하면 안 된다. Lansoprazole(LSP), Omeprazole(OMP) 등의 약제가 있다.

(4) 점막 보호제(Surface coating agent)

위점막을 물리적으로 보호하는 효과가 있으며, 위점막세포의 재생도 촉진한다. Sucralfate(SCF) 등의 약제가 있다.

(5) *H. pylori* 제균 요법(ablation)

① 삼중용법(triple regimen) : PPI와 함께 두 종류의 항생제(metronidazole, clarithromycin, amixicillin)를 하루에 두 번 2주 동안 복용한다.

② 삼중용법 실패 시, triple regimen에 bismuth를 추가하여 4중 요법(quadruple therapy)을 다시 시행한다.

2) 수술적 치료

약물 치료에 반응 없는 경우, 출혈, 천공, 위 배출 폐쇄(gastric outlet obstruction) 등의 소견이 있는 경우 외과적 수술이 필요하다.

(1) 십이지장 궤양

약물 치료에 반응 없는 경우 : 절제술(parietal cell vagotomy)

출혈 : 미주 신경 절제술 및 유문 설형술 + 출혈하는 혈관 결찰

천공 : 단순 봉합술 및 *H.pyloi* 제균(감염시), 미주신경 절단술

위 배출 폐쇄 : 우선 악성 궤양배제. 미주신경 절제술 및 위공장 문합술

(2) 위궤양(그림 2-1)

① 약물 치료에 반응 없는 경우

Type I : 원위부 위절제술

Type II 또는 III : 원위부 위절제술 및 미주신경 절단술

② 출혈

Type I : 원위부 위절제술

Type II or III : 원위부 위절제술 및 미주신경 절단술

③ 천공

Type I : 활력증상이 정상이면 원위부 위절제술 및 고위 선택적 미주신경 절단술, 불안정하면 조직 검사 및 단순 봉합술 및 *H.pylori* 검사

Type II 또는 III : 단순 봉합술 및 *H.pylori* 검사

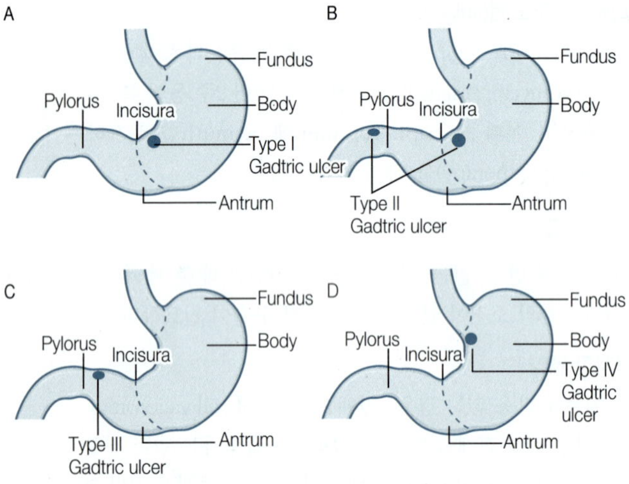

그림 2-1 위궤양의 분류

Type IV : 위식도 접합부로부터의 거리에 따라 위를 절제하거나 단순 봉합술

④ 위 배출 폐쇄 : 악성종양을 배제할 수 있으면 위전정부 절제(antrctomy) 및 고위 선택적 미주신경 절단술

⑤ 거대 위궤양(Giant gastric ulcer) : 원위부 위절제술(distal gastrectomy) 및 미주신경 절단술

5. 궤양 수술 환자의 처방

1) 수술전 처치 및 투약(표 2-8)

3일 이후 퇴원까지는 환자의 상태에 따라서 처방을 정리한다.

식이 시작 후 경구 진통제 및 소염제 투여한다.

표 2-8 수술전 처치 및 투약표

	Pre op	OP date	POD#1,2	POD#3	POD#4
Diet	□ NPO	□ NPO	□ NPO	□ Sips water	□ 미음 후 죽
V/S	□ q 6h	□ q 4h	□ q 6h	□ q 6h	□ q 6h
Activity	□ W/A	□ Bed Rest, S/F	□ Ambulation, S/F	□ W/A	□ Ambulation, S/F
I/O	□ check	□ check	□ check	□ check	
Treatment	□ Chest physiotherapy □ Skin prep □ S-S enema	□ JP drain O/P □ Foley catheter(OR) □ Chest physiotherapy	□ JP drain O/P □ Chest physiotherapy	□ JP drain O/P □ Dressing	□ JP drain remove □ Dressing
Lab	□ ABO & Rh □ PRC 3U □ FFP 3U	□ BC 9종 □ CBC c PLT □ U/A	□ BC 9종 □ CBC c PLT □ U/A		□ BC 9종 □ CBC c PLT □ U/A
X-ray			□ Chest PA(6:00 am)		
Fluid	□ 5DS10 + B1C3(+ KCL 30) IV □ 10DW10 + VK10 IV	□ HS 10L IV(OR) □ 5DS10 + B1C3(+ GBXV) IV □ HS10 + 50DW1 IV □ 10DW10 + VK10 (+ GBXV) IV	□ PNT3 IV or TPN □ HS10 IV	□ 5DS10 + B1C3 + KCL 30 IV □ AM-TP IV	□ 5DS10 + B1C3 IV □ ILP5 IV
Medication		□ mucolytics 3A, #3 IV □ 2세대 cephalosporin 2A, #2 IV(AST) □ PPI 1A IV	□ mucolytics 3A, #3 IV □ 2세대 cephalosporin 2A, #2 IV(AST) □ PPI 1A IV	□ 2세대 cephalosporin 2A, #2 IV(AST) □ PPI IV	□ 2세대 cephalosporin 2A, #2 IV(AST) □ PPI 2T#2 PO
Prn		□ Demerol 50 mg IV □ Nubine 5 mg IV	□ Demerol 50 mg IV □ Nubine 5 mg IV	□ Demerol 50 mg IV □ Nubine 5 mg IV	□ Demerol 50 mg IV □ Nubine 5 mg IV
education	□ Permission				

Catholic University of Korea 임상진료지침

03 Surgery

위식도 역류질환 (Gastroesophageal reflux disease, GERD)

1. 병인

1) 하부식도괄약근 손상(mechanically defective lower esophageal sphincter)
2) 역류물의 비효율적 제거(inefficient esophageal clearance of refluxed material)
3) 위배출 장애(fixed gastric outlet obstruction)
4) 기능적 위배출 지연(functional delayed gastric emptying)
5) 증가된 위산 분비(increased gastric acid secretion)
6) 하부괄약근의 부적절한 이완(inappropriate relaxation of LES)

2. 증상

1) 상복부 통증(heartburn)
   자세에 의해 악화되고, 제산제에 의해 완화되는 타는 듯한 복통
2) 역류(regurgitation)
3) 구토(effortless emesis)
4) 연하통(dysphagia)
5) 과도한 고창(flatulence)
6) 비전형적 증상

트림, 기침, 흡인(aspiration), 애성(hoarseness), 천명(wheezing)

3. 진단

1) 상부위장관 조영술
2) 위내시경
   식도내 구양의 정도를 확인한다.
3) 식도내압측정(esophageal manometric testing)
   * 비정상 LES 소견
   ① 식도내압 : 6 mmHg 이하
   ② 하부 식도괄약근의 총길이 < 2 cm
   ③ 복강내 하부식도괄약근 길이 < 1 cm
4) 식도 산도 측정(esophageal pH testing)
   * Demeester score : 역류 횟수와 식도에서 산이 제거되는데 필요한 시간에 근거하여 산출된다. 정상인을 대상으로 산출된 값의 2SD을 벗어나면 이상값으로 판정한다.
5) 위 배출 검사(gastric emptying test)

4. 치료

1) 내과적 치료

(1) 생활습관 변경

가. 식후 눕지 말고 상체를 일으킨 자세를 유지
나. 역류를 악화시키는 자세(bending, straining) 피하기
다. 취침시 6~8인치 거상
라. 체중 감소(비만 환자)
마. 꽉 조이는 의상을 입지 않는다.
바. 규칙적인 운동

(2) 식습관

가. 피할 음식 : 지방, 술, 카페인, 초콜릿, 페퍼민트, 담배

나. 적게 먹고 자주 먹는다.

다. 대체가 필요하거나 용량 조절이 필요한 약물

항콜린제(anticholinergics), 칼슘 길항제(calcium channel blocker), nitrate, 베타 길항제(beta-blocker), 천식약(theophylline), 알파 길항제(alpha-blocker), 비스테로이드성 소염진통제(NSAIDs)

(3) 약물 치료

가. 제산제 : 항히스타민제(H2 receptor antagonist), proton pump inhibitor

나. 장관운동 촉진제(prokinetic agent) : metoclopramide, levosulpride

(4) 내시경적 치료(실험적 단계)

경구적 내시경 봉합술

2) 수술적 치료(Sabiston, 18th ed, p.1116-1117)

(1) 복부 접근

가. Nissen fundoplication

가장 많은 수술 방법으로 360°로 wrapping을 시행하며, 위저부를 유동화 시켜(mobilization) 하부 식도 괄약근을 보강시킴

나. Anterior(Dor, Thal) wrap

비정상적 식도 연하운동 환자에서 시행하는 술식으로 복부 식도 전벽 우측에 180° wrapiping 한다. 식도 후벽에 대한 유동화는 필요 없다.

다. Toupet fundoplication

비정상적 식도 연하운동 환자에서 시행한다. 270° posterior wrap, wrapped margin을 crural margin이나 전외측 식도벽에 고정한다.

(2) 흉부 접근

과거에 열공 허니아(hital hernia) 수술을 받았던 경우, 심한 복부 비만으

로 복부적 접근이 어려운 경우, 다른 동반된 식도 질환(achalasia or diffuse spasm)으로 식도 근육 절개가 필요한 경우에 시행한다.

식도 길이가 짧은 경우에는 다음과 같은 술식을 선택한다.

① Nissen fundoplication

② Belsey Mark IV repair

240 degree fundic wrap around 4 cm of distal esophagus

③ Collis gastroplasty

shortened esophagus를 늘려주는데 사용되는 technique

5. 위식도역류 수술 환자의 처방

일반적인 위궤양 수술 환자에 대한 처방과 동일하다.

3. 하부위장관

Surgery

Catholic University of Korea 임상진료지침

01 대장암

Surgery

1. 개요

1) 해부

항문은 항문연으로부터 상방 3-4 cm까지의 짧은 통로를 일컬으며, 직장은 직장항문륜으로부터 약 13-15 cm 상방까지를 말한다. 따라서 같은 의미로 항문연으로부터 약 15-16 cm 상방까지를 직장이라 한다. 결장은 직장의 상방부터 맹장에 이르는 장관을 의미한다. 직장과 결장을 합쳐 대장이라고 한다.

2) 대장암(선암)의 분류

대장의 선암은 유전성, 산발성, 가족성으로 크게 나눌 수 있다. 유전성 대장암은 가족력이 있으며, 젊은 나이에 발병하며, 다른 종양이 동반되거나 유전적 결함이 있는 경우가 많다. 이에는 Familial adenomatous polyposis(FAP), Hereditary Nonpolyposis Colorectal Cancer(HNPCC) 등이 있다. 산발성 대장암은 가족력이 없으며, 주로 60-80세의 노인에서 발병하며, 대개 한 개의 병변으로 나타난다. 가족성 대장암은 가족 중에 대장암이 있는 경우를 말하는데 주로 가족 중 50세 미만에 대장암이 발생한 경우와 부모 및 형제에서 대장암이 발생한 경우 그 빈도가 높은 것으로 알려져 있다. 따라서 환자의 병력 및 가족력 청취가 중요하다.

3) 예후

대장암의 예후는 1기인 경우 5년 생존율이 수술을 시행하였을 때 약 90% 정도이고, 2기의 경우는 수술만 시행하였을 때 약 75-80%로 보고되고 있다. 3기의 경우에서는 수술만 시행한 경우 5년 생존율이 약 50%인 반면 보조적 항암약물치료를 추가하면 약 70%까지 상승하는 것으로 보고되고 있고, 4기의 경우 5% 미만이지만 간전이, 폐전이에 국한된 경우 이를 모두 절제하면 약 20%까지 5년 생존율이 향상된다고 보고되고 있다. 4기 환자에서 항암약물치료를 시행한 경우 일반적인 생존기간이 약 2년에서 2년 6개월 정도로 알려져 있다.

2. 진단

1) 대장암 진단 및 병기결정을 위한 검사 방법

대장암 진단 및 병기결정을 위한 검사 방법으로는 대장내시경 및 조직검사, 바륨 관장술, CT, PET-CT, 혈청 암배아성 항원(serum CEA) 등이 이용되며, 특히 직장암에 대해서는 Pelvic MRI, endorectal sono등을 추가로 시행할 수 있다. 또한 직장수지검사 및 경성 에스결장경(Rigid sigmoidoscope) 은 종양의 항문연으로부터의 거리, fixation 유무, 해부학적 위치(시계방향) 등을 알 수 있어 직장암의 치료 방법 결정에 매우 중요한 검사이다.

2) 대장암의 병기

대장암의 병기는 표 3-1과 같다(AJCC TNM staging system for colorectal cancer, 7th edition, 2009).

3. 대장 수술의 수술 전 처치

대장 수술을 위한 수술 전 처치로는 물리적 장세척과 예방적 항생제의 사용이 중요하다. 물리적 장세척의 경우 수술 후 패혈증을 감소시키고, 수술 후

표 3-1 대장암의 병기

Primary tumor(T)	
TX	원발 종양을 측정하지 못한 경우
T0	원발 종양이 없는 경우
Tis	Carcinoma-in-situ: 상피내암이거나 종양이 점막고유층(lamina propria)을 침범한 경우
T1	종양이 점막하층(submucosa)을 침범한 경우
T2	종양이 고유근층(muscularis propria)을 침범한 경우
T3	종양이 고유근층을 뚫고 결장 혹은 직장 주위 조직을 침범한 경우
T4a	종양이 내장쪽 복막(visceral peritoneum)의 표면을 침범한 경우
T4b	다른 기관이나 조직을 직접 침범하였거나, 유착된 경우
Regional Lymph Nodes(N)	
NX	주변 림프절을 측정하지 못한 경우
N0	주변 림프절 전이가 없는 경우
N1	주변 림프절 전이가 1-3개인 경우
N1a	주변 림프절 전이가 1개인 경우
N1b	주변 림프절 전이가 2-3개인 경우
N1c	주변 림프절 전이는 없으나, 장막하층(subserosa), 장막간(mesentery), 복박이 덮여 있지 않은 결장 또는 직장 주위 조직에 암세포가 있는 경우
N2	주변 림프절 전이가 4개 이상인 경우
N2a	주변 림프절 전이가 4-6개인 경우
N2b	주변 림프절 전이가 7개 이상인 경우
Distant Metastasis(M)	
MX	원격 전이를 측정하지 못한 경우
M0	원격 전이가 없는 경우
M1a	하나의 장기에만 전이가 있는 경우
M1b	하나 이상의 장기 또는 복막에 전이된 경우

Staging					
Stage	**T**	**N**	**M**	**Dukes**	**MAC***
0	Tis, N0,	N0	M0	-	-
I	T1	N0	M0	A	A
	T2	N0	M0	A	B1
IIA	T3	N0	M0	B	B2
IIB	T4a	N0	M0	B	B2
IIC	T4b	N0	M0	B	B3
IIIA	T1-T2	N1/N1c	M0	C	C1
	T1	N2a	M0	C	C1
IIIB	T3-T4a	N1/N1c	M0	C	C2
	T2-T3	N2a	M0	C	C1/C2
	T1-T2	N2b	M0	C	C1
IIIC	T4a	N2a	M0	C	C2
	T3-T4a	N2b	M0	C	C2
	T4b	N1-N2	M0	C	C3
IVA	Any T	Any N	M1a	-	-
IVB	Any T	Any N	M1b	-	-

cTNM은 임상적 분류이고, pTNM은 병리학적 분류이다. 접두어 y는 신보강화학요법(neoadjuvant pretreatment)을 시행했을 경우 사용한다(yp TNM).
병리학적 완전관해에 이른 경우에는 ypT0N0cM0로 표기하고, Stage 0 또는 I과 유사하다.
접두어 r은 무병생존기간이 있는 환자에서 재발한 경우에 사용한다(rTNM).
* MAC = modified Astler-Coller classification

문합부위의 파손을 감소시키는데 필요한 처치이다. 폴리에틸렌 글리콜을 주성분으로 만들어진 경구용 세척용액(상품명 : 골리텔리 혹은 콜라이트) 4 L를 3-4시간에 걸쳐 복용하여 전체의 장관을 세척한다. 보통 수술 전날 혹은 수술 전전날(복강경수술시 이렇게 하기도 한다.) 10 am-2 pm에 복용하여 물리적 장세척을 시행한다. 예방적 항생제는 창상감염을 예방하기 위해 수술 시작 1시간 이내에 2세대 세팔로스포린을 1회 정맥주사 한다.

1) Preoperative check list(공통)

(1) ASA score

(2) Lung : Chest PA, ABGA, PFT
(3) Heart : EKG, Cardiac echocardiogram
(4) General LAB
(5) Infection : Hepatitis profile(HBsAg/Ab), VDRL, AIDS
(6) Comorbid disease : DM, HBP, CRF, CHF, COPD, asthma 등
(7) Central(subclavian) line 필요유무

2) 대장암 check list

(1) CFS, 조직학적 검사 결과
(2) 직장암인 경우 : DRE or Rigid sigmoidscope로 측정한 항문연으로부터의 거리
(3) Barium enema
(4) Clinical staging
(5) Abd CT, chest CT, PET-CT
(6) MRI, Endorectal Sono(직장암)
(7) Preoperative CEA

4. 수술 방법

1) 대장암의 수술

대장암의 수술법은 종양의 위치에 따라 결정된다. 근치적 수술로는 절제범위에 따라 우측결장절제술, 확대 우측결장절제술, 횡행결장절제술, 좌측결장절제술, 에스결장절제술, 전방절제술, 저위전방절제술, 하트만 술식, 복회음절제술, 전결장절제술, 전직장결장절제술 및 회장낭-항문문합술(ileal pouch-anal anastomosis) 등이 있다. 종양을 절제하지 못하는 경우에는 우회술을 시행하거나 종양으로부터 근위부에 장루(ileostomy, T-colonstomy, 혹은 S-colostomy)를 시행할 수 있다.

2) 직장암의 수술 치료

직장암의 수술 치료는 전방절제술, 저위전방절제술, 복회음절제술, 경항문

국소 절제술(Transanal Local Excision) 등을 시행할 수 있다.

(1) 경항문 국소 절제술

종양이 직장에 고정되어 있지 않고, 4cm 이하이고, 직장둘레의 40% 이하를 차지하는 크기이면서, 항문연 6cm 이내에 위치하고, 수술 전 검사(직장초음파 혹은 MRI)에서 T1 종양이며 주위에 전이성 림프절이 없고, 조직검사에서 좋은 분화도를 보일 때(이 모든 것을 만족할 때) 시행할 수 있다. 경항문 국소 절제술을 대신하여 경항문 내시경 미세수술(Trasnanal Endoscopic Microsurgery, TEMS)도 시행할 수 있다. 경항문 국소 절제술을 시행할 때 유의하여야 할 점은 직장의 전층을 절제하여야 한다는 것이다. 복회음절제술은 종양이 항문괄약근을 침범한 경우나, 수술 전 괄약근 기능이 현저히 감소된 경우 또는 체형 때문에 괄약근보존 술식이 불가능한 경우, 괄약근보존술식 후 적절한 절제연을 얻기가 힘든 경우에 시행하게 된다.

3) 직장암의 수술 전 항암약물 및 방사선 병행치료

직장암의 수술 전 항암약물 및 방사선 병행치료는 저위 혹은 중위부(low or middle) 직장암이면서 T3 이상이거나 N(+)인 국소성 진행암인 경우에 시행할 수 있다. 항암제 치료와 병행하여 방사선(총 4500-5040 cGy)을 5-6주간 조사한 후 6-10주 후에 수술을 시행한다. 수술 전 항암약물 및 방사선 병행치료는 종양의 크기와 병기의 감소를 유도하여 절제가능성이 증가하고, 항문괄약근 보존율이 증가하고, 국소재발률을 감소시킬 수 있다고 알려져 있다.

5. 수술 후 관리

1) 결장암의 수술후 보조적 항암제 치료

결장암의 수술후 보조적 항암제 치료는 선택적으로 시행하게 된다. 최종병기가 1기로 확진된 환자에서는 보조적 항암제 치료는 필요하지 않다. 2기로 확진된 환자에서는 고위험군 즉, 조직검사에서 12개 이하의 림프절을 제거한 경우나 12개 이하의 림프절만을 찾은 경우, T4의 종양, 조직학적으로 분화도가 나쁜 암, 림프혈관계 침윤이나 신경주위(perineural) 침윤소견이 있는 경우, 천공성 암이나 수술 중 대장천공이 있었던 경우에 보조적 항암제 치료를 시행하게 되는데, 이때 FOLFOX(5FU + Leucovorin + Oxaliplatin) 또는 LF(Leucovorin + 5FU) 항암요법을 시행하게 된다. 3기로 확진된 환자에서는 FOLFOX 또는 LF 항암요법을 시행한다. 4기로 확진된 환자는 수술 후 보조적요법(완전절제 후 측정 가능한 암이 남아있지 않은 경우)으로 시행하는 경우나 고식적요법으로 시행하는 경우 모두에서 5-FU 제재, FOLFOX, FOLFIRI 등을 사용할 수 있으며, 체내에 전이 병소가 남아 있는 경우 bevacizumab 이나 cetuximab 등을 추가하여 사용할 수 있다.

2) 항암제 부작용의 처지(표 3-2)

3) 각 항암제 부작용(표 3-3)

표 3-2 항암제 부작용의 처지

부작용	처지
오심과 구토	Dopamine antagonist(Metoclopramide) Serotonin antagonist(Ramosetron, Dolasetron, Ondansetron) Corticosteroid(Dexamethasone)
탈모	대부분 항암요법 1-2개월 후 정상으로 회복됨
피부손상	혈관 위의 피부색이 검게 변하는 것은 항암요법이 끝나면 수주 후 사라짐 심한 발진, 두드러기 등의 경우 antihistamine 처방
구내염	헥사메딘 가글, 탄툼 가글
백혈구 감소증 (ANC 1000 이하)	특히 38도 이상의 고열이 동반된 경우(neutropenic fever)는 예방적 항생제(3세대 세파로스포린) 사용 GM-CSF 투여(ANC 500 이하인 경우 ANC 1000 이상으로 될 때까지 1일 1회 급여)
말초 신경 병증	oxaliplatin 사용시 주로 발생하여 차갑지 않게 하고 항암제 투여 1년까지도 증상이 있을 수 있다.
설사	Loperamide 투여

표 3-3 각 항암제 부작용

약품명	성분명	주의사항
5-에프유 주 (500 mg/250 mg)	5-Fluorouracil (5-FU)	● 탈모 ● 피부염, 소양성 구진, 발진 ● 메스꺼움, 구토, 식욕부진, 위염, 구내염, 설사 등 ● 백혈구 감소증(14일경 최저, 21일 후 회복) ● 주사부위 자극감
옥사플라 주 (50 mg/100 mg)	Oxaliplatin	● 메스꺼움, 구토, 설사 ● 탈모 ● 백혈구, 혈소판 감소, 빈혈 ● 사지말단, 입주위, 식도, 기도에 감각 이상 ● 일시적인 간수치 상승 ● 간혹 피부 발진, 발열
캠푸토 주 (40 mg/100 mg)	Irinotecan	● 탈모(60.5%), 발진 ● 복통(56.9%) ● 급성설사(50.7%) : 투여 후 24시간내 발생 ● 만성설사(87.8%) : 투여 후 24시간 이후에 발생(평균 11일경 발생, 약 3일간 지속) ● 호중구, 백혈구 감소(투여 후 15일 전후 최저, 1~28일경 회복) ● 쇠약감(75.7%) ● 호흡곤란(22%) ● 기침, 비염
아바스틴 주 (100 mg/400 mg)	Bevacizumab	● 고혈압, 저혈압, 색전 ● 동통, 두통, 어지러움 ● 탈모, 피부건조, 피부색 변화 ● 복통, 설사, 구토, 식욕부진, 구내염, 위장관출혈 ● 백혈구 감소증, 호중구 감소증 ● 허약감, 근육통, 눈물분비 증가, 호흡곤란
얼비툭스 주 (100 mg/50 mg)	Cetuximab	● 여드름성 발진(90%), 손톱이상(햇빛 노출시 피부 반응 악화 가능 : 자외선 차단) ● 저마그네슘혈증(50%) ● 권태감, 발열, 두통, 통증 ● 쇠약(48%) ● 오심, 구토, 변비, 설사 ● 주사 부위 반응, 호흡 곤란
독시플루리딘 캅셀 (100 mg/200 mg)	Doxifluridine	● 구토, 설사, ● 구내염, 피부발진이나 손발의 피부가 ● 벗겨지는 증상 등 : 심하면 알림 ● 강한 햇볕에 노출피함(선크림 등 사용)
유에프티-이 과립 (0.5 mg)	Tegafur uracil	● 구토, 설사, 구내염, ● 피부발진이나 손발의 피부 벗겨짐 : 심하면 알림

6. 처방례

각 병원 별로 상황에 맞게 재조정이 필요함

표 3-4A Colorectal Cancer CP(preop. #2 - postop. #7)

	Preop. #2 - Admission	Preop. #1
지시	1. NPO 2. Fluid 30 gtt 3. Check V/S q 8 hrs 4. Check BW & Ht. 5. Routine lab study와 X선 촬영 6. 65세 이상 PFT, ABGA 시행 7. ECG에서 이상소견이 있을 경우 echocardiogram 시행 8. 외래에서 시행한 검사 중 빠진 것을 확인	1. NPO 2. Fluid 30 gtt 3. Check V/S q 8 hrs 4. Bowel prep.(10 A.M - 2 P.M) : PEGS 4 L PO 5. C-line insertion 후 chest PA F/U 6. 보호자 면담하여 수술동의서 작성 7. EDBC, ambulation의 필요성에 대해 설명 8. Skin prep. : whole abd. - suprapubic area 9. 내일 수술실 갈 때는 HS10 연결 10. 항생제는 수술실로 보내 주세요
검사		
영상		Chest PA
주사		[Prep.] PRC 400 ml × 3 pint [Prep.] FFP 400 ml × 3 pint 5DS10P × 1 Pkm1 KCLA 20 mg HSG10P × 1 Pkm2 KCLA 20 mg 10DW10P × 1 Pkm3 KCLA 20 mg [수술전] HS10P × 1Pk [수술전] W-CX1V × 1A
경구		Colonlyte powder 1box

Op. day - Postop.	Order for NPO
1. NPO 2. Fluid 30 gtt - OR remain fluid 주세요 3. Check V/S q 15min × 2, 30min × 4, 1hr × 2, if stable q 4 hrs 4. Check I/O qid 5. Pain control : 6. Semi-fowler's position 7. EDBC 8. Check JP drainage output 9. Foley catheter keep & check HUO 10. ECG & pulse oximeter monitoring 11. O2 5 L via mask 12. ICU 오는 즉시 lab. F/U	1. NPO 2. Fluid 30 gtt 3. Check V/S q 6hrs 4. Check I/O qid 5. Pain control : 6. Semi-fowler's position 7. EDBC 8. Check JP drainage output 9. Foley catheter training시키고 제거해 주세요 10. Fluid마다 KCl 20mEq 씩 mix
CBC c PLT Glucose, Urea nitrogen, Creatinine, Total protein, Albumin, Sodium, Potassium, Chloride, Phosphorus, Calcium, Magnesium, Total bilirubin, AST, ALT, Uric acid, Alkaline phosphate, r-GTP, CPK, LDH Urine analysis Prothrombin time Activated PTT Blodd gas(ABGA)	CBC c PLT Glucose, Urea nitrogen, Creatinine, Total protein, Albumin, Sodium, Potassium, Chloride, Phosphorus, Calcium, Magnesium, Total bilirubin, AST, ALT, Uric acid, Alkaline phosphate, r-GTP, CPK, LDH Urine analysis Prothrombin time Activated PTT [PRN] Blood gas(ABGA)
[Portable] Chest AP	[Portable] Chest AP
Bromhexine inj. × 3A #3 W-CX1V × 1 A 5DS10P × 1 Pkm1 HSG10P × 1 Pk 10DW10P × 1 Pk	Bromhexine inj. × 3A #3 W-CX1V × 2A #2 5DS10P × 1 Pkm1 KCLA 20 mg HSG10P × 1 Pkm2 KCLA 20 mg 10DW10P × 1 Pkm3 KCLA 20 mg

표 3-4B Colorectal Cancer CP(preop. #2 - postop. #7)

	Order for Sips of Water	Order for liquid Diet
지시	1. SOW 2. Fluid 25 gtt : KABP 15 gtt + HS 10 gtt 3. Check V/S q 6 hrs 4. Check I/O qid 5. Pain control : 6. Semi-fowler's position 7. EDBC 8. Check JP drainage output 9. Fluid마다 KCl 20 mEq 씩 mix	1. LD 2. Fluid 20 gtt 3. Check V/S q 8 hrs 4. Semi-fowler's position 5. EDBC 6. Check JP drainage output
검사	CBC c PLT Glucose, Urea nitrogen, Creatinine, Albumin, Sodium, Potassium, Chloride, Phosphorus, Calcium, Magnesium, Total bilirubin, AST, ALT, Alkaline phosphate, r-GTP Prothrombin time Activated PTT	
영상		
주사	Fluid 25 gtt	[PRN] Ketorac inj. 30 mg [PRN] Pethidine inj. 25 mg 5DS10P × 1 Pkm1 Beecomhexa inj. × 1A Ascorbic acid inj. × 3A 10DW10P × 1 Pk
경구		투약(병원별)

Order for soft diet or tolerable diet	Discharge order
1. SD 2. Fluid 10gtt 3. Check V/S q 8hrs 4. Semi-fowler's position 5. EDBC 6. JP removal	1. 퇴원합니다. 2. 일주일 후 ○○○ 교수님 외래 예약
CBC c PLT Glucose, Urea nitrogen, Creatinine, Albumin, Sodium, Potassium, Chloride, Phosphorus, Calcium, Magnesium, Total bilirubin, AST, ALT, Alkaline phosphate, r-GTP, Prothrombin time, Activated PTT	CEA
[PRN] Ketorac inj. 30 mg [PRN] Pethidine inj. 25 mg 5DS10P × 1 Pkm1 Beecomhexa inj. × 1A Ascorbic acid inj. × 3A	
투약(병원별)	투약(병원별)

표 3-5 FOLFOX CTx.(C0 - Discharge)

	C0 - Admission	C1
지시	1. TD 2. Hydration : 2.5DS10P × 1Pk 3. Check V/S q 8 hrs 4. Check BW & Ht.	1. CTx. 시작합니다. 2. CTx. 용량 재확인 후 시작해 주세요 3. TD 4. Check V/S q 8 hrs 5. Fever, headache, emesis 있으면 주치의 연락합니다.
검사	CBC c PLT Glucose, Urea nitrogen, Creatinine, Total protein, Albumin, Sodium, Potassium, Chloride, Phosphorus, Calcium, Total bilirubin, AST, ALT, Alkaline phosphate Urine analysis Prothrombin time Activated PTT	
기능	ECG	
영상	Chest PA Abdomen erect supine	
주사	2.5DS10P × 1 Pk	anti-emetics injection 10:30 A.M 5DW5 × 1Pk "11 A.M (90분 동안)" m1 C-OPT50J(Oxaliplatin) 85 mg/BSA NS1 × 1Pk "12:30 A.M(2시간 동안)" m2 FN15J(Leucovorin) 200 mg/BSA 5DW1 × 1Pk Full drop m3 C-FU250J(5-FU) 400 mg/BSA 5DW5 × 1Pk 22시간 동안 m4 C-FU250J(5-FU) 600 mg/BSA [PRN] MCPA 1A
경구투약 (병원별)		[PRN] Macperan × 1T [PRN] Tylenol 650 mg × 2T

C2	Discharge - 3, 6, 9, 12차	Discharge - 그 외의 회차
1. TD 2. Check V/S q 8 hrs 3. Fever, headache, emesis 있으면 주치의에게 연락하세요.	1. 일주일 후 검사 예약해주세요 2. 검사 시행 후 ooo 교수님 외래 예약해주세요	1. ㅇ월 ㅇ일 재입원합니다.(2주 간격)
	CBC CEA Abdomen CT (Metastasis가 있는 환자는 meta.에 대한 F/U study도 처방합니다. 예 : Chest CT)	
NS1 × 1Pk "12:30 A.M(2시간 동안)" m2 FN15J(Leucovorin) 200 mg/BSA 5DW1 × 1Pk Full drop m3 C-FU250J(5-FU) 400 mg/BSA 5DW5 × 1Pk 22시간 동안 m4 C-FU250J(5-FU) 600 mg/BSA [PRN] MCPA 1A		
[PRN] Macperan × 1T [PRN] Tylenol 650 mg × 2T	경구 병원별	경구 투약(병원별)

표 3-6 FOLFIRI CTx.(C0 - Discharge)

	C0 - Admission	C1
지시	1. TD 2. Hydration : 2.5DS10P × 1Pk 3. Check V/S q 8 hrs 4. Check BW & Ht.	1. CTx. 시작합니다. 2. CTx. 용량 재확인 후 시작해 주세요 3. TD 4. Check V/S q 8 hrs 5. Fever, headache, emesis 있으면 주치의에게 연락하세요
검사	CBC c PLT Glucose, Urea nitrogen, Creatinine, Total protein, Albumin, Sodium, Potassium, Chloride, Phosphorus, Calcium, Total bilirubin, AST, ALT, Alkaline phosphate Urine analysis Prothrombin time Activated PTT	
기능	ECG	
영상	Chest PA Abdomen erect supine	
주사	2.5DS10P × 1Pk	Antiemetics inj. 8 mg 10:30 A.M 5DW5 × 1Pk "11 A.M(90분 동안)" m1 C-IRC40J(Irinotecan)180mg/BSA NS1 × 1Pk "12:30 A.M(2시간 동안)" m2 FN15J(Leucovorin)200mg/BSA 5DW1 × 1Pk "Full drop(2:30 P.M)" m3 C-FU250J(5-FU) 400 mg/BSA 5DW5 × 1Pk 22시간 동안 m4 C-FU250J(5-FU) 600 mg/BSA [PRN] MCPA 1A
경구투약 (병원별)		[PRN] Macperan × 1T [PRN] Loperamide 2C #1

C2	Discharge - 3, 6, 9, 12차	Discharge - 그 외의 회차
1. TD 2. Check V/S q 8 hrs 3. Fever, headache, emesis 있으면 주치의 연락합니다.	1. 일주일 후 검사 예약해 주세요 2. 검사 시행 후 ○○○ 교수님 외래 예약해 주세요	1. ○월 ○일 재입원합니다.(2주 간격)
	CBC CEA Abdomen CT (Metastasis가 있는 환자는 meta.에 대한 F/U study도 처방합니다. 예 : Chest CT)	
NS1 × 1Pk "12:30 A.M(2시간 동안)" m2 FN15J(Leucovorin) 200 mg/BSA 5DW1 × 1Pk Full drop m3 C-FU250J(5-FU) 400 mg/BSA 5DW5 × 1Pk 22시간 동안 m4 C-FU250J(5-FU) 600 mg/BSA [PRN] MCPA 1A		
[PRN] Macperan × 1T [PRN] Loperamide 2C #1	경구 투약(병원별)	경구 투약(병원별)

표 3-7A LF CTx.(C0 - Discharge)

	C0 - Admission	C1
지시	1. TD 2. Hydration 하지 않아도 됩니다. 3. Check V/S q 8 hrs 4. Check BW & Ht.	1. CTx. 시작합니다. 2. CTx. 용량 재확인 후 시작해 주세요 3. TD 4. Check V/S q 8hrs 5. Fever, headache, emesis 있으면 주치의에게 연락하세요.
검사	CBC c PLT Glucose, Urea nitrogen, Creatinine, Total protein, Albumin, Sodium, Potassium, Chloride, Phosphorus, Calcium, Total bilirubin, AST, ALT, Alkaline phosphate Urine analysis Prothrombin time, Activated PTT	
기능	ECG	
영상	Chest PA Abdomen erect supine	
주사		10DW5 × 1Pk(DM있는 경우 NS5로 변경) Pre. & post. Hydration NS1 × 1Pk 10:30 A.M m1 FN15J(Leucovorin) × 2A 5DW5 × 1Pk "11 A.M(4-5시간 동안)" m2 C-FU250J(5-FU) 425 mg/BSA [PRN] MCPA 1A
경구투약(병원별)		경구 투약(병원별)

C2	C3
1. CTx. 시작합니다. 2. CTx. 용량 재확인 후 시작해주세요 3. TD 4. Check V/S q 8 hrs 5. Fever, headache, emesis 있으면 주치의에게 연락하세요	1. CTx. 시작합니다. 2. CTx. 용량 재확인 후 시작해 주세요 3. TD 4. Check V/S q 8 hrs 5. Fever, headache, emesis 있으면 주치의에게 연락하세요
10DW5 × 1Pk(DM있는 경우 NS5로 변경) Pre. & post. Hydration NS1 × 1Pk 10:30 A.M m1 FN15J(Leucovorin) × 2A 5DW5 × 1Pk 11 A.M(4-5시간 동안)m2 C-FU250J(5-FU) 425 mg/BSA [PRN] MCPA 1A	10DW5 × 1Pk(DM있는 경우 NS5로 변경) Pre. & post. Hydration NS1 × 1Pk 10:30 A.M m1 FN15J(Leucovorin) × 2A 5DW5 × 1Pk "11 A.M(4-5시간 동안)" m2 C-FU250J(5-FU) 425 mg/BSA [PRN] MCPA 1A
경구 투약(병원별)	경구 투약(병원별)

표 3-7B LF CTx.(C0 - Discharge)

	C4	C5
지시	1. CTx. 시작합니다. 2. CTx. 용량 재확인 후 시작해 주세요 3. TD 4. Check V/S q 8 hrs 5. Fever, headache, emesis 있으면 주치의에게 연락하세요	1. CTx. 시작합니다. 2. CTx. 용량 재확인 후 시작해 주세요 3. TD 4. Check V/S q 8 hrs 5. Fever, headache, emesis 있으면 주치의에게 연락하세요
검사	CBC w/ PLT Glucose, Urea nitrogen, Creatinine, Total protein, Albumin, Sodium, Potassium, Chloride, Phosphorus, Calcium, Total bilirubin, AST, ALT, Alkaline phosphate Urine analysis Prothrombin time Activated PTT	
기능		
영상		
주사	10DW5 × 1Pk(DM있는 경우 NS5로 변경) Pre. & post. Hydration NS1 × 1Pk 10:30 A.M m1 FN15J(Leucovorin) × 2A 5DW5 × 1Pk "11 A.M(4-5시간 동안)" m2 C-FU250J(5-FU) 425 mg/BSA [PRN] MCPA 1A	10DW5 × 1Pk(DM있는 경우 NS5로 변경) Pre. & post. Hydration NS1 × 1Pk 10:30 A.M m1 FN15J(Leucovorin) × 2A 5DW5 × 1Pk "11 A.M(4-5시간 동안)" m2 C-FU250J(5-FU) 425 mg/BSA [PRN] MCPA 1A
경구투약(병원별)	경구 투약(병원별)	경구 투약(병원별)

Discharge - 3, 6차	Discharge - 그 외의 회차
1. 일주일 후 검사 예약해주세요 2. 검사 시행 후 ○○○ 교수님 외래 예약해주세요	1. ○월 ○일 재입원합니다.(4주 간격)
CBC CEA Abdomen CT	
경구 투약(병원별)	경구 투약(병원별)

Catholic University of Korea 임상진료지침

02 Surgery

급성 충수염

1. 개요

일생 동안 충수절제술(appendectomy)을 받을 확률(lifetime rate)은 남자는 12%, 여자는 25%로 대략 전 인구의 7%는 급성충수염으로 충수절제술을 받는다. 급성 충수염은 10대나 20대의 젊은 연령층에 호발하며 20대 초반에 가장 흔하다. 10세 이전이나 50세 이후의 충수염 환자는 전체 충수염 환자의 약 10% 정도이다.

2. 증상

식욕부진(anorexia)은 충수염에서 거의 나타난다. 95% 이상의 환자에서 식욕부진이 첫 번째 증상이고 이어 복통이 발생하며, 그 다음으로 구토가 나타날 수 있다. 만약 식욕부진이 없거나 복통보다 구토가 먼저 나타난다면 다른 질환을 먼저 의심해 봐야 한다.

충수염에서 복통의 전형적인 양상은 초기(somatic phase)에는 상복부나 배꼽 주위에 있다가 점차로 심해지며 1-12시간(대개 4-6시간) 뒤 복통이 우하복부(right lower quadrant)로 옮겨간다. 일부에서는 통증이 처음부터 우하복부에 있을 수 있다. 그러나 충수의 해부학적 위치의 변이에 따라 somatic phase에서의 복통 위치는 다양하게 나타날 수 있다.

환자들은 백혈구(white blood cell, WBC) 수 10,000-18,000/mm^3 정도의

경한 백혈구증가증(mild leukocytosis)를 보이며 미열이 있을 수도 있다. 천공성 충수염(perforative appendicitis)는 WBC 18,000/mm^3 이상의 백혈구증가증과 39℃ 이상의 발열을 동반한다. 대부분에서 천공은 주변 구조들에 갇혀, 국소적으로 rebound tenderness를 보일 수 있다.

충수주위농양(periappendiceal abscess)은 충수염 환자의 초진 시 2-6%에서 발견된다. 환자들은 적어도 5-7일 이상의 증상기간을 보인다. 농양으로 인해 우하복부에서 종괴가 촉지되기도 한다.

3. 진단

충수염의 진단은 증상 발현양상 및 진행양상, 복통의 위치, 우하복부의 복막자극 증상 유무, 미열, 백혈구 증가 등으로 이루어진다. 그러나 충수의 다양한 해부학적 위치로 인해 숙련된 외과의사도 진단에 어려움을 겪을 수 있으며 감별 진단을 위해 영상검사가 도움된다.

표 3-8 Alvarado score for the diagnosis of Appendicitis

	Manifestations	Value
Symptoms	Migration of pain	1
	Anorexia	1
	Nausea/vomiting	1
Signs	RLQ tenderness	2
	Rebound	1
	Elevated temperature	1
Laboratory values	Leukocytosis	2
	Left shift	1

Appendicitis 의심 시는 Alvarado scale을 적용해 볼 수 있다.
9-10 : almost certain to have appendicitis
7- 8 : highly likelihood of appendicitis
5- 6 : compatible with appendicitis, but not diagnostic appendicitis.
CT scanning is appropriate for Alvarado scores of 5-6
0-4 : extremely unlikely appendicitis

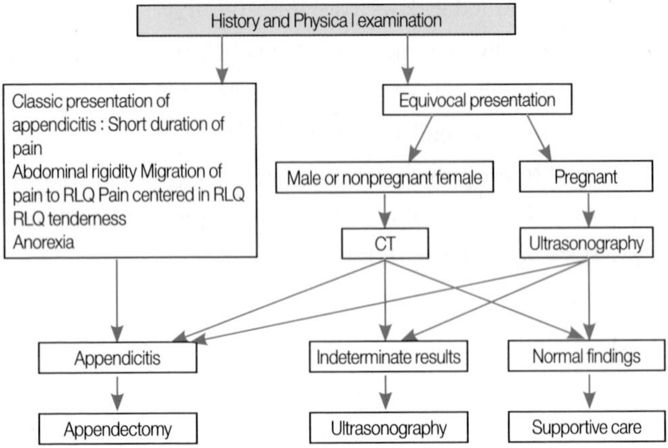

그림 3-1 진단 알고리즘

4. 치료

1) 급성 충수염

치료는 수술이 원칙이나 수술시기는 증상의 경중에 따라 결정한다.

환자가 위독하지 않고 탈수증상이 없는 경우 바로 수술하는 것이 좋다.

즉시 수액요법을 시행하여야 하며 만약 복부팽만이나 구토증이 있는 경우에는 L-tube를 삽입한다.

심하게 위독한 경우나 탈수가 심한 경우에는 수시간 동안 수액요법과 항생제 투여를 시행한 후에 수술을 하여야 한다. 항생제는 그람 음성 균 및 혐기성 균에 효력이 있는 제제를 선택한다.

천공이 없는 충수염의 경우 항생제는 24-48시간 사용이 적당하며, 천공성 충수염의 경우에는 7-10일간 사용하는 것이 추천된다. 정맥 항생제는 대개 백혈구수치가 정상범위를 보이고 환자가 24시간 동안 열이 나지 않을 때까지 사용한다.

수술로는 충수절제술을 시행하며 천공성 충수염과 국소농양이 존재할 때는 배액관을 통한 배액술이 필요하다.

수술 시에 충수의 천공이나 괴사, 국소염증이 심할 때는 수술창은 근막층까지만 봉합하고 피부는 봉합하지 않는데 이러한 개방창은 베타딘 용액으로 적신 거즈로 채우고 자주 갈아준다.

이후 상태를 보아 봉합을 시행한다.

2) 충수주위농양

치료로는 보존적요법과 입원 48시간 이내의 조기수술이 있다. 보존요법은 환자를 금식시키고 수액 및 항생제를 투여한다. 대부분의 환자는 이 방법으로 종괴가 소멸됨과 함께 회복된다.

그러나 점점 환자상태가 악화되거나 복막염이 진행되는 경우, 종괴가 사라지지 않을 경우 바로 수술을 시행한다.

급성 결체조직염(phlegmon) 또는 소량의 농양은 정맥 항생제로 잘 치유되나 Well-localized abscess는 percutaneous drainage, complex abscess는 surgical drainage를 고려한다.

비수술적으로 치료한 경우 적어도 6주 후에 시행(interval appendectomy)한다.

interval appendectomy은 약 10%에서 발생하는 충수염의 재발을 예방하기 위해 시행한다.

또 암이나 맹장게실 천공 등의 다른 진단을 배제하여 충수염의 진단을 확실히 하려는 이유도 있다.

지연 충수절제술의 합병증 발병률은 3-15%이다. 조기수술의 경우 30%정도의 합병증 발생률이 보고되는데 대개의 경우 창상감염이다. 수술방법은 동일하나 농양이 있는 경우에는 최소의 조직박리로 농양벽을 훼손하지 않게 충수절제술을 시행한다.

5. 합병증

충수절제술 후의 합병증은 대부분 감염이다. 비천공성 충수염의 5%만이 합병증이 생기지만 조직괴사나 천공이 있는 경우는 합병증 발생률이 30%에 이른다. 단순 충수염의 창상 감염률은 4-8%이며 복강내 농양 합병률은 1% 미만이다. 그러나 천공이나 조직괴사가 있을 때는 10-20%에서 창상감염, 복강내 농양 등이 발생한다. 농양은 골반내, 횡경막하 복강 등에 형성된다. 대변루 장 폐쇄증이 생길 수 도 있다. 가장 치명적인 합병증은 Portal vein thrombophlebitis 로 다발성 간농양을 초래할 수 있다.

6. 처방례

1) Post-operation

(1) NPO(nil per os)

(2) 활력증상(vital signs) : 30분씩 2회, 이후 1시간씩 2회, 안정되면 6시간마다

(3) 수액 30 gtt/min 속도로 투여

(4) I/O : check q duty

(5) position : Semi-fowler position

(6) Encourage deep breathing and cough

(7) 통증 호소 시 N-PTDA 1A, IM

(8) Medication

5DS10 + V-BXA + V-CA, IV

10DW10, IV

HS10 + 50DW1, IV

RNTDA, IV

Antibiotics(Cephalosporin + Metronidazol))

NSAID(KTRCA), prn

N-PTDA, prn

MGOH 3T, #3 PO

CAPC	6T
N-MYPC	3T
VRD	3T
MEDDSC	3T
TRN	3T
VENIT	3T

2) POD #1

(1) Sips of water, 점심부터 Regular diet

(2) 6시간 마다 활력증상 측정

(3) 수액 10 gtt/min 속도로 투여

(4) Suction drainage count on duty

(5) P.O. medication with diet

(6) Ward ambulation

(7) comment) Gas-out 안되었으면 SP-BCD 2T apply

(8) CBC(필요 시)

(9) Medication

5DS10 + V-BXA + V-CA IV

Antibiotics(Cephalosporin + Metronidazol))

ACF	2T, #2 PO
VRD	3T, #3 PO
MEDDSC	3T

TRN	3T
SP- BCD	2T IR(PRN)

3) 퇴원 처방

(1) 1주일 뒤 외래 예약

(2) Medication

ACF	2T, #2 PO × 3 days
VRD	3T, #3 PO
MEDDSC	3T
TRN	3T
Cephalosporin	3T

Catholic University of Korea 임상진료지침

03 Surgery

게실염(Diverticulitis)

1. 개요

대장은 위장관 중에서도 게실(diverticulum)이 호발하는 부위이며 일반적으로 다발성으로 발견된다. 게실에 염증이 동반되어 있지 않는 경우는 게실증(diverticulosis)이라고 하며 염증이 동반되었다면 게실염(diverticulitis)이라고 한다. 게실이 있는 모든 경우에서 병적인 문제가 발생하는 것은 아니지만, 염증이 동반된 게실염에서는 여러 가지 형태의 임상적 문제점들을 야기하나 염증이 없는 게실증에서도 출혈과 같은 합병증을 유발 할 수 있다.

연령분포로는 35세 이하에서는 드물고 35세 이상에서 점차적으로 빈도가 증가하여 50대에서 가장 높은 빈도로 발생한다. 부위별로는 구불결장(sigmoid colon)에서 가장 빈발하며 구불결장에만 게실이 있는 경우가 65.5%, 구불결장과 타 부위에 게실이 동반된 경우가 96%이며 전 결장에 게실이 있는 경우는 6.7%이다.

동서양간에 호발부위의 차이가 있어 서구에서는 좌측결장이 우측결장보다 절대적으로 높은 빈도를 보이는 반면 일본, 한국 등 동양에서는 우측결장 게실이 좌측결장 게실보다도 월등히 높은 빈도로 보고되고 있다. 특히 한국인에서는 우측결장게실 중에서도 맹장게실의 빈도가 높다.

일반적으로 맹장 및 우측결장 게실은 선천적인 요인에 의하며 단독성보다는 다발성의 빈도가 월등히 높고 가성형의 게실이 진성형보다 높은 빈도로

나타난다.

2. 증상

주 증상으로 복부동통, 배변습관의 변화, 복부 팽만감, 오심, 구토, 직장출혈 등이 나타날 수 있다.

1) 복부 통증

게실염의 가장 특징적인 소견으로 염증의 정도에 따라서 심할 수도 있고 가벼울 수도 있다. 이러한 동통은 수일간 지속되다가 소실 될 수도 있으며 게실염이 진행되어 다른 합병증에 병발되었을 때는 이에 해당하는 다양한 복부동통이 나타날 수 있다. 우측대장 게실염의 경우 충수돌기염과 달리 오심 또는 구토가 흔하지 않으며 통증의 위치이동이 없으며 우하복부 주변부위 통증 시에 의심할 수 있으며 젊은 나이에 흔하다.

2) 출혈

게실염 또는 게실증 모두에서 발생할 수 있으나, 게실염보다 게실증에서 오히려 다량 출혈의 가능성이 훨씬 높으면 좌측결장보다 우측결장에서 대량 출혈의 가능성이 높다. 이는 게실 자체보다는 혈관 이형성이 우측결장게실 주위에 많기 때문으로 풀이되고 있다.

3. 진단

게실염의 경우에는 증상 및 임상적 소견으로 게실염의 가능성을 추측할 수 있으나 우측결장 게실염, 특히 맹장 게실염은 급성 충수염과는 증상 및 임상적 소견만으로 감별진단이 거의 불가능하여 감별을 위해서는 영상의학 검사(전산화단층촬영, 초음파촬영)가 필요하다. 대장내시경(colonoscopy)은 게실과 악성 종양 간의 감별진단에 도움이 될 수 있으나 급성 염증을 동반한 게실염에서 내시경 검사는 천공의 위험 때문에 금기증에 해당한다. 증상이 없는 게실증은 대장조영술(barium enema)로 우연히 발견되는 경우가 많다. 급성기가 지난 경우 확진을 위해 대장조영술을 시행한다.

4. 치료

1) 게실증

합병증이 없는 단순한 게실증은 외과적 치료를 필요하지 않다.

(1) High residual diet

식이요법으로 고섬유질 음식을 권장하여야 하는데, 섬유식은 변비를 방지하고 게실 환자에서 동통을 예방하는 데 도움을 준다.

(2) Laxatives

연화제를 복용하도록 하여 대변이 장관내에서 정체되는 현상을 억제하며, 게실 내 딱딱한 분변석의 형성을 방지할 수 있다.

(3) 관장 및 대장세척

치료에 응용될 수는 있으나 천공의 위험이 있어 바람직하지 않다..

2) 게실증

(1) 내과적 치료

Bowel Rest : NPO and Fluid therapy

가. High residual diet

나. Antibiotics

다. Laxative

라. Pain killer, anti-spasmotics

Acute Inflammation으로 ileus 및 nausea가 있는 경우 NPO시킨다. Resting pain이 호전되면 식이요법으로 고섬유질 음식을 권장하여야 하는데, 섬유식은 변비를 방지하고 게실 환자에서 동통을 예방하는 데 도움을 준다.

급성 게실염의 증상이 있는 환자에게는 고섬유식을 섭취하도록 하면 대부분의 환자에서 증상이 소실된다. 항생제 투여가 필수적이며 변 연화제를 복용하도록 하여 대변이 장관 내에서 정체되는 현상을 억제하며, 게실 내 딱딱한 fecalith의 형성을 방지한다. 게실염에서 항경련제 및 진통제는 일시적으로 동통의 억제에 효과가 있으나 점차적으로 결장 근육층의 비대를 초래하므로 장기간 사용하지 않도록 한다. Morphine은 장관내 압력을 증가시키므로 금기증이다. 성모병원에서는 환자의 압통은 있어도 동통이 없으면 diet를 시작하고 tolerable하면 퇴원하며 한달 후 대장조영술을 시행한다.

(2) 외과적 치료

반복되는 게실염의 증상이 있으며 내과적 치료에도 불구하고 재발하는 환자, 배변 습관의 현저한 변화, 그리고 악성 종양과의 감별진단이 필요한 환자의 경우 elective operation 을 고려해야 한다.

합병증이 병발한 게실염의 치료로 복막염이 동반된 경우는 환자의 상태 및 임상적 소견에 따라서 치료의 방향을 결정한다.

가. 국소적인 복막염의 증세를 나타낸다면 우선적으로 내과적 치료를 시도한다.
환자를 안정시키고 광범위 항생제를 투여하면서 임상적 경과를 세밀히 관찰하도록 한다. 환자가 심한 오심 구토를 보이면 금식시킨 후 수액요법을 시도한다. 이러한 내과적 치료에 수일 또는 1주 이내에 임상적 증상의 호전이 있으면 계속적인 치료 및 관찰을 할 수 있으나 증상의 호전 없이 악화된다면 외과적 치료를 고려해야 한다.

나. 천공에 의한 범발성 복막염이 동반된 경우 오염의 정도 및 환자의 국소적, 전신적상태에 따라 단순 배액술 또는 primary closure with drainage, diverticulectomy, Hartmann's op primary closure 후 temporary diversion, Segmental resection 등의 emergency operation을 고려한다.

5. 처방례

1) 입원 시

Nurse NPO until pain resting is subside
Nurse V/S check qid
Nurse Fluid 30 gtt
Nurse I/O check q duty
Nurse Bed rest
Nurse Warm bag apply on abdomen

5DS10 + V-BXA + V-CA + KCLP
10DW10 + KCLP
HS10 + 50DW1 + KCLP
RNTDA
Antibiotics triple therapy(W-CXV1, W-IPMA + NS1, MDZV성모)
HYBA PRN
N-PTDA prn

2) HOD #2

Nurse High Residual diet
Nurse V/S check q routine
Nurse Fluid Keep vein
Nurse p.o medication with diet.
Nurse Ward ambulation

5DS10 + v-bxa + v-ca
W-CXV1
W-IPMA + NS1

MDZV

MGOH 3T#3

CAPC 6T#3

MEDDSC 3T#3

TRN 3T#3

HYBA 1A#1(IV)prn

3) 퇴원 시

(1) 1주일 뒤 외래 예약해 주세요.

(2) 퇴원약

Antibiotics(cepha & metronidazol 성모 W-CDN 3T#3, MDZ 6T#3)

MGOH	3T	#3 × 7 days
CAPC	6T	
MEDDSC	3T	
TRN	3T	

Catholic University of Korea 임상진료지침

04 Surgery

치핵(Hemorrhoid)

1. 개요

치핵은 항문관 내에 위치한 점막 하 조직의 cushion으로 동맥정맥 근섬유를 포함하고 있는데, 3개의 hemorrhoidal cushion이 좌측 측벽, 우측 전벽, 우측 후벽에 위치한다.

치핵은 continence mechanism의 일부를 담당하여 휴지기에 항문관 폐쇄를 도우며, 직장 항문의 정상적인 부분이기 때문에 치료는 증상이 있는 경우에만 하도록 한다. 과다한 긴장과 복압의 증가, 단단한 분변이 치핵총(hemorrhoidal plexus)의 정맥을 울혈시켜 치핵 조직의 탈출을 일으키며, 출혈, 혈전, 탈항 등이 생길 수 있다.

2. 종류(그림 3-2)

1) 외치핵(external hemorrhoid)

외치핵은 치상열(dentate line)의 원위부에 발생한 것을 말하며 항문상피(anoderm)로 덮여있다. 항문상피는 신경이 풍부하기 때문에 외치핵의 혈전증은 심한 통증을 일으킨다. Skin tag는 항문연의 늘어난 섬유화 조직으로 가끔 혈전성 외치핵이 호전된 후에 남아 생기기도 한다. 치핵과 skin tag는 크기가 큰 경우 가려움증을 일으키고 위생상태를 유지하기 어렵게 한다. 치료는 증상이 있을 때만 하도록 한다.

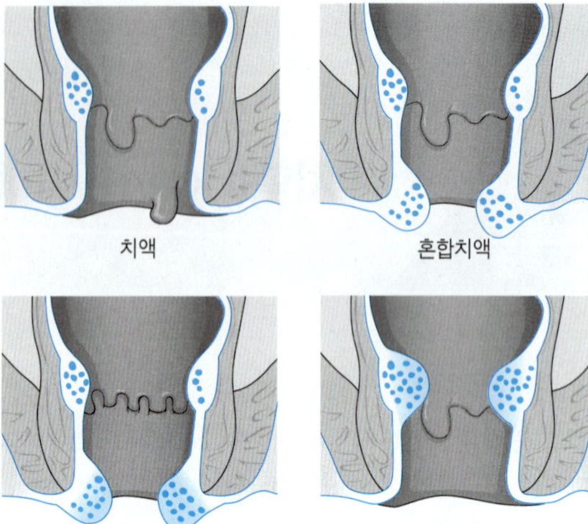

그림 3-2 치액의 종류

2) 내치핵(internal hemorrhoid)

내치핵은 치상열의 근위부에 발생한 것을 말하며 insensated anorectal mucosa로 덮여있다.

출혈이나 탈출을 일으킬 수 있으며, 드물게 혈전, 감돈 또는 괴사 시에는 통증을 유발 할 수 있다.

탈출의 정도에 따라 4단계로 분류된다(그림 3-3).

- 1도 : 정맥총의 내치핵화가 보이나 출혈만 있고 탈출하지 않는다.
- 2도 : 내치핵이 배변시에 항문밖으로 탈출하나, 배변이 종료되면 자연히 환원된다.
- 3도 : 배변시에 탈출하며 손으로 환원하여야 한다.
- 4도 : 탈홀한 내치핵이 환원이 불가능하거나 배변과 관계없이 탈출한다.

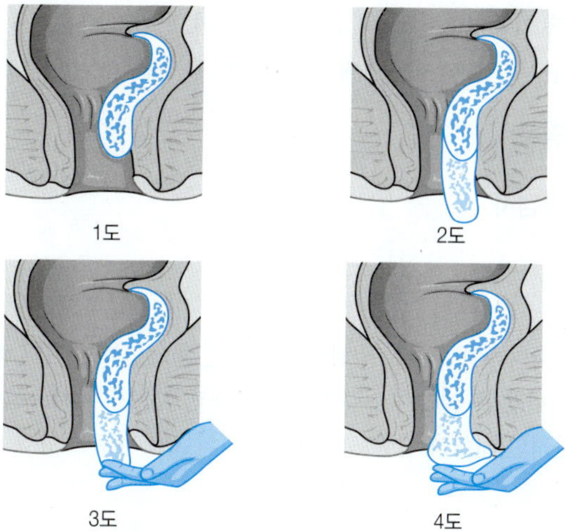

그림 3-3 내치액의 탈출 단계

3) 혼합 치핵(mixed hemorrhoid)

어느 한쪽에 단독으로 발생하는 것이 아닌 양자가 혼합된 형태의 치핵으로 병원을 방문하는 환자들의 대부분은 이러한 혼합 치핵을 보인다..

3. 진단

1) 병력 청취

문진 출혈, 통증, 탈출의 증상을 중심으로 언제, 어디에서, 어떻게, 무엇이 발생했는가를 듣는다.

2) 시진

시진 쇄석위 또는 좌측 Sims 체위를 취하여 진찰한다.

3) 직장수지검사

손가락을 갑자기 항문 내에 삽입하면 안 되고, 먼저 항문연을 문지르듯이 긴장을 이완시킨 후 검지 손가락을 삽입하여 촉진한다.

5) 항문경검사

6) 탈출유발검사

4. 치료

환자가 어디까지 치료를 원하는지는 상당한 개인차가 있다. 환자는 어떤 점이 가장 마음에 걸리는가 무엇을 치료하고 싶은가가 치료선택의 요점이 된다. 객관적인 치핵의 진행도와 환자 본인의 호소정도는 항상 일치하는 것은 아니다.

1) 보존요법

내치핵 외치핵 모두 어느 단계에서도 보존적 치료의 효과는 충분히 기대할 수 있다. 배변 상태 및 항문부위의 환경을 개선하고 나아가 약물 요법을 적절히 시행하면 된다.

(1) 배변시 통증의 개선

5분 이내의 배변, 가벼운 힘주기를 recommend, 식생활 알코올 섭취량을 점검하고 수분섭취량과 운동량을 확인하여 개선점을 찾는다.

(2) 배변 후 세정 등의 항문관리

따뜻한 물에 좌욕을 하는 것은 항문부의 울혈을 개선하는 데 큰 효과가 있다. 배변 후에는 적절한 항문세정을 권하며 지나친 세정은 역으로 가려움을 유발시킬수 있음을 지도한다.

(3) 약물요법

치핵의 울혈과 종창이 나타날 때는 좌욕제와 연고가 유효하다.

염증과 종창이 심한 경우에는 스테로이드 함유의 외용약과 연부 종창 개선제의 사용이 효과적이다. 출혈에는 비스무스계의 좌제가 유용하다.

심한 증상이 계속되는 기간에는 1일 2회의 항문내 투약을 지시하고 2주뒤 재평가한다. 좌제와 연고는 종창과 출혈을 개선하는 것으로 치핵의 소실, 탈출 증상의 완치 등을 기대해서는 안되는 점을 상기시킨다.

2) 수술 요법

(1) 적응증

가. 치핵에 의한 지속적인 출혈

나. 배변 후 치핵이 탈출되어 자연적으로 원상회복이 안되는 경우(Grade 3 이상)

다. 심한 통증을 유발하는 경우

(2) 수술 전 준비

가. 의무기록 및 영상의학 소견 검토

나. 전신마취 또는 부위마취 시에는 ECG, chest PA 촬영

다. 국소마취의 경우에도 출혈 응고검사, 감염증(HBV, HCV, VDRL, HIV Ab), CBC, BC

라. 당뇨 유무 확인

마. 항응고제, 항혈소판제 복용 여부, 휴약 또는 대체약 변경 여부를 확인

바. 수술 전의 휴약 시기는 수일 - 1주간이며 수술 후의 재개시기에 대해서는 집도의의 판단에 따른다.

사. 이학적 검사 특히 항문수지검사

아. 수술 전 임상사진 촬영

자. 검사 전 환자 진찰 및 처방, 수술 전 검사(sigmoidoscopy or colonoscopy, manometry)

차. 수술 동의서, 무통 동의서 등 필요한 양식 작성

(3) 마취방법

가. 국소 마취(local infiltration)

나. 부위 마취(spinal 또는 caudal block)

다. 전신 마취(endotracheal general anesthesia)

(3) 수술방법

가. 자세

Jack-Knife position 또는 Lithotomy position

나. 수술 부위 소독과 절개

다. 견인기를 항문에 삽입

라. 치핵부위에 1 : 200,000 epinephrine 생리식염수를 주입한 후 내괄약군 손상에 유의하면서 치핵조직을 절제

마. 치핵의 근위부를 흡수사로 결찰 또는 봉합

바. 창상부위를 지혈한다.5.소독거즈로 닦고 Spongostan anal™(30 × 80 mm)을 항문관 내에 충전시킨 뒤 거즈로 드레싱

(4) 수술 후 관리

가. 치핵 절제 정도에 따라 식이 시작 시기를 결정한다.

나. 대부분 수술 직후 4시간 이후 diet를 시작한다(전신 마취 기준).

다. Spinal ansthesia의 경우 마취 후 4시간 동안 머리를 높이지 않도록 주의하고, 충분라. 수술 후 충분한 hydration으로 마취 후 headache을 예방할 수 있다.

마. 출혈, 통증, 배변장애가 발생한 경우 적절한 처치를 시행한다..

① 통증

PCA와 경구 진통제로 조절한다.

② 배뇨장애

마취 또는 항문의 통증으로 인해 배뇨장애를 호소할 수 있다. 수술 후 4시간 이상 경과한 후에도 배뇨를 못하는 경우 카테터를 이용해

배뇨를 도와 준다.

③ 배변장애

무른 배변을 위해 배변 완화제를 처방한다.

④ 출혈

배변 시마다 개방된 항문관 상피에서 피가 묻을 수 있음을 주지시키고 배변과 관계없이 과량의 출혈이 있는 경우는 재수술을 고려해야 한다.

⑤ 위생관리

개방된 상처이므로 감염이 되지 않도록 적절한 항생제 처방 및 배변 후에는 적절한 항문 세정을 하도록 지도한다.

(5) 퇴원

통증이 경구 진통제로 조절이 되고 출혈이 없음이 확인되면 퇴원한다. 시기는 수술 후 첫 배변을 본 이후가 적절하다.

5. 처방례

1) 수술 전 처치

(1) midnight NPO

(2) 수술 전 검사실 소견, 영상의학 소견 검토

(3) 복용중인 약, 동반질환 유무 확인

(4) 항문 주위 skin preparation

(5) SOLE2 enema, 8 : 00 pm(D-1), 6 : 00 am(D0)

(6) 수술동의서, PCA 동의서

(7) 수술실 갈 때 HS10 달고, 항생제(W-UNV1)는 수술실로 보낸다.

2) 수술 후 관리

(1) 수술 후 4시간 NPO. 이후 regular diet

(2) 활력증상(vital sign)

30분씩 2회, 이후 1시간씩 2회, 안정되면 6시간마다

(3) 수술실에서 남은 수액은 10 gtt/min 속도로 투여

(4) 수술 후 6시간 이내 배뇨를 못하면 Nelaton catheter 시행

(5) 4시간 동안 안정(bed rest), 머리 들지 못하게 주의

(6) 통증 호소 시 N-PTDA 1A, IM

(7) Medication

5DS10 + V-BXA + V-CA, IV

W-UNV1 + W-TOBV, IV

MGOH 3T, #3 PO

CAPC 6T

N-MYPC 3T

VRD 3T

MEDDSC 3T

TRN 3T

VENIT 3T

3) POD #1

(1) Regular diet

(2) 6시간 마다 활력증상

(3) 수액 투여속도는 최소

(4) 하루 4번 Sitz bath

(5) 통증 호소 시 N-PTDA 1A, IM

(6) Medication

5DS10 + V-BXA + V-CA, IV

Antibiotics(병원에 따라 사용하지 않을 수도 있다.)

MGOH	3T, #3 PO
CAPC	6T
N-MYPC	3T
VRD	3T
MEDDSC	3T
TRN	3T
VENIT	3T

6. 사전 동의

척추 마취 후 합병증으로 두통이 있을 수 있다는 점 수술 후 마취가 깨고부터 항문통증이 발생할 가능성이 있으나 개인차가 있다는 점 수술 후의 출혈은 상처가 낫기까지 다소 있을 수 있으나 특별한 처치가 필요한 다량의 출혈로써 수술 직후의 조기출혈과 7-10일 후에 발생할 지연 출혈의 가능성이 있다는 점, 배변관리와 상처 세정이 치료에 매우 중요하다는 점 수술 후 3주가량 스포츠, 자전거, 심한 노동, 여행, 술 등을 피하도록 해야 하는 점, 완치에 4-6주 이상 소요된다는 점, 완치되어도 부적절한 배변습관을 계속하면 재발도 있을 수 있다는 점 등을 설명한다.

Catholic University of Korea 임상진료지침

05 Surgery

치열(Anal fissure)

1. 개요

치열이란 항문상피(anoderm)에 생긴 균열, 미란, 궤양 등 열상의 총칭이다.

치핵, 치루와 같이 발병빈도가 높은 항문질환 의 하나로서 가벼운 치열은 보존적 치료를 시행하나 잦은 재발이나 만성화로 인해 궤양이나 항문협착이 있는 경우 수술이 필요하기도 한다.

항문휴식기압의 상승과 항문상피의 허혈이 치열의 병태생리와 관련 있다. 급성기의 항문상피 손상에 의한 물리 화학적인 배변 시 배변 후의 강한 자극성 동통과 반사적으로 야기되는 내괄약근의 불수의적 수축에 따른 통증, 열상으로부터의 oozing에 대한 불안 등이 상호적으로 작용하여 스트레스가 되어 이것이 환자의 배변을 억제하고 무의식적으로 단단한 대변, 변비를 유발하게 한다. 이러한 반복으로 인해 만성 염증이 생기며 난치성의 궤양에 이르게 되고 내괄약근의 노출 궤양 섬유화가 생기고 항문관의 신전불량, 즉 항문협착을 형성하게 된다. 이 협착에 의한 악순환이 반복되어 배변장애는 더욱 더 악화된다.

치열을 치료하는데 있어서 가장 중요한 것은 찢어지는 듯한 고통을 안고 있는 환자에 대해 얼마나 그 고통을 해소시켜 줄 수 있는가 인데 각 증례에 따른 발생인자, 치열의 모양, 유병기간, 임상경과 등으로부터 중증도를 판단하여 각 환자에게 알맞은 치료방침을 선택해야 한다.

2. 치열의 분류

- 급성 : 3개월 이내
- 만성 : 치유되기 힘들고 재발을 반복하여 skin tag이나 anal polyp, anal stenosis 등의 이차적인 변화를 초래하는 치열

3. 치열 환자의 진찰

문진을 통해 배변 시 또는 배변 후에 지속되는 통증과 화장지에 묻을 정도의 소량의 출혈이 있다면 치열의 대략적인 진단이 가능하다. 시진을 통해 항문 skin tag 의 유무로 안쪽의 궤양여부를 의심가능하며 이를 당겨서 병변부위를 직접 확인할 수 있다.직장수지검사는 치열부의 압통의 정도, 괄약근의 긴장이나 신전성의 상태, 항문상피의 경화 정도, 항문협착의 유무를 확인한다. 항문이 찢어져서 아프다는 공포심을 갖고 있는 환자에게는 검지 손가락이 치열에 닿지 않도록 하고, 항문경으로 치열을 확인 할 때에는 소아용이나 지름이 좁은 기구를 이용하는 등 세심하고 애정 어린 배려가 중요하다.

4. 치열 환자의 치료

급성치열의 약 80%에 대해서는 보존적 치료가 가능하다. 그러나 치료방침의 결정에 있어 치열 그 자체뿐만 아니라 유병기간, 해부학적 생리학적요인, 환자의 심리적인 면 등을 고려하여 치열의 복잡함을 정확하게 판단하고 종합적으로 중증도를 진단하는 것이 필요하다.

1) 급성 치열 - 보존적 치료 - 항문내압검사

   가. 높은 휴식기압(> 80 mmHg) : 수술

   나. 정상 휴식기 (< 80 mmHg) : 보존적 치료

2) 원칙적으로 초진 시부터 좌제 등으로 인해 일정기간(2주-1개월)의 보존적 치료 후에 항문내압을 측정한다. Nitroglycerin 등을 이용한 화학적 괄약근 절개술은 시행하는 시점 등 어려운 점이 있으나 이용법을

확립하고 활용해야 하는 치료법이다. 항문 내압 측정검사 등으로 인한 술 후 경과의 추적조사나 좌제, 하제 사용 후의 사후 관리가 중요하다.

1) 치료 방법

(1) 보존적 치료와 화학적 괄약근 절개술

치열의 기본적인 보존적 치료는 주로 생활지도와 약물요법이며 처음에는 배변 조절을 시행한다. 변비에 대해서는 일반적인 완화제와 정장제를 투여하고 섬유질을 많이 섭취하도록 식사지도를 한다. 또한 항문 위생 개선을 통해 혈액 순환을 호전시킬 수 있으므로 취침 전에 목욕을 하거나 따뜻한 내의로 보온을 유지하는 것도 중요하다. 외용연고는 사용 목적, 주 증상에 따라 분류하여 사용한다. 소염작용을 위해서는 스테로이드가 함유된 약제, 진통에는 국소 마취제 함유 연고 등이 있다. 외용 연고는 치열 환자가 사용하기에 적당한 주입형 연고를 아침 배변 후와 목욕 후로 1일 2회 투여하고 문제가 없으면 스테로이드가 함유된 것으로 처방하는 것이 보통이다. 이러한 보존적 치료를 약 2-4주간 지속한 후에 항문 내압 검사 등의 객관적인 평가도 추가하여 치료효과 판정이나 그 후 치료방침의 재검토를 하도록 한다.

(2) 수술적 치료

LSIS, Anal Dilatation, Sliding skin graft

2) 수술 요법의 실제

(1) 수술 전 처치

가. midnight NPO

나. 수술 전 환자 문진, 의무기록 검토, 검사실 소견 및 영상의학 소견 검토

다. 이학적 검사, 특히 항문수지검사, 필요에 따라 수술 전 임상사진 촬영

라. 복용중인 약, 동반질환 유무 확인

마. 항문 주위 skin preparation

사. SOLE2 enema, 8:00 pm(D-1), 6:00 am(D0)

아. 수술동의서, PCA 동의서

자. 수술실 갈 때 HS10 달고, 항생제(W-UNV1)는 수술실로 보낸다.

(2) 마취방법

가. 국소 마취(local infiltration)

나. 부위 마취(spinal 또는 caudal block)

다. 전신 마취(endotracheal general anesthesia)

(3) 수술방법

가. 자세 : Jack-Knife position

나. 수술 부위 소독과 절개

다. 견인기를 항문에 삽입

라. 항문의 측방에 피부절개

마. 내괄약근을 확인하고 필요한 부분까지 절개. 필요한 경우 항문절개창을 봉합

바. 술자의 선호도에 따라 항문피부에 절개창을 넣지 않고 폐쇄형 Lt. Lateral internal sphincterectomy를 시행할 수 있다.

사. 비후유두나 췌피 및 항문 용종이 있으면 같이 절제할 수 있다.

아. 소독거즈로 닦고 거즈로 드레싱

(4) 수술 후 관리

가. 수술 시행 후에는 경구 진통제와 항생제 등을 일주일간 투여한다.

나. 배변유무를 확인하는데 배변이 없으면 설사제등으로 배변을 촉진한다.

다. 수술 다음 날부터는 목욕을 허가하고 좌욕을 지도한다.

라. 상처가 치유된 후에도 배변습관을 개선, 지도하고 재발을 예방한다. 또한 LSIS를 시행한 후는 배변 조절과 함께 치열을 치유시키기 위해 당분간 좌제를 계속해서 삽입하도록 한다.

5) 퇴원

통증이 경구 진통제로 조절이 되고 출혈이 없음이 확인되면 퇴원한다. 시기는 수술 후 첫 배변을 본 이후가 적절하다.

5. 사전 동의

치열 치료에 있어서는 치료 후의 외래 추적 관찰이나 배변 조절을 중심으로 한 사후 관리도 매우 중요하다. 환자는 내괄약근의 긴장이나 협착이 해소되어 배변이 양호해진 경우에도 환자의 술 전 유병기간이 길고 고통이 심했던 경우 일시적으로 보이는 사소한 fecal soiling등의 수술 전 변화에 대해 민감하게 반응하기 쉬우므로 수술 전 이에 대한 충분한 informed consent가 필요하다.

4. 간담췌

Surgery

Catholic University of Korea 임상진료지침

01 간

Surgery

1. 간질환의 총론

1) 간의 해부학

(1) 간의 표면해부학

간은 신체에서 가장 큰 장기로 성인에서 1,500 g, 즉 성인체중의 2%에 해당되며, 글리슨 피막(Glisson capsule)이 간실질, 혈관 및 담관을 덮고 있다. 단, 예외가 있는 부위는 무장막구역(bare area)으로 횡격막 아래로 간의 뒤위쪽면(posterosuperior surface)에 해당한다. 간을 지탱하는 주요 인대로는 낫인대(falciform ligament), 관상인대(coronary ligament), 위간인대 및 간십이지장 인대(gastrohepatic, hepatoduodenal ligament) 등이 있다.

(2) 간의 구역

간의 구역은 그림 4-1과 같이 1구역에서 8구역까지 나뉜다.

(3) 간으로 유입되는 혈관

① 간동맥

간동맥 해부학적 구조는 다양하여 50% 가량에서 정상이며 나머지는 변형된 형태를 지닌다(그림 4-2). 따라서 간수술 시에 주의를 요한다. 간동맥은 위십이지장동맥(gastroduodenal artery)을 통해 상장간막동맥(superior mesenteric artery, SMA)과 연결되어 있다. 따라서 간동맥의

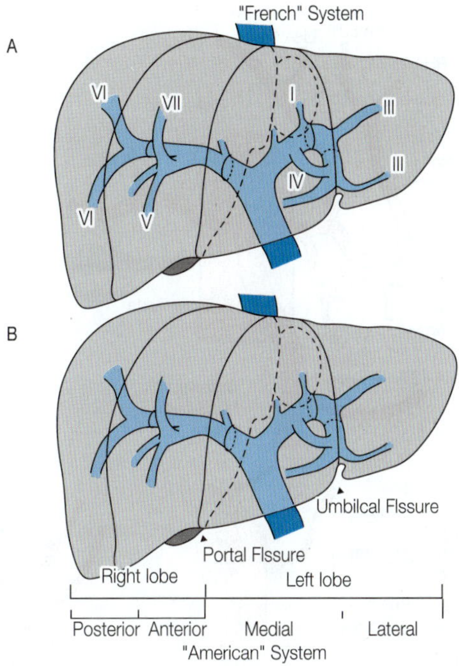

그림 4-1 간의 구역. 간은 Cantlie line을 중심으로 우엽과 좌엽으로 나누며, 우엽은 전구역과 후구역 으로, 좌엽은 내측구역과 외측구역으로 나눈다. 1번부터 8번까지 각각의 분절 위치는 그림과 같다. Cantlie line(portalfissure)는 "담낭와(GB fossa)의 중심부에서 하대정맥(의 왼쪽 면)" 을 연결한 선으로서 간을 우엽과 좌엽으로 나누며 중간간정맥(middle hepatic vein)이 지나가는 경로에 해당한다.

위십이지장동맥 근위부를 결찰할 경우 보통 위장간막동맥을 통한 풍부한 측부 순환으로 인해 간에 손상을 주지 않는다. 하지만 위십이장동맥의 원위부쪽의 간동맥을 결찰할 경우 심각한 간괴사의 위험을 지닌다.

② 간문맥(portal vein)

간혈류량 70-75%(3/4)를 담당한다. 췌장 목(pancreatic neck) 뒤쪽에

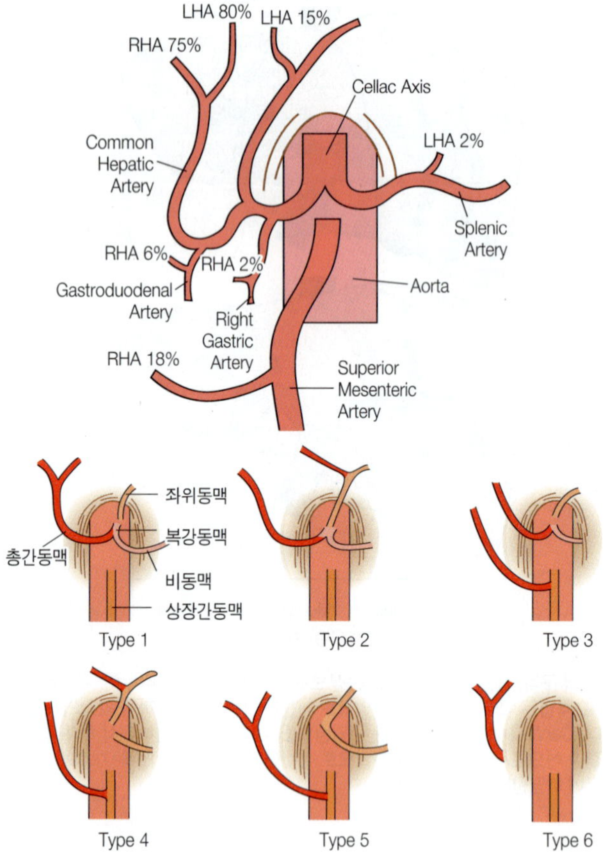

그림 4-2 간동맥과 그 변이

서 상장간막정맥과 비장정맥이 만나서 형성된다. 간문맥혈은 간우엽으로 혈액이 더 많이 간다. 예컨대 아메바성 간농양은 간문맥혈류가 많

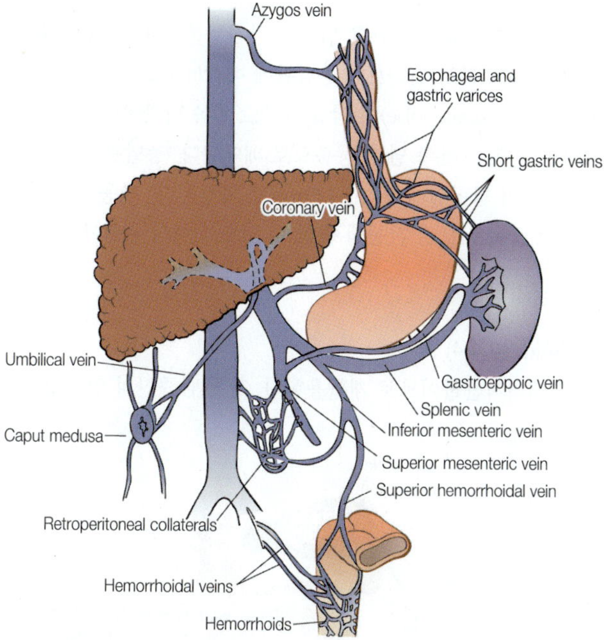

그림 4-3 간문맥계와 전신혈류와의 측부순환(Portosystemic collateral pathways). 간경화에서는 문맥에서 간을 거쳐서 전신순환으로 혈류가 원활하지 못하므로 간을 우회하여 전신순환으로 향하는 우회로가 발달하며, 이로 인해 식도정맥류 출혈 등 여러 합병증이 발생할 수 있다. 즉, 단위정맥(short gastric vein) 및 관상정맥(coronary vein)을 통한 측부순환은 위식도 정맥류를 유발할 수 있고, 배꼽정맥(umbilical vein; ligamentum teres)를 통한 측부순환은 메두사머리(caput medusa)를 형성하며. 아하장간막정맥의 분지(tributaries of inferior mesenteric vein)를 통한 측부순환을 통해 치핵(hemorrhoids)이 형성될 수 있음며, 콩팥 및 부신정맥(renal, adrenal vein)을 통한 측부순환으로 후복막으로 혈액이 공급된다.

은 우엽에 더 잘 생긴다. 간문맥 내에는 판막이 존재하지 않는다. 간문맥은 전신혈류와 연결되어 있는데 간경화인 경우 문맥혈의 간으로의 유입이 원활하지 못하므로 측부 순환이 발달하게 된다(그림 4-3).

(4) 담도계

왼쪽 담관의 간외부분이 오른쪽 담관의 간외부분보다 2 cm 길다. 결과적으로 왼쪽 담관이 오른쪽 담관보다 총담관에 예각(acute angle)으로 앞쪽에 연결된다. 꼬리엽(caudate lobe)의 담즙은 주로 왼쪽 담관쪽이 주된 배액로이지만 80%에서 왼쪽 오른쪽 담관 양측으로 배액된다. 총담관의 직경은 최대 6-8 mm 정도이며 담낭절제 후 10-12 mm로 확장된다. 간동맥이 담도계에 더 많은 혈액공급을 하므로 간동맥 손상 시 담도 허혈의 위험이 있다.

2) 간의 주요생리학

(1) 담즙의 대사(그림 4-4)

담즙은 고에너지산물이므로 재활용한다. 전체 담즙산의 양은 2-5 g(평균

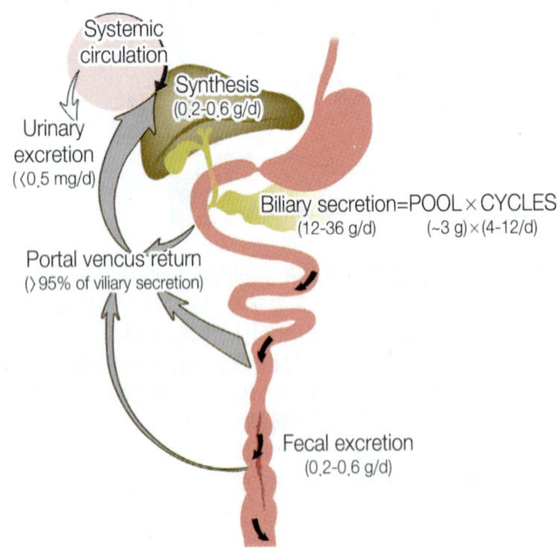

그림 4-4 담즙의 대사. 담즙의 대사간에서 생성된 담즙은 담관을 통해 십이지장으로 배출된 후 장에서 대변으로 배출되며, 일부는 간문맥계를 통해 흡수되어 혈류와 함께 전신순환을 돌아 일부 소변으로 배출된다. 따라서 문맥-장간 순환(portoenteric circulation)에 이상이 발생하면 담즙대사의 이상으로 인한 질환이 발생할 수 있다.

3 g)으로서 하루에 6-15회 정도 재순환되며, 0.2-0.6 g만 대변으로 배설된다. 간은 담즙산의 합성, 추출 및 분비기능이 있다. 따라서 간질환 시 이러한 기능에 이상이 발생하면 설사, 지방변, 비타민 B_{12} 결핍 등이 발생할 수 있다. 기타 국소장염, 회장절제술, 졸링거-엘리슨 증후군(Zollinger-Ellison syndrome), 방사선 장염 및 막힌 고리 증후군(Blind loop syndrome)도 담즙산 손실을 일으키는 질환들이다.

(2) 빌리루빈 대사(그림 4-5)

빌리루빈의 75%는 노쇠한 적혈구에서 만들어진다. 즉 노쇠한 적혈구의 헴(heme) 구조물에서 유래된 빌리루빈 전구체가 혈액 내 알부민과 결합하여 간으로 간다. 간에서 빌리루빈 글루쿠로니드(glucuronide)와 결합(conjugation)하여 담즙으로 분비된다. 담즙에 포함되어 장에 도달한 빌리루빈은 장내 세균에 의해 우로빌리노겐(urobilinogen)으로 변하게 된다. 우로빌리노겐 일부는 대변이나 소변으로 배설되나 대부분은 재흡수된다.

75%가 **노쇠한** RBC에서 만들어짐 (unconjugated bilirubin 상태로)

↓

albumin과 결합, 간으로 이동

↓

plasma 로 부터 유리된 후, glucuronide와 **conjugation** 되어 **bile로 분비**

↓

장으로 분비된 bilirubin은 장내 세균에 의해서 **urobilinogen**으로 변하고,
대변 (urobilin이 대변색)이나 **소변**으로 배설, 대부분은 **재흡수**

3) 간질환에 대한 생화학 검사

(1) 기본 간기능검사

기본 간기능검사는 표 4-1과 같다.

(2) 간예비능 검사 : ICG(indocyanine green) 검사

① 원리

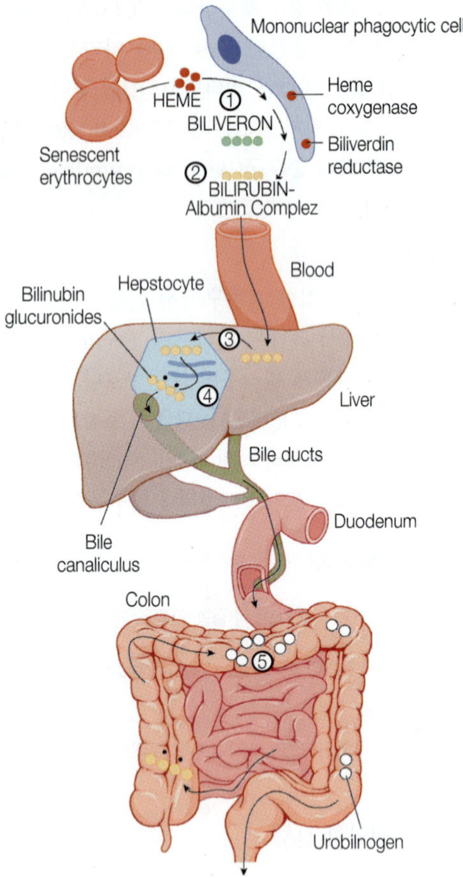

그림 4-5 빌리루빈 대사 소변의 노란 색깔 및 대변의 갈색은 우로빌리노rps(urobilinogen) 때문이다. 완전 담도폐쇄 시에는 우로빌리노겐이 만들어지지 않아 콜라색 소변(dark-colored urine)및 점토색의 대변(cray-colored stool)소견을 보인다.

표 4-1 간기능검사의 임상적 의의(한국간담췌외과학 2판, p.38)

지표	기능 이상	간내 원인	간외 원인
ALT, AST	손상된 조직으로부터의 누출	· 중등도 상승 - 여러 간질환 · 심한 상승 - 간염(바이러스성, 자가면역성, 독성 및 허혈성) · AST/ALT비가 2 이상이고, 각각 300 IU/L 이하이면 알코올성 간질환 또는 여러가지 원인의 간경변증	ALT - 비교적 간세포괴사에 특이적이다. AST - 근육(심장 및 골격), 신장, 뇌, 췌장, 적혈구 이상에도 증가한다.
Alkaline phosphatase	과다생성 및 혈장으로의 누출	· 중등도 상승 - 여러 간질환 · 심한 상승 - 간외 및 간내 담즙울체, 미만성 침윤성 질환(종양, 결핵 등)	뼈 성장 및 질환(종양, 골절, Paget병), 장, 태반
LDH	손상된 조직으로부터의 누출	· 급성 및 만성 간질환 · 침윤성 간암시 alkaline phosphatase와 함께 지속적으로 상승함	골격근, 심근, 용혈성 질환, 뇌졸증, 신경색때 증가
빌리루빈	간배설작용 저하	· 중등도상승 - 여러간질환 · 심한 상승 - 간외 및 간내담도폐쇄,알코올성이나 약물유도성 또는 바이러스성 간염, 유전성 고빌리루빈혈증	헤모글로빈 분해(용혈, 비효과적인 적혈구생성, 혈종흡수), 마이오글로불린 분해 증가(근육손상 시)
프로트롬빈 시간	합성저하	· 급만성 간부전(비타민K에 무반응)	비타민K 결핍증(흡수장애, 영양실조), 소모성 응고장애
알부민	합성저하 이화(catabolism) 증가	· 만성 간부전 최소한 몇 주 지속된 간부전	신증후군, 단백질 손실 장병증, 영양실조, 암, 염증성 질환

ICG는 정맥주사 후 혈청 단백질 및 α1-lipoprotein과 결합하여 혈관 내에서 이동하다가 간으로 선택적으로 유입되어 담즙으로 배출된다. 이 때 간경변증 등 섬유화된 간조직을 지닌 환자에서는 혈류장애로 ICG의 배출이 용이하지 않아 혈중 농도가 높아지게 된다.

② 평가

체중 1 kg당 0.5 mg ICG를 정맥주사한 뒤 5분, 10분, 15분 뒤 채혈하여 평가한다. 이 때 15분 후의 ICG혈장농도 [R15;(mg/dl)x100(%)]가 12% 이하이면 대량 간절제가 가능하다고 평가된다. 이외에도 Rmax(잔류간) 0.8 이상 또는 K값이 0.04 이상이면 대량 간절제가 가능하다.

(3) 간경화의 평가(Child-Turcotte-Pugh score, CTP score)

CTP 점수는 표 4-2과 같이 5개의 항목으로 각각 1-3점까지 총점 5-15점으로 평가하며, Child A(5-6점), Child B(7-9점), Child C(10점 이상)로 분류한다.

(4) 간이식 응급도 분류

간이식응급도 분류(표 4-3)는 미국장기이식관리센터(United Network of Organ Sharing; UNOS)에서 1997년 공정한 뇌사자 간분배를 위해 개발한 것으로 이 중 Status 1과 Status 2A의 경우 높은 응급도를 지닌다. 간질환의 중

표 4-2 간경화의 평가(Child-Pugh Classification)

인자	단위	1	2	3
혈청 빌리루빈	mg/dL	<2.0	2.0–3.0	>3.0
혈청 알부민	g/dL	>3.5	3.0–3.5	<3.0
프로트롬빈 시간	초(sec) INR	0–4 <1.7	4–6 1.7–2.3	>6 >2.3
복수		없음	쉽게 조절됨	잘 조절되지 않음
간성혼수		없음	경증	중증

표 4-3 미국 장기이식관리센터(UNOS)에서의 간이식 응급도 분류

응급도	해당조건
Status 1	응급 간이식을 받지 못하면 1주 이내에 사망하는 경우 - 전격성 간부전 - 원발성 이식편 부전(primary graft nonfunction, PNF)(< 7일) - 간동맥혈전증(< 7일) - 급성 윌슨씨 병
Status 2A	간경변증의 급격한 악화로 CTP 10점 이상이고 ICU 입원치료를 필요로 하는 아래의 합병증을 가진 경우 - 활동성 정맥류 출혈(CTP>10) - 간성혼수 3 또는 4단계 - 간신증후군(hepatorenal syndrome) - 불응성 복수
Status 2B	비교적 안정화된 상태의 간병변으로 CTP 7-10이고 입원치료를 필요로하는 아래의 합병증을 가진 경우 - 정맥류 출혈 - 간신증후군 - 자발성 복막염(SBP)이나 불응성 복수 - 간암
Status 3	지속적인 내과 치료가 필요하지만 5일 이상의 입원치료를 필요로 하지 않는 경우

등도를 정확히 판정하기 위해 2002년 2월 27일부터 미국에선 혈청 총빌리루빈치, 혈청 크리아티닌, 및 INR을 이용한 MELD(Model for End-Stage Liver Disease) 점수가 도입되어 Status 1을 제외한 응급도에서는 MELD 점수가 높은 순으로 장기배분이 이루어지고 있다. 참고로 우리나라에선 2010년 11월 현재 MELD 점수가 장기배분의 기준으로 이루어지지는 않고 있다.

(5) 간염바이러스 표식자(Hepatitis virus profile)

우리나라에서는 A, B, 및 C형 바이러스 감염환자가 흔하며 각각 바이러스의 표식자는 다음의 표 4-4와 같다.

표 4-4 미국 장기이식관리센터(UNOS)의 간이식 응급도 분류

바이러스	항원이름	해석	항체이름	해석
A형 간염	HAV Ag	급성감염	Anti-HAV IgM Anti-HAVIgG	급성감염 면역성
B형 간염	HBs Ag HBe Ag	급성 및 만성감염 HBV증식, 감염성	Anti-HBs Anti-HBc Anti-HBe	면역성 감염시기 전체에 나타남 후기 회복기(Late convalescence)
C형 간염	없음	-	Anti-HCV	후기 회복기 혹은 만성감염

4) 간질환에 대한 영상검사

(한국간담췌외과학 2판, p.123-239 참고)

(1) 단순 복부 X선 촬영

담도 내 공기가 보이는 경우는 담도계와 위장관 사이의 교통이 있는 경우, Oddi 괄약근 이완에 의한 공기 역류, 또는 가스생성균에 의한 감염 등이다. 담석의 10-15%가 단순X선촬영에서 석회화된 결절로 보인다. 도자담낭(porcelain gallbladder)의 경우에는 담낭벽에 전반적인 심한 석회화가 단순X선촬영에서도 나타난다.

(2) 초음파촬영

2 cm 이하의 작은 간세포암도 용이하게 발견하므로 양성 및 악성 간종양의 초기진단 에 유용하다.

(3) 컴퓨터 단층촬영(Computed Tomography, CT)

① 나선식 CT(Spiral CT)

동맥기, 문맥기, 지연기의 3가지 phase가 가능하다. CT상 간세포암은 조영제 주입 전 조금 낮은 감쇠를 보이나 조영제를 주입하면 동맥기에 주위 간조직보다 높은 감쇠를 보이고 지연기에 낮은 감쇠를 보인다. 그러나 피막은 동맥기에 낮은 감쇠, 지연기에는 높은 감쇠를 보인다.

② CT 동맥조영술(CT arteriography, CTA)

간동맥에 카테터를 위치하게 하고 조영제를 주입하면서 촬영하는 방식으로 간동맥으로부터 혈액공급을 받은 종양의 발견에 유용하다.

③ CT 문맥조영술(CT during arterial portography, CTAP)

상장간막동맥이나 비장동맥에 카테터를 설치하고 문맥기(portal phase)에 CT를 촬영하는 방식이다. 간세포암이나 전이성암 등 간종양은 간동맥에서 혈액공급을 받는다는 원리를 이용하여 문맥시기에 CT 촬영을 시행함으로써 정상적으로 조영되는 간조직 내에 간문맥의 공급을 받지 않는 간종양은 "조영결손"으로 CT영상에 나타나게 된다.

④ 리피오돌 CT(lipiodol CT)

리피오들은 과혈관성 종양이면 아주 작은 결절 내에도 침착한다는 원리를 이용해 리피오돌을 이용한 간혈관조영술 2주 후에 CT를 촬영한다.

(4) 자기공명 영상(Magnetic Resonance Imaging, MRI)

1-3 mm의 단면영상을 얻을 수 있어서 1 cm 이하의 병변도 잘 나타난다. 대부분의 병변은 T1 및 T2가 정상연부조직보다 길어서 T1 강조 영상에서는 저신호강도로(검게 보임), T2 강도 영상에서는 고신호강도로(희게 보임) 나타나는데 그 신호강도의 정도는 병변 내 함유된 수분의 양에 비례한다. 즉, 수분함유가 많을수록 T1영상에서는 더 검게, T2영상에서는 더 희게 나타난다. MRI 원리를 이용한 담도촬영으로 MRCP(magnetic resonanace cholangiopancreatography)가 있으며 이를 ERCP와 비교하면 비침습적이며, 조영제가 필요하지 않으며, 폐색부위와 관계없이 담도계 전체를 볼 수 있다는 장점이 있다. 따라서 ERCP가 실패한 환자, 이전수술 등으로 ERCP를 시행할 수 없는 환자 등에서 매우 유용하다.

(5) 경피경간 담도조영술(Percutaneous Transhepatic Cholangiography, PTC)

모든 담도폐쇄 환자에서 담도의 모양을 직접 보고자 할 때 혹은 초음파나 CT상 담도의 경미한 확장이 있을 때 담도폐쇄 여부를 확인하고자 시행한다.

경피경간담도 배액술(Percutaneous Transhepatic Biliary Drainage, PTBD)은 수술이 불가능한 악성 담도 폐쇄 환자에서의 고식적(palliative) 치료, 수술적 감압 및 수술 후 재발한 폐쇄성 황달 등에 이용된다.

(6) 내시경 역행 쓸개이자조영술 (Endoscopic Retrograde Cholangiopancreatography, ERCP)

폐색성 황달의 원인 감별에 유용하다. 담관내 결석을 치료적으로 제거할 수 있는 잇점이 있다. 침습적 검사이며 검사후 췌장염 등이 흔히 발생한다.

(7) 간동맥조영술(Hepatic arteriography)

간세포암의 경우 2-3 cm 이상이면 혈관이 비교적 풍부하게 나타난다. 종양이 의심되나 확실하지 않을 경우 지용성 조영제인 리피오돌을 주입한 다음 CT를 촬영할 경우 리피오돌이 과혈관성 종양 내로 유입되어 CT영상에서 경계가 분명하게 나타난다. 간문맥으로의 종양 침범시 'thread and streak sign'이 나타나 진단에 도움이 될 수 있다.

(8) 핵의학검사

① 간스캔(^{99m}Tc-sulfurcolloid)

간의 비만성 실질질환(간염, 알코올성 간질환, 지방침윤, 아밀로이드증 등) 및 간경변증 진단에 유용하며, 냉소(cold spot) 및 열소(hot spot) 등으로 국소병변을 진단할 수 있다.

② 적혈구 스캔(^{99m}Tc-RBC)

혈관종 진단에서 특이도가 높으므로 1 cm 이상 크기의 혈관종과 기타 전이성 종양 및 간암의 구별에 사용된다.

③ 간담도 스캔(^{99m}Tc-DISIDA)

^{99m}Tc-DISIDA(diisopropyl iminodiacetic acid)는 혈장에서 간세포로 섭취되어 담관으로 배출되는 물질이다. 급성 담낭염의 95-98%에서 부종에 의해 담낭관이 막히게 되므로 담낭관의 폐쇄여부를 평가하는데 도움을 준다. 황달의 원인 중 간질환과 간외 담도 폐쇄(extrahepatic biliary obstruction)을 감별하는데 도움을 준다.

2. 간질환 각론

1) 화농성 간농양(Pyogenic abscess)

(1) 병인

세균으로부터 간이 노출되는 경로로는 담도로부터의 감염이 가장 흔하고, 간문맥, 간동맥, 근처 감염원으로부터의 직접적인 감염 등이 있다(그림 4-6).

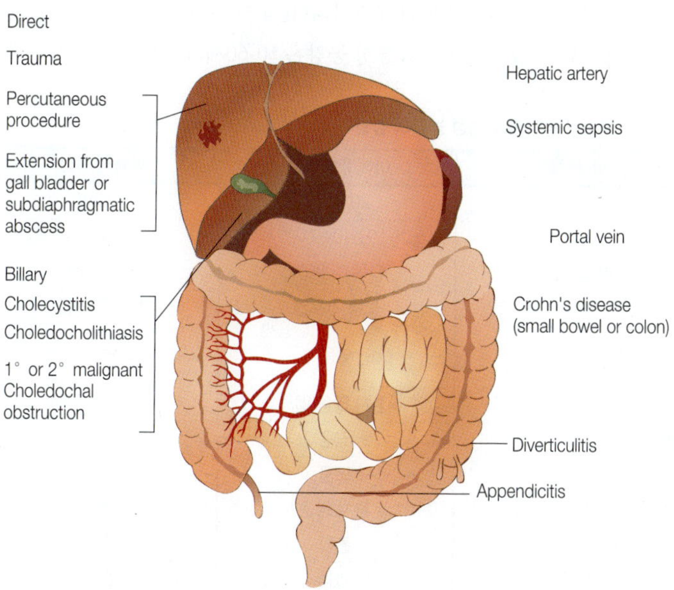

그림 4-6 화농성 간농양에서의 원인균 근원

(2) 병리 및 임상양상

간의 우측엽에 더 호발하며(3/4), 원인균으로는 E. coli, Klebsiella peumoniae, Staphylococcus aureus, Enterococcus, Streptococcus, Bacteroides 등이 알려져 있다. 환자는 발열/오한, 복부불편감을 호소하며 진찰소견에서 상복부압통, 간종대 및 황달(10%) 소견을 보인다.

(3) 진단

흉부단순촬영에서 50%의 환자에서 오른쪽 반횡격막이 올라가며, 우측 흉부삼출(pleural effusion) 및 무기폐 등의 소견이 나타날 수 있다. 초음파 검사는 초기 진단 시에 유용하고, CT 검사가 진단에 가장 큰 도움이 된다.

(4) 감별 질환

아메바성 간농양과의 감별이 중요하다(표 4-5). 아메바성 농양 의 경우 젊은 남성에서 많이 발생하지만, 화농성 농양은 50-60세의 고령에서 성별 관계없

표 4-5 아메바성 농양과 화농성 농양의 감별

임상양상	아메바성 농양	화농성 농양
나이	20-40세	> 50세
남 : 여	≥10 : 1	1.5 : 1
단독 대 다발성	단독 ≥ 80%	단독 50%
부위	보통 간우엽	보통 간우엽
풍토지역으로의 여행력 (travel in endemic area)	있음	없음
당뇨	흔치 않음(2%)	더 흔함(27%)
알코올 섭취	있음	흔함
황달	드묾	흔함
고빌리루빈혈증	흔치 않음	흔함
Alkaline phosphate 증가	흔함	흔함
혈액배양 양성	없음	흔함
아메바 혈청검사	있음	없음

이 발생한다. 발열 양상은 큰 차이 없지만 오한은 특징적으로 화농성농양 에서 많다. 메트로니다졸(metronidazole)의 임상적 투여하여 24-36시간 내 반응(발열, 통증 및 백혈구치 의 감소)이 없으면 화농성농양의 가능성이 높다.

(5) 치료

"광범위 경정맥 항생제"를 투여하며 "경피적 배농술"을 고려한다. 단, 충수돌기염 같이 1차병소가 있거나, 경피적 배농술 실패시 수술적 배액술을 고려한다. 수술적 간절제는 간암 혹은 간내 결석이 동반되어 있거나 간내 담관 협착이 있는 경우 고려할 수 있다.

(6) 처방례(입원처방)

① 간호처방

가. 금식 혹은 연질식사(soft diet)(환자의 상태 및 예정검사에 따라서)

나. V/S check q 8 hr

다. 수액 1000 ml/day(금식시 3000 ml/day로 늘린다)

라. ambulation; 환자 상태에 따라서 결정함

② 기본검사

가. CBC, BC, UA

나. 종양인자검사(aFP, CA19-9)

다. 면역학적 검사(Hepatitis profiles, HIV)

라. 발열 시 혈액, 소변의 균 배양검사 및 항생제 감수성검사

③ 영상검사

가. Chest PA / Abdomen E/S

나. 복부 단층촬영(도자 천자 여부는 단층촬영검사결과에 따른다.

④ 수액 및 경정맥 약제

가. 5DS10 iv 1,000ml/day

나. 항생제(2세대 cephalosporin + metronidazole)

다. 제산제(금식시)

라. 비마약성 진통제 NSAID(ex. Ketorolac) 정규 혹은 prn

마. 마약성 진통제(예 : Demerol [N-PTDA]) 정규 혹은 prn

⑤ 경구처방(식이가 가능한 경우)

가. 간장제(예 : ursodeoxycholic acid[UDCA], Silymarin [SMR] 등)

나. 소화제

다. 진통제

2) 아메바성 간농양(Amebic abscess)

(1) 병인 및 특징

E. histolytica trophozite가 간문맥을 통해 간에 도달하여 질환을 일으킨다. 젊은 남성에서 많이 발생하며 환자의 대변에서 영양형(trophozoites)와 낭종(cyst)으로 관찰된다. 대변소견은 질환의 존재를 의미하는 것으로 급성 병변을 의미하지는 않는다. 보통 간우엽에 단독 큰 결절(cavity)로 존재한다. 원충은 결절의 테두리에 위치하므로 적절치 못한 흡입 생검에선 발견되지 않을 수 있다.

(2) 치료

메트로니다졸(metronidazole)을 일차투약한다. 이때 치료 후 3일 내에 호전되지 않으면 진단이 잘못이거나 이차감염이 있음을 의미한다. 이 경우 배액술 및 수술적 치료를 고려해야 한다. 치료적 주사 흡입술은 ① 진단이 불분명하거나 ② 메트로니다졸 치료에 3-5일에도 반응하지 않거나 ③ 파열의 위험이 있을때(예 : 크기가 5 cm 이상이거나 간좌엽에 병변이 있는 경우) 고려한다.

3) 양성 간종양

양성 간병변 중 대표적인 것이 간세포선종과 기능성 결절성 과증식(functional nodular hyperplasia)이다. 이 두병변은 ① 젊은 여성에 호발하며, ② 피임제 복용과 관련이 있으며, ③ 병리소견 상 둘 다 간세포로 구성되어 있고 과혈관 병변이라는 공통점을 지닌다.

(1) 간샘종(Liver cell adenoma)

단독병변인 경우가 많고, 크기 다양, 여성에서 11배 높다(특히 젊은 여성). 파열 및 악성 병변으로의 전환 위험이 있다. CT나 MRI 상에서 경계는 분명하며, 출혈 및 괴사가 있으며 내부가 비균질한 종괴로 나타난다. 간절제술을 통해 치료한다.

(2) 초점성 결정성 과증식(Focal nodular hyperplasia)

보통 증상이 없거나 경미하다. 파열 및 출혈은 드물고, 악성화는 보고되지 않았다. 역시 CT나 MRI로 진단하며 진단이 불확실하고, 수술이 모든 경우에서 필요하지 않다. 즉, 증상을 유발하거나 크기가 증가하는 경우 최소경계로 절제하며 그렇지 않은 경우에는 경과관찰을 한다.

(3) 간의 해면혈관종(Cavernous hemangiomas)

양성 간종양 중 제일 많다. 수술 중 우연히 발견하는 것이 많다. 악성화 위험은 없다. 진단은 CT나 MRI를 이용해야 하며 생검은 금기이다. 치료는 파열 위험이 극히 낮으므로 경과 관찰이 원칙이다. 하지만 간파열의 위험이 있는 경우, 지속적인 크기가 증가하는 경우, 카사바하-메리트 증후군(Kasabach-Merritt syndrome) 발생 및 진단이 불명확 때 수술을 고려한다.

cf) 카사바하-메리트 증후군 : 큰 간의 해면혈관종에서 혈소판이 파괴되어 혈소판 감소증이 발생하는 경우로 소아에서 볼 수 있고 성인에선 드물다.

4) 간세포암(Hepatocellular carcinoma)

(1) 원인

B형 간염, C형 감염 등이 큰 원인으로, 간암환자의 70-80%가 B형간염 동반한다. 알코올성 간경화 및 윌슨병 같은 대사성 간병변, 간선종 등도 간암을 일으킨다. 타목시펜(tamoxifen), 아플라톡신(aflatoxin), 식물성 알칼로이드(plant alkaloids), 경구피임약(oral contraceptives), 스테로이드(anabolic steroids), 안드로겐, 염화 바이닐(vinyl chloride), 화악물질인 thorotrast, 기생충, 포르피린증(porphyria) 및 유기염소 살충제(organochloride pesticides) 등도 간암과 관련된다.

(2) 증상 및 징후

체중감소(80%), 복통(50%), 허약, 권태감(malaise), 식욕부진(anorexia), 황달(24%), 복부종괴(14%) 등이 나타날 수 있다. 열 혹은 출혈 시(6.9%)에는 예후가 좋지 않다. 간세포암의 파열은 남성에서 비외상성 혈복강의 가장 흔한 원인이다. 진찰소견에서 간종대가 나타날 수 있고 15-20% 환자에서 arterial bruit소견이 있다. 이외에도 1% 가량의 환자에선 고칼슘혈증, 저혈당 및 적혈구증가증 등 부신생물 증후군(paraneoplastic syndrome)이 발생할 수 있다.

(3) 진단

가. 알파태아단백(alpha-fetoprotein, AFP)

간세포암환자의 3/4에서 20 ng/mL 이상으로 증가한다(AFP가 400 ng/mL 이상이면 높은 양성률을 보인다). 만성 급성 바이러스성 감염 시 위양성소견이 나타날 수 있다. 간절제술을 시행받은 환자에서 재발여부에 대한 추적검사로 유용하다.

나. 초음파 검사

선별검사로 적절하며 4-6개월 마다 초음파를 해야 3 cm보다 작은 종양을 찾아낼 수 있는데 이는 1 cm에서 3 cm로 자라는데 평균 4-6개월이 걸리기 때문이다.

다. 컴퓨터 단층촬영

리피오돌 CT는 특히 1 cm 미만도 찾아낼 수 있다(민감도 95-96%).

라. 간동맥조영술

대부분 병변을 확진할 수 있다. 질환의 범위를 결정할 수 있으며, 문맥 및 간동맥 침범여부를 알 수 있다. 화학색전술(chemoembolization)을 함께 시행할 수 있다.

마. 진단적 복강경

숨은 전이(occult metastasis)를 발견하고 불필요한 수술을 줄일 수 있다.

바. 경피적 생검술 : 비수술적 치료를 고려할 때 및 진단이 불확실한 경우 시행한다.

(4) 치료(표 4-6)

가. 수술적 절제

간부분절제와 전체절제가 있다. 여기서 전체절제라 함은 간을 모두 절제한 뒤 간이식을 시행하는 것을 가리킨다. 현재까지 간세포암에 대한 수술적 치료가 "유일한 근치적 치료법"으로 알려져 있다. 간절제를 고려할 때는 간기능 및 잔여 간용적을 고려해야 한다. 즉, Child B 혹은 C의 간경화 및 간문맥 고혈압 환자는 간절제 후 회복하기 힘들므로 수술 전 간이식을 통해 도움을 받을 가능성이 있는지 충분히 고려해야

표 4-6 간세포암의 치료방법들

1. 수술적 치료
   ① 간절제술
   ② 간이식술
2. 소작술(Ablation)
   ① 에탄올 주입술
   ② 아세톤 주입술
   ③ 온도을 이용한 소작술(Termal ablation)
   냉동요법(cryotherapy), 고주파 소작술(Radiofrequency ablation), 극초단파 소작술(microwave ablation)
3. 경간동맥 치료(Transarterial therapy)
   ① 색전술(Embolization)
   ② 화학색전술(Chemoembolization)
   ③ 방사선치료(Radiotherapy)
4. 경간동맥치료 + 소작술(Combination transarterial/ablative)
5. 방사선요법(External beam radiation)
6. 전신요법(Systemic therapy)

하며 부득이 간절제술만 시행할 경우 충분한 잔여간을 보존하는 방향으로 수술계획을 세워야 한다. 이론적으론 정상 간의 경우 80%까지 간경화같이 병변이 있는 간의 경우는 60%까지 절제가 가능한 것으로 알려져 있으나,실제 환자의 적용에는 이보다 더욱 엄격해야 한다.

진행된 간경화 (Child B,C)이며 조기간암인 경우
→ **간이식**이 더 적절

Child A 간경화
→ **간절제**가 더 적절

수술 후 생존율에 미치는 주요 인자로는 종양의 병기와 간경화의 정도이다. 이 외에도 좋지 않은 예후인자로는 침윤성 간암, 간종양의 혈관침범, 분화도가 좋지 않은 간세포암, 간내 전이, 다발성 종양, 림프절 전이, 절제연 < 1 cm 및 capsule이 없는 경우 등이다. "간이식과 간절제술 중 어느 것을 선택할 것인가?" 라는 질문을 늘 하면서 수술방법을 결정해야 한다. 간세포암의 간이식 적응증에 대한 표준은 표 4-7과 같다. 보통, 진행된 간경화(Child B, C)이며 조기 간암의 경우 간이식이 적절하며, 간경화가 심하지 않은 간암(Child A)에서 간절제술이 더 적절하다.

나. 경피적 에탄올주입술(percutaneous ethanol injection, PEI)

적응증으론 종양의 크기가 3 cm 이상일 때, 3개 이하의 병변 시에 적절

표 4-7 간세포암의 간이식 적응증

가. Milan criteria(Mazzaferro et al, 1996)
① 단일 종양크기 ≤ 5 cm, 혹은
② 종양이 2-3개이며 모두가 3 cm를 넘지 않을 때, 그리고
③ 혈관 침윤 및 간외 전이가 없는 경우

나. UCSF criteria(Yao et al, 2001)
① 단일 종양 크기 ≤ 6.5 cm
② 종양이 2-3개이며 모두가 4.5 cm를 넘지 않으며 전체직경 합 ≤ 8 cm, 그리고
③ 혈관 침윤 및 간외 전이가 없는 경우

하게 치료할 수 있다. 수술 후 단독 종양재발에 대한 치료로서 이용될 수 있다. 치료 후 재발은 2년 내에 50%를 넘는다.

다. 고주파 소작술(Radiofrequency Ablation, RFA)

종양내로 직접 탐색자(probe)를 삽입하여 고주파의 교류(alternating current)를 이용하여 60℃의 열을 발생시켜 즉각적인 암세포 괴사 유발하는 시술로 처음에는 작은 종양에서 사용했지만, 지금은 7 cm까지의 종양에도 사용할 수 있다(보통 5 cm 이하의 병변에서 유용하다).

라. 간동맥 주입 항암요법(hepatic artery infusion chemotherapy)

대부분 종양으로의 혈액공급이 간동맥을 통해 이루어지므로 이를 이용해서 간동맥을 통해 5FU, cisplatin, doxorubicin 등을 주입한다. 25-60%의 반응율을 지니며, 펌프를 부착하기 위해 개복술을 해야 하며, 간독성이 있다는 점이 단점이다.

마. 경동맥 화학색전술(Transcatheter Arterial Chemoembolization, TACE)

간암의 허혈성 괴사를 유발하여 치료하는 시술로서 반응률은 50% 정도이지만 두드러진 생존율 향상은 보고되지 않았다. 즉, 통증조절 및 간암파열 시에 효과적이다. 주된 간문맥 혈전증 및 간부전 같이 간으로의 혈류가 불안정할 때는 금기증에 해당한다. 시술후 발열, 복통, 구토 등의 증상이 나타날 수 있고, 담낭염, 췌장염, 위궤양, 간농양 등의 합병증이 발생할 수 있다. 시술 전 절제 불가능한 종양을 절제 가능한 종양으로 전환시켜 후에 수술적 치료를 받게 하는 효과도 보고되었다. 보통 9 cm 이상의 종양에선 효과가 적다. 단독 및 수술 외의 요법과 병행했을 경우 생존율이 개선되진 않는다.

바. 전신적인 항암요법

반응률 20% 이하이다.

(5) 간세포암의 처방예

가. 입원처방

① 간호처방

- 고형식이(solid diet)
- V/S check q 8 hr
- 수액 1000 mL/day
- Free ambulation

② 기본검사

- CBC, BC, UA(이때 간기능을 반영하는 혈청 암모니아 및 INR 등을 포함시킨다.)
- 종양표식자(AFP)
- 필요 시 간염 표식자 검사를 나간다(예 : HBs Ag, anti-HBs Ab, HBe Ag, anti-HBe Ab, anti-HCV Ab)
- ABGA(수술준비용)
- ICG test(간절제가 예상될 때)

③ 영상검사

- Chest PA/ Flat abdomen E/S
- 복부단층 촬영 및 MRI(적절한 검사를 선별한다.)

④ 기능검사(수술준비용)

- 심전도 촬영
- 폐기능검사
- 심장초음파검사(적응증에 해당할 경우)
- 경우에 따라서 다른 질환여부를 알기 위해 위내시경 등을 처방할 수 있다.

  ※ 수술위험인자가 있는 경우 타과 진료의뢰를 고려한다.

⑤ 수액

5DS10 IV, 1000 ml/day

⑥ 경구투약

· 간장제(예 : ursodeoxycholic acid [UDCA], Silymarin [SMR] 등)

· 소화제

나. 술전 처방

① 간호처방

· 자정부터 금식(간절제만 예상된 경우)

· V/S q 8 hr

· 피부준비 : 유두선까지 흉부 및 전체 복부

· 수술동의서 받기

· 수술중 필요할 수 있는 혈액성분의 준비(수술에 따라 다르며 보통 간구역절제 시에는 PRC 5U, FFP 5U 정도를 준비한다.)

· 비위관 및 도뇨관의 준비

② 수액

· HS10(수술실용, 당뇨 환자에선 NS10을 준비한다.)

· 예방적 항생제(보통 2세대 세팔로스포린)을 수술실로 내려 마취유도 시 마취과 간호사에 의해 주입되도록 하며, 수술이 4시간 이상이 예상될 경우 같은 용량의 항생제를 booster 목적으로 함께 내린다.

다. 술후 처방(중환자실용)

① 간호처방

· 금식

· V/S check q 30min × 2, q 1hr × 2, If stable, check q 2 hr

· O_2 mask 5 L/min

· 비위관의 배액 및 6시간 간격의 흡입(L tube drainage w/aspiration q6 hr)

· 중심정맥압 감시(CVP monitoring q6hr via a subclavian line)

· 심전도 및 산소분합 감시(EKG monitoring w/ SaO_2)

· 배액관의 지시(closed suction dain checkup)

· 도뇨관을 통한 시간당 소변량 측정(Foley catheter w/ HUO)
· 기본 수액의 공급(Fluid 3000 ml/day)

② 기본검사
· CBC, BC, UA
· ABGA

③ 영상검사
· Chest AP(portable)

④ 수액 및 경정맥 투약
· 5DS10 + B1C3
· HS10 + 50DW1
· 10DW10 + Vitamine K 10 mg
· 제산제(NPO시)
· 비마약성 진통제 NSAID(예 : Ketorolac) 정규 혹은 PRN
· 마약성 진통제(예 : Demerol [N-PTDA]) 정규 혹은 PRN

5)기타 종양들

(1) 간내 담관암(Intrahepatic cholangiocarcinoma)

가. 역학

담관암는 대부분(40-60%) 간문부(hilum; biliary confluence)에서 발생하지만, 간 내에서도 발생할 수 있다. 간의 원발암 중 5-20% 차지하고(간세포암 다음으로 많다). 간세포암은 50대에 호발하는데 비해, 담관암은 60대에 호발한다. 원발성 경화성 담관염(primary sclerosing cholangitis). 총담관낭(choledochal cyst) 재발성 화농성 담관염(recurrent pyogenic cholangitis)등이 담관암의 위험인자에 속한다.

나. 증상 및 진단

우상복부 통증, 체중감소 황달 등이 나타날 수 있다. AFP은 정상이지만, CEA는 상승될 수 있다. CT 혹은 MRI에서 국소 간종괴 및 말초담관 확장이 나타날 수 있다(조영제 주입 후 주변부 혹은 중심부 조영 증강 소견 보임).

다. 치료

수술적 절제로 치료하며 절제율 60-90%, 간내 전이, 림프절 전이, 혈관 침범 및 종양의 절제연 양성소견 시에 예후가 좋지 않다.

(2) 결장직장암의 간전이

간에서의 악성종양 중 전이성 종양의 빈도가 "가장" 높다. 원발 부위로는 기관지 기원성 암종(bronchogenic carcinoma) >전립선암 > 결장암 > 유방암 > 췌장암 > 위암> 신장암 >자궁경부암 순이다.

가. 진단

상승하는 CEA치와 영상검사상 새롭게 발견된 간종괴 소견이 있을 때 간전이로 진단할 수 있다. CEA 외에도 알칼리성 인산분해효소(alkaline posphatase), GGT(gamma-glutamyl transpeptidase) 및 LDH(lactate dehydrogenase) 수치가 증가될 수 있다. 영상검사로는 CT검사(5 mm의 thin-slice)중 문맥기에서 조영되는 간실질에 비해 조영되지 않은 종괴가 있을 때 간전이를 시사한다. 대장내시경검사(국소 전이 여부를 확인), 흉부단순촬영(폐전이 확인) 및 PET(일부 환자들에게서 전이부위를 찾는데 효과적)를 통해 다른 부위로의 전이여부를 확인한다. 예후가 좋지 않은 환자들에게 선별적으로 진단적 복강경검사를 시행할 수 있다.

나. 치료

대장암의 간전이는 절제할 수 있으면 절제하는 것이 좋다. 결장직장암 간전이의 좋지 않은 예후인자로는 ① 간외 전이가 있는 경우, ② 대장결장암 수술시의 림프절 전이 개수가 많은 경우, ③ 간암이 대장암과 동시에 발견된 경우 및 대장암 수술 1년 내에 간전이가 발견된 경우, ④ 간전이 개수가 1개 이상인 경우, ⑤ 간좌우엽에 침범한 경우, ⑥ CEA≥200 ng/ml, ⑦ 가장 큰 간전이의 크기가 5 cm 이상인 경우, ⑧ 수술 경계연이 종양 양성인 경우 이다.

6) 혈액담즙증(Hemobilia)

(1) 원인

혈관계와 담도계의 연결은 외상(40-60%; 가장 흔함), 감염(28%), 담석증(10%), 동맥류(7%), 및 종양(5%) 등에 의해 발생한다. 보통 간외상 환자의 3%에서 발생하며 외상 후 3-4주 이내에 나타난다.

(2) 임상양상

위장관 출혈, 통증, 및 황달의 3가지 증상이 대표적이다.

(3) 진단

가. 상부위장관 내시경은 다른 위장관 출혈 원인을 감별하며 팽대부(ampulla of Vater)를 확인할 수 있으므로 혈액담즙증의 첫 검사로 적합하다.

나. 혈관조영술은 심각한 혈액담즙증시 가장 좋은 검사이며 90% 이상의 진단율을 보인다.

다. 담관촬영(chloangiography)을 통해 담관 내 혈전(blood clot)을 발견할 수 있다.

(4) 치료

출혈을 멈추게 하고, 담도폐쇄를 호전시키는 방향으로 치료 한다. 보통은 보존적인 방법으로 치료하지만 수혈이 필요한 심각한 혈액담즙증인 경우 혈관조영술의 방법으로 치료한다. 수술은 이와 같이 보존적인 방법 및 혈관조영술을 통한 치료가 실패한 경우 시행한다.

Catholic University of Korea 임상진료지침

02 담도계(Biliary Tract)

Surgery

1. 급성 담석 담낭염(Acute Calculous Cholecystitis)

1) 개요

담석증에 대한 우리나라에서의 정확한 조사가 아직 없기 때문에 미국의 통계를 빌리자면, 성인의 10-15%에서 담낭 담석을 가진 것으로 파악되고 있다. 서구에서는 콜레스테롤 담석이 대부분인 반면 우리나라에서는 아직까지 색소성 담석이 차지하는 비율이 높은데, 앞으로 색소성 담석의 빈도는 줄 것으로 기대 되나 점차 서구화되는 생활 양상의 변화로 미루어 콜레스테롤 담석 환자 수가 증가할 것으로 추측된다. 담석은 극히 일부분의 경우에 자연적으로 소실될 수도 있으나, 대부분의 경우 자연적으로 소실되지 않는다. 일반적으로 담석에 의한 증상이 있을 경우 1-2년 내에 증상이 다시 발생할 가능성은 50% 정도로 매우 높고, 반대로 무증상의 담석증 환자에서 증상이 발생할 확률은 상대적으로 낮은 편이다. 조사자마다 통계가 다르긴 하지만 일반적으로 매년 무증상 환자의 1-2%에서 담관 통증(biliary colic)이나 합병증이 발생한다고 여겨진다. 증상이 있거나 염증성 변화를 일으키는 경우엔 당연히 담낭절제술의 시행해야 하겠고 무증상인 경우에도 심한 비만증이 있는 경우, 담석의 크기가 2.5 cm 이상인 경우, 담낭벽에 석회화가 있는 경우에는 예방적 담낭절제술을 시행하는 것이 바람직하다. 한때 논란이 되었던 당뇨를 가진 무증상의 담낭 담석증환자에서 예방적으로 담낭절제술을 시행하는

것은 일반적으로 받아들여 지지 않고 있다.

한편, 급성 담낭염은 담석증의 합병증 중 가장 흔한 형태로 급성 담낭염의 90-95%가 담석증과 연관되어 있고, 50%의 환자가 담낭 절제 시 담즙에서 균이 검출 된다.

2) 증상

급성 담낭염의 통증은 전형적인 우상복부 통증을 나타내며, 수시간에서 수일 정도로 지속된다. 악화되면 발열 및 복부 경직이 올 수 있다.

* 머피 징후(Murphy's sign) : 우상복부를 촉진할 때 흡기시 호흡정지(inspiratory arrest) 발생

3) 진단

초음파 검사로 담낭벽 비후가 4 mm 이상, 담낭주위 체액저류(fluid collection), 초음파유도 머피 징후등이 양성일 때 진단. 검사실 소견에서 경미한 백혈구 증가나 경미한 빌리루빈 증가, ALP, Transaminase의 증가가 있을 수 있다.

4) 치료

금식을 시행하고 항생제 주사를 투여한다. 마약성 진통제는 담도계 압력(biliary pressure)를 증가시키는 반면, NSAIDs 계통의 진통제는 프로스타글란딘(prostaglandin) 생성 및 담낭 내 점액 생산을 감소시켜 압력 및 통증을 감소 시키므로 진통제가 필요시 NSAID를 먼저 투여하는 것이 바람직하다. 진단 후 24-48시간 내에 복강경하 담낭절제술이 치료원칙이다.

5) 합병증

(1) 화농성 담낭염(Empyema)

폐색된 담낭 내에 세균이 과다증식되어 고름을 형성한 상태로, 고열 및 높은 백혈구 증가증(leukocytosis)을 보인다. 치료는 복강경하 담낭절제술을

시도하지만 개복술로 전환할 가능성이 높다.

(2) 기종성 담낭염(Emphysematous Cholecystitis)

담낭벽 내에 공기음영이 있는 상태로 당뇨 및 남성 환자에서 호발한다. 치료는 즉각적인 항생제 치료(E. coli, Enterococcus, Klebsiella, Clostridia 균 겨냥) 및 응급 담낭절제술을 시행한다.

(3) 담낭 천공

담낭기저부(fundus of GB)에서 많이 발생하며, 담낭-장 누공이 형성되어 담석성 장폐색(gallstone ileus)의 원인이 되기도 한다. 우상복부에 국한된 동통이 전반적인 복통으로 전환될 때 의심하며 응급 담낭절제술 시행한다.

※ 급성 무결석 담낭염(acute acalculous cholecystitis)

급성담낭염의 5-10%를 차지하는 질환으로 적절한 처치가 이루어지지 않을 경우 사망률이 40%에 달하는, 병의 진행 속도가 매우 빠른 질환이다. 담낭 내 결석과 같은 명확한 폐쇄요인 없이 발생하는 담낭염으로, 정확한 발생요인이 현재까지 정립되지 않았으나, 담즙 정체, 패혈증과 허혈증 등이 원인으로 추정된다. 약 반수의 환자에서 심한 외상, 화상, 기존의 패혈증 등의 전신 질환을 가지고 있다. 때로 장기간의 중심정맥영양 치료 후에 발생하기도 한다. 치료는 응급 담낭절제술이 원칙이고, 환자의 전신 상태가 매우 나쁜 경우엔 경피경간 담낭조루술(cholecystostomy)을 우선 시행하였다가 6개월 내에 환자상태 호전 후 담낭절제술을 시행하기도 한다.

2. 담도 결석증(choledocholithiasis)

1) 개요

간외 담관내에 결석이 있는 질환을 말하고, 담낭절제술 시행 시 약 4-15%에서 총담관 결석이 존재한다고 알려져 있다. 대부분은 담낭결석이 이동하여 생긴 속발성 담관결석(secondary stones)이며, 본래 담관 내에서 생성된 경우는 원발성 담관결석(primary stones)이라고 한다.

2) 임상양상

담성 동통(biliary colic), 황달, 대변(clay stool color) 및 소변(darkened urine) 색깔의 변화 등이 있으며 발열/오한 이 동반될 수 있다.

3) 진단

실험실 검사에서 혈청 빌리루빈 > 3 mg/dL, AST/ALT 및 ALP(alkaline phosphatase) 증가 등을 보이고, 초음파 검사시에 총담관 직경이 1 cm 이상 이면 담도폐쇄를 의미하며 3 mm 이하일 때에는 담도폐쇄의 가능성이 떨어진다. 초음파 소견에서 담도결석을 시사하는 echogenic shadow는 60-70%에서 나타난다. 이보다 정확한 영상진단도구에는 MRCP(magnetic resonance retrograde cholangiography), ERCP(endoscopic retrograde cholangiography) 등이 있다. ERCP는 진단 및 치료를 할 수 있는 장점이 있지만 침습적이며 췌장염 및 담도염 등의 합병증을 유발할 수 있다(5%).

4) 치료

(1) 내시경적 치료-내시경적 괄약근절개술 및 결석제거 (endoscopic sphincterotomy & stone extraction)

가. 합병증 : 담도염, 췌장염, 장 천공 및 출혈(5%)

나. 내시경적 제거가 가능하지 않은 경우

① 결석이 다발성이며 간내결석도 동반되어 있는 경우

② 결석이 크고 impaction 되어 있는 경우

③ 십이지장게실이 동반되어 있는 경우

④ 전에 위절제술을 시행받은 경우

⑤ 담도 협착이 심할 때

(2) 복강경하 담도 탐색(Laparoscopic CBD Exploration)

가. 담낭관을 통해 수술 도중 담도촬영술을 시행한다. 결석이 있음이 확인되면 담낭관을 열고, Fogarty catheter 삽입하여 십이지장까지 넣은

뒤 풍선을 팽창(balloon inflation) 시킨 후 부드럽게 잡아당김. 실패 시 wire basket 및 담도경을 이용하여 결석 제거를 시도한다.

나. 담낭관(cystic duct)을 통해 결석이 제거되면 수술 후 T-tube가 필요하지 않지만, 담도를 열어서(anterior choledochotomy) 결석이 제거되는 경우는 T-tube를 삽입해야 한다.

(3) 개복하여 담도를 열어서 결석을 제거하는 방법

가. 결석을 제거하는 방법

① 부드러운 고무도관(rubber catheter)를 이용한 irrigation

② Fogarty catheter 및 stone basket 이용

나. 결석을 제거한 뒤 T-tube를 삽입하며, 담도촬영술을 다시 시행하여 남아있는 결석이 없음을 확인한다.

다. 담도배액술이 필요한 경우

괄약근 협착, 다발성 총담관 결석, 일차성 총담관 결석, 간내결석 등이 있을 경우 담도배액술을 추가로 시행한다.

* 담도배액술의 종류 : 담도공장문합술(Roux-en-Y choledochojejunostomy), 담도십이지장문합술(choledochoduodenostomy), 경십이지장 괄약근성형술(transduodenal sphinteroplasty)

폐쇄성 황달(Obstructive Jaundice)

A. 황달이 있을 경우 감별질환(표 4-8)

B. 빌리루빈의 대사

1) 오래된 적혈구로부터 유리된 헤모글로빈이 간에서 빌리루빈으로 전환되어 담도를 통해 위장관으로 배출된 후 회장말단부 및 결장에서 urobilinogen으로 전환되고 이중 10120%가 문맥순환(portal circulation)으로 재흡수되어 담즙으로 재분비되거나 소변을 통해 분비된다.

표 4-8 황달이 있을 경우 감별질환

빌리루빈 대사 이상	고빌리루빈혈증	임상예
빌리루빈 생성 증가	비결합빌리루빈 (unconjugated)	대량수혈, 수혈반응, 패혈증, 화상, 용혈, 선천성 혈색소병증
간세포로의 섭취나 결합 장애	비결합빌리루빈	Gilbert's 병, Crigler-Najjar 증후군, 신생아 황달, 바이러스성 간염, 약제 반응, 패혈증
수송과 분비장애	결합빌리루빈 (Conjugated)	Dubin-Johnson 증후군, Rotor's 증후군, 간경화, 아밀로이도증(Amyloidosis), 악성종양, 간염, 임신
담도폐쇄	결합빌리루빈	담도결석증, 양성담도협착, 팽대부주위암, 담도암, 만성 췌장염, 일차성 경화성 담관염

2) 빌리루빈이 2 mg/dL를 넘으면 조직에 침착되며, 악성종양에 의한 폐쇄 시에는 빌리루빈 상승이 결석에 의한 상승보다 더 높다(20 mg/dL vs. 10-12 mg/dL).

3) ALP가 빌리루빈 수치보다 더 민감한 검사로, 담도의 부분폐색 시에 최초로 상승한다.

C. 담도 확장의 기준 : 간외 담도 10 mm 이상 또는 간내 담도 4 mm 이상

3. 간내 결석(Intrahepatic Stone)

1) 개요

총담관 상부에 담석이 존재하는 질환으로 간내담관에서 담석이 만들어져 간내에만 담석이 있는 원발성 간내결석증(primary intrahepatic stone)과 간외 담관에서 생긴 담석이 간내담관으로 이동한 속발성 간내결석증(secondary intrahepatic stone)으로 분류되는데, 일반적으로 원발성 간내결석은 간내담관의 협착이 동반되어 협착이 없는 속발성 간내결석증과 구분된다. 발생 위험인자로는 양성담도협착, PSC(Primary sclerosing cholangitis), 담도낭(Choledochal cyst) 그리고 담도암 등이며, 이러한 경우의 병인은 담즙

정체, 감염 및 담도 점액이 결석형성에 관여한다고 생각된다. 대부분의 간내결석은 bacterial cast와 calcium bilirubinate 를 포함한다(brown pigment stone이 많다.).

2) 임상양상

담도염(67%), 상복부 동통(63%), 황달(39%), 소양증(6%) 등이 나타난다.

3) 진단

내시경적, 경피경간적 혹은 MRI를 이용한 담도조영술(cholangiography : ERCP, PTBD, MRCP 등)이 협착을 확인하는데 필요하며, 병변의 전체적인 해부학적 위치를 확인하기 위하여는 CT나 MRI가 도움이 된다.

4) 치료

치료 목표는 기저 담도질환 교정과 결석의 제거로, 수술은 개복술이나 때로는 복강경 수술로 시행된다. 수술방법은 담낭절제술, 병변을 포함한 간내담도 제거, 담도경검사로 간내결석을 확인하여 결석 제거를 시행하며 간절제 여부를 결정하는 것이 중요하다. 담도를 절제하였을 경우 Roux-en-Y hepaticojejunostomy로 담도를 재건한다.

간절제가 필요한 경우

(1) 오랜 기간 담도가 폐쇄되었거나 담석으로 인해 간의 부분적 위축이나 경화가 있는 경우
(2) 간내결석이 국한되어 있거나, 담도협착이 있는 경우
(3) 담도암의 가능성이 있을 때
(4) 재발성 담도염이 있을 때

5) 자연경과

간내결석증을 적절한 치료를 하지 않고 방치하였을 경우에는, 간농양이나

이의 파열에 의한 복강 내 농양, 패혈증 등의 급성 염증성 합병증이나 담관 폐쇄에 의한 담즙성 간경변증 같은 심각한 합병증이 발생할 수 있다. 또한 간내담관암의 원인이 되기도 한다(간내결석이 있는 환자의 약 5%에서 간내담관암을 동반하고 있다.).

4. 담낭의 용종성 병변 (Polypoid Lesions of the Gallbladder)

1) 개요

담낭 용종은 담낭 내강으로 점막이 돌출되는 병변을 말하는데 담낭초음파를 받는 환자의 3-7%에서 나타난다. 하지만 대부분의 경우(95%) 진정한 의미의 종양성 병변이 아닌 경우가 많고 지방침착이나 염증성 병변이 대부분이다. 담낭 용종의 종양성 병변은 양성 및 악성이 있다.

2) 종류

콜레스테롤성 용종이 가장 흔하며(60%), 담낭선근종증(adenomyomatosis), 염증성 용종(inflammatory polyp), 선종(adenoma) 등이 있다.

3) 증상

특별한 경우를 제외하면, 담낭 용종은 증상을 일으키지 않는다. 용종의 존재는 담석증의 치료를 위한 담낭절제 후에 우연히 발견될 수 있으며 담도성 동통과 유사한 증상을 보이는 경우가 드물게 있다.

4) 치료

담도성 동통이 있는 경우와 초음파에서 담석이 동반된 예는 수술의 적응이 된다. 이외에도 크기가 점차 증가하는 경우, 10 mm 이상의 크기를 갖는 경우에는 복강경 담낭절제술을 시행하는 것이 바람직하다. 직경 10 mm 이하의 크기에는 6-12개월 간격으로 초음파를 시행하여 용종이 커지는지 관찰하게 된다.

5. 양성 담도 협착 및 담도 손상 (Benign Stricture / Bile Duct Injury)

1) 개요

양성담도협착은 만성 췌장염, PBC, 담도염 등에서 생길 수 있지만, 가장 흔한 경우가 복강경 하 담낭절제술 후의 iatrogenic injury 이다. 관련인자로는 외과의의 수술 실력, 담낭염의 심한 정도, 담도해부의 변형이 있을 수 있고, 담도손상 감소를 위한 노력으로 routine operative cholangiography 시행이나 수술 전 MRCP 등을 촬영하는 것도 방법이 될 수도 있다. 무엇보다도 Calot triangle 과 담낭-담도 연결부위의 정확한 박리와 노출이 중요하다.

2) 임상양상

25%는 수술 도중 담도 손상이 발견되며, 나머지의 경우는 보통 수술 후 일주일 내로 통증, 발열 및 고빌리루빈혈증(2.5 mg/dl) 이 나타났을 때 발견될 수 있다.

3) 진단

(1) 담즙누출(bile leakage)이 의심되는 경우

가. CT 혹은 초음파 검사를 시행하여 abnormal fluid collection이 있으면 경피적 배액을 시행한다.

나. 비침습적 방법으로 Tc-IDA scan을 통해 담즙누출을 확진할 수 있다.

다. 담도 해부에 대한 정보를 얻기 위해, 배액관이 있는 경우 배액관을 통한 조영검사 및 배액관이 없는 경우는 내시경적 역행성 담도조영술(endoscopic retrograde cholangiography, ERCP)를 시행할 수 있다.

(2) 담도 손상이 의심되며 황달이 있는 환자의 경우

CT 혹은 초음파 검사로 간내담도 및 간외담도의 확장여부를 확인한다. 간내담도확장의 경우 경피경간담도조영술(percutaneous transhepatic cholangiography, PTC)을 통한 transhepatic stent를 삽입하여 감압한다.

4) 치료

치료방침의 결정인자는 진단시기, 손상의 유형, 손상의 정도 및 손상 받은 level 등이다.

(1) 수술 후 발견

담낭관(cystic duct)에서 담즙누출이 있다. 경피적 배액 후 담도 내 인공삽입물(biliary endoprothesis)을 설치한다.

(2) 수술 중 발견

가. 담도(bile duct)의 부분손상 시

손상부위가 작으면 그 크기의 T 튜브를 손상부위로 삽입하고 손상 부위가 크면 그 손상부위를 복구한 뒤 담도의 다른 부위를 통해 T 튜브를 삽입하여 손상부위 쪽으로 버팀목(stenting)이 되게 한다.

나. 단독 간관(hepatic duct) 손상 시

크기가 3 mm 이하일 때는 안전하게 결찰할 수 있고, 3 mm 이상이면 re-implantation을 시행한다.

(3) CBD 혹은 CHD의 절단 시

경간적 도관(transhepatic catheter) 설치 하여 감압한 뒤 6-8주 후 수술로 복원한다. 수술은 긴장없는, 점막-점막, 담도소장문합술(주로 Roux-en-Y hepaticojejunostomy 많이 시행한다.

5) 예후

재협착이 2/3 환자에서 술후 2년내에 발생한다.

담도의 근위부 손상이 원위부 손상보다 수술이 힘들다.

6. 급성 담도염(Acute Cholangitis)

1) 개요

급성 담도염의 발병에는 두 가지 인자가 모두 있어야 하는데, 담즙내의 상당한 세균수와 담도 폐쇄가 그것이다. 즉 담도에 세균감염이 있어도, 임상적인 담도염은 담도폐색으로 담도내압이 상승하지 않는 한 발생하지 않는다. 정상적인 담도압은 7-14 mmH_2O며, 담도폐색으로 담도 내압이 18-29 cmH_2O 이상 상승시 균이 급격하게 혈액과 림프로 이동하게 되며 발열과 오한이 발생하게 된다. 가장 흔히 발견되는 균주로는 E.coli, K.pneumoniae, enterococci, B.fragilis이다. 담도폐색의 가장 흔한 원인은 담도결석(80%)과 악성종양(2nd)이다.

2) 임상양상

- Charcot's triad : 발열 - 황달 - 복통
- Raynold's pentad : Charcot's triad 에 정신둔감(Mental obtundation)과 저혈압이 동반된 경우를 말한다.

3) 진단

① 검사실 소견 : 백혈구 증가증. 빌리루빈, AST/ALT & ALP 상승

② 영상검사 : CT, 초음파, MRCP /(내시경적) 담도조영술

4) 치료

치료는 보존적 치료로 항생제, 경정맥수액 공급,(혈압이 낮을 때) 강심제 등을 사용하며, 대체로 항생제 치료만으로도 잘 반응하나 12-24시간 안에 반응하지 않는 15% 정도의 환자에게선 응급 담도감압 이 필요하다. 응급 담도감압의 방법에는 다음의 두 가지가 있다.

(1) 근위부(perihilar) 폐색시는 경피경간적 배액술

(2) 원위부(distal CBD) 폐색시는 내시경적 배액술

내시경적, 경피경간적 접근이 불가능할 때 수술하여 담도를 절개한 후에 T튜브를 삽입한다.

7. 담도낭(Choledochal cyst)

1) 개요

간내 혹은 간외담도의 확장 소견을 보이는 선천성 질환이고 여성이 남성보다 흔하게 발생한다. 원인으로 비정상적 췌담관합류(APBDJ : Anomalous Pancreatobiliary Duct Junction)를 들 수 있는데, 담도낭을 가진 상당수의 환자에서 췌관이 담도와 만날 때, 정상과 비교 시 1 cm 가량 앞서 만나 긴 공통관(common channel)을 형성한다.

cf) 췌담관합류기형와 관련된 질환들

Choledochal cyst, 간담도계 악성질환, Pancreatic divisum, 췌석증

2) 분류

- I 형(m/c) : 간외담도의 fusiform or cystic dilatations
- II 형 : 간외담도의 saccular diverticulum
- III 형 : 십이지장벽내의 담도확장(choledochocele)
- IV 형(2nd m/c) : 간내 & 간외담도의 cystic dilatation
- V 형 : Intrahepatic cysts(Caroli' s disease)

3) 임상 양상 및 진단

- 전통적인 3가지 증상(상복부동통, 황달 & 복부종괴)을 보이는 환자는 10% 미만이다.
- 초음파, 담도조영술이 진단에 도움을 준다.

4) 치료

절제하지 않았을 때 담도암 발생 위험은 성인에서 15%에 달하기 때문에

반드시 전체 담도낭을 제거해야 한다.

- I & II 형 : 담낭절제술과 간외담도 절제 후 Roux-en-Y 담도장문합술로 재건
- IV 형 : 간외담도를 제거한다. 간내낭종이 한 엽에 국한되어 있으면 간엽절제를 시행하고 양엽에 있으면 간을 절제하지 않고 경간도관(transhepatic stent)을 설치하여 나중에 간내결석발생 시 제거할 수 있는 통로로 사용한다.

8. 담낭암(Gallbladder cancer)

1) 개요

병의 악성도가 높고 뚜렷한 증상이 없기 때문에 대부분의 경우 절제하지 못하는 상황에서 첫발견이 이루어진다. 빈도는 여성에서 더 호발(3배)하고, 고령에서 많다(65세 이상에서 75% 발생).

2) 원인

담낭암 환자의 70% 이상에서 담낭결석을 동반하는 것으로 보고 되지만, 모든 담낭결석 환자 중에서 담낭암이 발견되는 빈도는 1% 미만일 뿐이다. 한편 크기가 3 cm 이상의 담낭결석을 가지는 경우는 그렇지 않은 경우에 비해 담낭암 발생이 10배로 발병률이 증가한다는 보고가 있고, 이외에 담낭암 발생의 위험인자로 알려진 것들 중에는 APBDJ(Anomalous Pancreatobiliary Duct junction), 석회쓸개(porcelain GB), 담도낭(choledochal cyst), 티푸스 보균자 등이 있다.

3) 병기

(1) T

- T1 : 점막층(mucosa)까지 침범(T1a), 근육층(muscle layer)까지 침범(T1b)

- T2 : 근육층주위 결체 조직(perimuscular connective tissue)까지 침범, 즉, 장막층(serosa)을 뚫지는 않은 경우
- T3 : 장막층을 뚫었거나 간 등 다른 장기로의 직접적인 침윤이 있는 경우

(2) N
- N0 : 국소림프절 침윤이 없음
- N1 : 국소림프절 침윤이 있는 경우

(3) M
- M0 : 원발전이가 없는 경우
- M1 : 원발전이가 있는 경우

[전체병기]

IA	T1 N0 M0
IB	T2 N0 M0
IIA	T3 N0 M0
IIIB	T1 N1 M0
T2	N1 M0
T3	N1 M0
III	T4 anyN M0
IV	anyT anyN M1

※ 담낭암은 주로 선암(90%)이며 주로 림프계를 통한 전이를 하며, 혈행성 전이도 가능하다.

4) 임상 양상 및 진단

우상복부 동통이 가장 흔한 증상이며 체중감소, 황달, 복부종괴(흔치 않음) 등이 나타날 수 있다. 첫 검사로 초음파 검사가 적합하고, 주변장기 침범 여부를 알기 위해 CT를 시행한다. 황달이 동반될 경우 담도조영술을 시행하는데 요즘은 ERCP보다 MRCP가 선호 된다. 종양 표지자로는 CA19-9, CEA, α-fetoprotein이 관련 되어 있다.

5) 치료

담낭은 해부학적으로 다른 소화기 장관들과 달리 점막하층(submucosa)이 없으며, 담낭벽의 일부는 간에 직접 붙어 장막(serosa)층이 없기 때문에 림프관과 간으로 직접 침윤이 빠르게 진행 될 수 있는 여건을 가지고 있다. 절제가 불가능한 경우(전체 담낭암의 40~60%)로는 간(직접침윤 제외) 및 복막전이, 암조직이 간문맥을 둘러싸는 경우가 있다. 이러한 경우엔 초음파 및 CT 유도하의 조직 생검을 시행한다.

(1) 근치적 치료

가. 점막까지 침범한 병변(Tis, T1a)

담낭절제술로 충분하다. 과거엔 개복수술보다 복강경하 담낭절제술에서 담즙누출이 더 많이 발생하므로 이로 인해 종양이 퍼질 우려가 있다고 하여 담낭암의 가능성이 있는 경우엔 복강경수술보다는 '개복수술'을 권유하였으나 최근엔 조기담낭암 의심 환자에서 복강경 수술의 역할이 재평가 되고 있다.

나. 근육층(T1b) 이상 침범된 병변시

국소림프절 침윤이 높아지므로(T1b에서도 15% 가량 된다) '광범위 담낭절제술'을 시행해야 한다. 담낭으로부터 2 cm 경계의 간을 동반절제하며 주변 림프절곽청술을 시행한다. 이 때 적절한 림프절제거를 위해 CBD를 절제하기도 한다. 예상보다 병변이 진행된 경우가 많기 때문에 개복 수술전 먼저 진단적 복강경을 시행하는 것이 도움이 된다. 침윤의 정도가 T3 이상이 될 때는 간상(liver bed)에 암종이 있는 경우는 제 4,5번 간 분절절제(segmental resection)를 시행하고, 간문부(hilar portion)에 암종이 있는 경우는 확대우엽절제(extended Rt.hepatectomy) 및 미상엽절제(caudate lobectomy)를 시행할 수 있다.

※ 2, 3기 환자에선 항암방사선요법을 추가한다.

(2) 완화치료(Palliative Treatment)

황달이 있는 경우, 수술을 통한 담도 우회술과 비수술적으로 내시경적 혹은 경피경간담도관 설치(PTBD)와 경피적 복강신경절(Celiac Ganglon) 신경차단 등을 통한 통증조절을 시행 할 수 있다.

6) 예후

T1a 는 예후가 매우 좋으나(5년 생존률 100%까지 보고), T1b 부터는 예후가 점차 떨어진다.

T1a 병변에서 단순담낭절제술과 광범위담낭절제술간의 성적에 차이는 없다. T2 병변 부터는 림프절전이 위험이 63%까지 증가하므로 예후가 현저히 떨어진다. 4기 병변시의 평균 생존은 1-3개월 가량이다.

9. 담도암(Cholangiocarcinoma)

1) 개요

담도암은 담도상피에서 발생하는 암종으로 전반적으로 드문 종양이나 원발성 간담도계 악성종양의 10-15%을 차지한다. 담도암은 침범부위에 따라 간내 담도암과 간외 담도암으로 분류 되며 총수담관 분지부(bile duct bifurcation : 60-80%) 부위에 가장 흔히 발생하고 나이가 많을수록 빈도가 증가한다. 남성과 여성의 발생률은 비슷하다.

2) 위험인자

담도암의 원인을 정확히 알 수는 없으나, 발생에 중요한 역할을 할 것으로 보이는 다수의 위험인자가 알려져 있다. 이에는 원발성 경화성 담관염(primary sclerosing cholangitis), 담도낭(choledocal cyst), 간석증(hepatolithiasis), 담도결석(choledocholitiasis), 담즙정체 및 감염 등이 있다. 또한 이전에 담도-장 문합술(bilioenteric anastomosis)을 시행 받은 환자에서도 담도암 발생의 위험이 증가한다.

3) 분류

(1) 위치에 따라 구분

가. intrahepatic cholangiocarcinoma

나. perihilar(hilar cholangiocarcinoma or Klatskin tumor)

다. distal cholangiocarcinoma

(2) 총수담관 분지를 침범한 종양의 분류

(Bismuth classification : 그림참조 -Sabiston, 18thed, Figure 54-35)

- I 형 : CBD에 국한된 경우
- II 형 : bifurcation을 침범한 경우
- III 형(IIIa & IIIb) : 오른쪽(IIIa) 혹은 왼쪽(IIIb) 이차 간내담도를 침범한 경우
- IV 형 : 양측의 이차간내담도를 침범한 경우

4) 임상양상

증상은 종양의 발생위치와 침범정도에 따라 달라지는데, 초기 단계에서는 대부분의 경우 무증상이며, 담도폐쇄의 증상이나 증후가 나타난 후에 진단을 위한 검사를 시작하는 경우가 많다. 담도폐쇄로 인한 무통성 황달이 가장 흔한 증상으로 70-90% 의 환자에서 나타나며 기타 증상으로 소양감(66%), 복통과 체중감소(30-50%), 발열(20%) 등의 증상이 나타날 수 있다. 황달은 원위부 담관암이나 간문부 담관암에서는 초기 단계에 나타나는 경향이 있으나, 간내 담관암에서는 대부분 질환의 말기에 나타난다.

5) 진단

검사실 소견으로 빌리루빈, ALP, CA19-9의 증가 등이 있을 수 있고 영상학적 방법으로 초음파 혹은 CT를 시행하고, 담도침범부위를 확실히 알기 위해 담도조영검사(cholangiography)가 필요하다(내시경적, 경피경간적 그리고 최근엔 MRI를 이용한 담도조영검사 - ERCP or PTBD or MRCP).

6) 근치적 치료

(1) 간내 담관암의 경우 간부분절제술 시행

(2) 간문부 담관암의 경우

- I형 & II형 : 국소종양절제 후 담도재건(bilateral hepaticojejunostomy)
- III형 : 각각 간우엽(IIIa) 및 좌엽(IIIb) 절제 후 담도재건 (Roux-en-Y hepaticojejunostomy)

※ 이 때 negative cut margin을 확보하기 위해 미상엽절제(caudate lobectomy)도 함께 시행한다.

(3) 원위부 담도암의 경우 췌십이지장절제술(pancreaticoduodenectomy) 시행함

7) 기타 치료

수술전 검사에서 완전한 절제가 가능하다고 생각되어 수술을 시행한 경우에도 많은 경우에서 실제 절제가 불가능 할수가 있다. 그러므로 선택적 복강경을 수술 전에 시행하여 불필요한 개복술의 빈도를 낮출 수 있다. 광범위하게 진행된 병변인 경우 수술 시 향후에 있을 염증을 막기 위해 담낭절제술을 시행하고, 어느 정도의 생존이 예상되는 경우는 완화요법으로 황달을 막기 위해 담도공장문합술(bilioenteric anastomosis)을 시행할 수 있다. 비수술적 완화 요법으로는 간문부 병변 시에 경피경간적 도관 삽입(PTBD)이나 원위부 담도 병변 시에는 내시경적 도관 삽입(ERCP)을 할 수 있다. 도관은 금속 스텐트가 플라스틱 스텐트보다 더 적합하다. 항암방사선요법을 제한적이지만 사용할 수 있다.

8) 예후

(1) 수술적 절제 후 5년 생존율

간내담관암 30-40%, 간문부담관암 10-20%(단, 절제연에서 종양 음성시 24-46%), 원위부담관암 28-45%

(2) 절제 불가능한 경우의 평균 생존율 : 5-8개월

Catholic University of Korea 임상진료지침

03 Surgery 췌장

1. 췌장염

1) 개요

급성 췌장염환자의 80%는 보통췌장염(Mild pancreatitis)경과를 거치고 self limited course를 거쳐서 3-5일 정도 지나면 증상이 소멸되며 사망률은 1% 미만이며 중환자실에서의 집중치료를 요하지 않으며 수술적 치료의 적응증이 되지 않는다. 이에 반해 심한 췌장염(severe pancreatitis)이 10-20%에서 생기며 증상발현 후 첫 2주 내에는 호염증성 매개체에 의한 전신염증반응증후군(SIRS)의 증상이 보이며 폐부전, 신부전, 심혈관계부전으로 진행할 수 있으며 췌장주위조직의 괴사화가 일어나기도 한다. 이런 심한 췌장염은 60세 이상인 환자, 수술 후 췌장염, methemalbuminemia, 저칼슘혈증, Grey Turner sign, Cullen sign이 있는 환자에서 흔하다. 예후 인자로서는 Ranson's criteria, Imrie's criteria 등이 있으며 APACHE-II score도 사용하고 CT evaluation, C-reative protein, phospholipase A_2, polymophonuclear elastase, immunoreactive trypsin, IL-6, pancreatitis-associated protein 같은 순환인자들을 측정하여 심한 정도를 예상하려 하나 아직 확실한 예측 인자는 없다. 수술이 필요한 경우는 심한 췌장염(괴사성 췌장염)이다. 급성췌장염의 병태생리는 췌실질과 췌장주변 지방의 괴사, 염증반응이 주변으로 파급(시발점은 여러 가지 원인에 의한 췌관 폐쇄로 받아 들여지고 있다.)되어

발생되며, 염증 파급의 정도에 따라서 분류하여 보통(mild)은 간질 조직에 부종, 괴사를 거의 동반하지 않는 췌장주변 조직의 염증세포 침윤을 보이며 심함(severe)은 염증성 괴사 조직의 확장, 췌장 내 혈관의 혈전형성, 췌장 내 혈류량 저하, 췌장 조직의 허혈성 괴사가 동반된다 만성췌장염의 병리는 섬유화를 보이며, 내분비와 외분비를 담당하는 췌장부분의 손상이 지속적으로 진행하며, 췌장 신경의 비대와 신경 주변 조직에 염증소견이 보인다.

췌장염의 병태는 첫째로 담석성 췌장염으로 담낭석의 이동에 의해서 담즙과 췌액이 배출되는 통로가 막히게 되어 췌액 배출이 되지 않아 췌관 내 압력 상승하여 발생되며, 두 번째로 알코올 남용에 의하여 일시적인 고혈당증(hypertriglyceridemia)이 유발되어서 이때 유리된 자유지방산이 췌장 조직의 손상을 유발시킨다. 즉 활성 유리산소기(oxygen-derived free radicals) 가 발생되어 췌장손상을 유발시키거나 에탄올(ethanol)이 직접 선방세포손상(acinar cell injury)을 유발시키거나 에탄올(Ethanol)이 오디 괄약근(sphincter of Oddi)의 경직(spasm) 유발시켜 부분적인 팽대부 폐쇄(ampullary obstruction)상태에서, 췌장의 외분비과다(pancreatic exocrine hypersecretion)의 결과라고 생각되어 지고 있다. 세 번째는 고지혈증으로 신장염(Nephritis), 임신(pregnancy), 고갑상샘증(hyperthyroidism), 약물(이뇨제, 베타차단제(β-blocker), 비타민 A계열(retinoid), 성호르몬제(estrogen) 등으로 고지혈증(hyperlipidemia)이 발생하여 트리글리세라이드(triglyceride)로부터 자유지방산(free fat acid)이 유리되어 미세혈관 허혈성 손상(microvascular ischemic injury)을 유발시킨다. 네 번째는 약물로서 여러 약물의 관련성이 입증 되었으나 기전이 밝혀지지 않았다. 다섯 번째는 폐쇄를 일으키는 질환에 의한 발생되며, 십이지장 부위에서 궤양, 십이지장 크론병(Crohn's disease), 팽대부 주변 종양에 의하거나, 췌관 협착, 외상에 의한 췌관 손상이나 협착, 기생충(ascaris, clonorchis)에 의한 췌관 폐쇄 그리고 분할췌장이 드물게 췌장염을 유발시킨다. 그 외 유전과 자가면역에 의한 췌장염이 발생되고 있으며 췌장손상, 고칼슘혈증, 고지방혈증, 대사이상 등에 의해서 발생되기도 한다. 그러나 원인을 모르는 경우도 20%를 차지하고 있다.

2) 증상

복통, 구역, 구토가 발생하며 음주와 연관된 경우는 음주 12-24시간 후 통증이 발생되며, 담석췌장염인 경우에는 과식 후 발생한다. 통증의 양상은 칼로 찌르는 듯하고, 상체를 앞으로 숙이거나, 무릎을 구부린 채로 옆으로 돌아누우면 증상이 경감되기도 한다.

3) 진단

췌장염의 진단은 혈청 아밀라제(serum amylase)를 검사하면 보통 증가하지만, 항상 증가하는 것은 아니다. 치명적인 췌장염의 10%에선 혈청 아밀라제 수준이 거의 정상을 보인다. 보통 증상 발생 후 2-12시간 후 증가하여 보통 3-6일 지나서 정상화 된다. 그 외의 혈액검사로는 혈청 리파제(serum lipase)가 측정되며 혈청 아밀라제와 평행하게 증가하지만, 더 오래 지속되기 때문에 증상 발생 수일 후 진단에 유용하다. 영상학적 진단방법으로는 복부CT가 췌장염 진단에 가장 좋은 방법으로 사용되며 CT에서 이상성(abnormality) 정도와 병의 진행과정과 중증도 사이에는 상관관계가 있다.

4) 예후

췌장염의 심한 정도는 발생 후 처음 24-48시간에 결정되며, 90%의 환자는 경한 췌장염 또는 자발적 회복의 과정을 밟지만 10%의 환자는 심한 췌장염을 보인다. 췌장염의 예후는 Ranson's prognostic score를 주로 사용하며 그 외의 예후 인자로CT를 시행하여, 체액 저류의 수와 췌장 비관류의 범위에 따라 예후를 예측하거나, 순환인자인 CRP, phospholipase A_2, polymorphonuclear elastase, immunoreactive trypsin, pancreatitis-associated protein, IL-6, urinary trypsinogen, urinary procarboxypepridase, urinary prophospholipase 등도 예후를 판단하는데 사용된다. 현재는 기능장애를 첨가한 APACHE-II scoring system이 사용되

고 있다.

5) 치료

(1) 급성췌장염의 치료

가. 초기치료

급성췌장염의 수술시기는 증상이 시작된 후 3-4주가 지나서 췌장과 주위의 괴사된 조직과의 경계가 명확해지는 시점이 적당하다. 또한 전신염증반응증후군으로 인한 폐합병증, 심혈관계합병증 그리고 신장합병증이 회복되는 시기이므로 수술이 필요할 경우에 이시기가 적당하다

나. 통증 조절

Morphine은 오디 괄약근의 경직(spasm)을 일으킬 수 있기 때문에, meperidine을 쓰는 것이 좋다.

다. 수액의 공급과 전해질 교정

충분한 양의 수액 공급과 전해질 교정을 해주어야 한다.

라. 항생제의 사용

심한 췌장염에서 효과가 있으나 Infected pancreatic necrosis의 발생에는 효과가 없다.

마. 영양 공급(Nutritional support)

(2) 급성췌장염의 초기 합병증 치료

심혈관계, 폐질환발생 가능성이 있으므로 주의 하여 관찰 하여야 하며 뇨생성및 배설장애, 스트레스 유발 위십이지장 미란(Stress-induced gastroduodenal erosion) 으로 인한 출혈이 생길 수 있으므로 항제산제, H_2 receptor antagonist, proton pump inhibitor를 사용하여 예방한다.

담석췌장염인 경우 증상이 개선된 후 입원기간에 담낭절제술을 시행한다.

(3) 급성췌장염의 후기 합병증 치료

급성체액저류(Acute fluid collection), 췌장실질 그리고 췌장주위 괴사

(pancreatic and peripancreatic necrosis), 췌장 가성 낭종, 췌장농양과 감염성괴사(pancreatic abscess and infected pancreatic necrosis)가 생길 수 있다. 췌장 가성낭종의 치료는 대증요법으로 소멸되지 않으면 수술적 치료를 필요로 하는데 통증, 조기포만감, 복부팽창소견등의 증상이 발생하였거나 가성낭종의 크기가 증가하거나 합병증(농양 등의 감염증상)이 생긴 경우는 수술적 치료가 필요하다. 수술은 췌장미부 쪽에 있는 경우 췌장원위부절제술을 시행하고, 췌장머리 쪽이나 몸체 쪽에 있는 경우에는 수술적으로는 개복 또는 복강경하 위낭종문합술, 낭종공장문합술을 시행한다. 수술위험이 높을 경우 경피적 배액술을 할 수 도 있지만 좋지는 않다.

(4) 만성 췌장염의 수술적 치료

환자가 지속적인 통증이 있거나 암 가능성이 있을 경우에 시행하며, 췌관의 직경이 작은 췌관(4-6 mm)이면서 유두부에서 폐쇄가 있을 때, 경십이지장 유두성형술, Pancreatic septotomy(총담관과 췌관 사이에 septum division)를 시행하고, 작은 유두의 괄약근 성형술은 분활 췌관(pancreatic divisum)시 시행한다. 그러나 췌관에 다발성 협착이 있는 경우 이런 procedure는 도움이 안 된다. 원위부췌관에 질환이 발생한 경우에서 췌관이 넓은 환자에서 시행하는 배액술은 확장된 췌관과 소장을 연결하는 방법으로 이상적인 방법으로 췌관의 직경이 1 cm 이상이면 바람직하나 외과의에 따라서는 5 mm에서도 시행하고 있다. 방법으로는 비장을 절제하고 췌장미부를 절제하고 췌장과 공장을 Roux-en Y 단단 췌공장문합술이 Duval 에 의해 시행되었지만 다발성 췌관 협착으로 췌관의 감압이 제대로 되지 않아 Puestow 와 Gillesby 가 췌관을 길게 절개한 후 측측췌공장문합술을 시행하였고 이것도 비장절제술은 시행되었다. Partington 과 Rochelle 이 Puestow 와 Gillesby의 수술을 변형시킨 측측췌공장문합술을 시행하여 수술 후 80% 통증 감소와 장기적으로도 60%에서 통증이 사라졌다. Ho와 Frey는 췌두부의 췌관도 감압시키는 방법을 보고하였다. 절제가 필요한 경우에는 원위 췌절제술, Wipple씨 수술, 췌아전절제술, 췌전절제술 등을 시행한다. 췌두부에 병변이 있을 때 위플(Wipple) 씨 수술, 유문보존췌십이지장절제술(PPPD)이나 Berger 가 발표한 십이지장보존 췌두부절제술(duodenum preserving pancreatic head resection)을 시행하고 췌장의 체부나 미부에 병변이 있을경우에는 원위 췌절제술을 시행하는데 비장은 가능하면 보존시키고 췌장염이 췌미부 뿐 아니라 전 췌장에 있는 경우 원위 췌절제술은 바람직하지 않다. 그 이유는 췌두부에서 재발 할 수 있고 환자의 내분비기능이 저하될 수 있기 때문이다. 췌전절제술은 배액술이 실패하였거나 이미 원위 췌절제술을 시행한 환자에서 췌관이 가는 경우 시행할 수 있으나 췌장을 다 절제하여도 통증이 있는 환자들이 있으며, 치료가 잘 안 되는 당뇨병과 심한 steatorrhea가 발생하기에 수술시 신중히 생각하여야 한다. 최근 췌도세포 이식이 보고되고 있고 췌장 이식은 드물게 시행되고 있다.

6)처방례

Pancreatic pseudocyst operation

(internal drainage; laparoscopic cystogastrostomy or open cystogastrostomy)

<Post-operation>

Nurse NPO

Nurse V/S check q 30 min × 2, q 1hr × 2, If stable, check qid

Nurse Fluid 30 gtt

Nurse I/O check q duty

Nurse Encourage deep breathing and cough

Nurse Semi-fowler position

Nurse Pain control with prn

5DS10 + Vitamine B(V-BXA) + Vitamine C(V-CA)

10DW10

HS10 + 50DW1
RNTDA(Ranitidine)
Antibiotics
NSAID(KTRCA; Ketorolac) prn
N-PTDA(Meperidine) prn

<POD#1>

Nurse NPO
Nurse V/S check q routine
Nurse Fluid 30 gtt
Nurse I/O check q duty
Nurse Encourage deep breathing and cough
Nurse Semi-fowler position
Nurse Pain control with prn

5DS10 + Vitamine B(V-BXA) + Vitamine C(V-CA)
10DW10
HS10 + 50DW1
RNTDA(Ranitidine)
Antibiotics
NSAID(KTRCA; Ketorolac) prn
N-PTDA(Meperidine) prn

<POD#2>

Nurse Sips of water, 점심부터 Soft diet
Nurse V/S check q routine
Nurse Fluid 10 gtt

Nurse J/P count on duty

Nurse p.o medication with diet.

Nurse Ward ambulation

Nurse comment) Gas-out 안되었으면 SP-BCD 2T apply

Nurse Lab) CBC and BC check

5DS10 + Vitamine B(V-BXA) + Vitamine C(V-CA)

Antibiotics

ACF(Aceclofenac) 2T#2

Streptokinase(VRD) 3T#3

Lactic acid producing organisms(MEDC) 3T#3

PSGN 3T#3

Bisacodyl(SP- BCD) 2T(IR) prn

<POD#3,#4>

Nurse Soft diet

Nurse V/S check q routine

Nurse Fluid 10 gtt

Nurse J/P count on duty

Nurse p.o medication with diet.

Nurse Ward ambulation

5DS10 + Vitamine B(V-BXA) + Vitamine C(V-CA)

Antibiotics

ACF(Aceclofenac) 2T#2

Streptokinase(VRD) 3T#3

Lactic acid producing organisms(MEDC) 3T#3

PSGN 3T#3
Bisacodyl(SP- BCD) 2T(IR) prn

<D/C>
Nurse 1주일 뒤 외래 예약
진통제
소염제
항생제
정장제 × 7 days

2. 췌장암

1) 개요

췌장암은 미국 암학회에서 2009년에 보고하기를 위장관 암중에서 2번째로 많고, 암으로 인해 사망한 경우에 2번째로 많은 사망원인을 차지하고 있다. 췌장암은 조기에 발견하기가 어려운데 췌장 두부암은 황달이 발생하여 비교적 조기에 발견하지만 체부와 미부의 암은 진행이 된 상태에서 발견되는 경우가 많다. 췌장암은 대부분 췌관 상피에서 발생하는 선암이 대부분이고 췌장세포에서 분화하는 neuroendocrine 종양은 드물다고 알려져 있다. 최근 영상학적 진단의 발달로 점액성 낭포종양이나 췌관 내 종양의 발견율이 증가하고 있다. 종양의 위치에 따라 두부(췌구상돌기(uncinate process)를 포함), 체부, 미부로 나눈다. 해부학적 분류로 일반적으로 췌장을 췌구상돌기(uncinate process), 두부, 체부, 미부로 나누며, 췌두부는 십이지장측 췌장에서 문맥의 좌연, 그 우측을 2등분하여 체부, 미부로 나누고 있다. “스다”에 의하면 췌두부를 복측췌와 배측췌의 유합선에 의해 2개로 나누어 후구역과 전구역으로 하고 췌체미부를 두부에 가까운 중앙구역과 비(脾)측 구역으로 나누기도 한다. 췌관은 복측췌의 도관인 Wirsung 관과 배측체의 도관인

Santorini 관이 있다. 수술 후 예후와 관련된 절제면의 잔존암에 대한 병리학적 기록이 중요한데 절제후 병리학적 병기를 위해서는 절제연으로 1) 총담관절제연(common bile(hepatic) duct, 2) 췌장경(pancreatic neck), 3) 상장동맥연(superior mesenteric artery(retroperitoneal, mesopancreatic, uncinate margin) - 상장동맥(superior mesenteric artery)의 우측 외벽(lateral wall) 부근의 perineural tissue를 포함한 연부조직, 4) 췌장후부 절제연(posterior pancreatic margin)- IVC anterior surface 와 십이지장과 췌장두부의 뒤쪽 사이, 그 외 십이지장, 위등의 절제연을 구분하여 병기를 기록하여야 한다. 췌장암의 병태는 암종의 위치에 따라 생존율에 영향을 주는 경우가 많다. 두부에 있는 경우 황달의 증상으로 비교적 조기에 발견하는 경우가 있지만 대부분 상당히 진행된 후(췌장부 위임파절 전이)에 발견되기에 향후 예후와 관련하여 조기 진단이 가장 중요하다고 하겠다. 췌장암의 세포형태에 따라 관선암(ductal adenocarcinoma)이 80%로 대부분을 차지하고 종양유전자인 k-ras의 점변이 종양억제유전자(p-16, p-53, DPC4)의 변이로 인하여 발생된다고 알려져 있다. 발생되는 위치는 두부, 경부, 구상돌기부위에서 65% 정도 발생되며, 15%는 체부와 미부에서 발견되고 20%는 미만성으로 발견된다. 전이되는 흔한 장기로 80%에서 간으로 전이되며, 그 외에 복막(60%), 폐 및 늑막(50-70%) 그리고 부신(25%)으로 전이된다.

임상적으로 췌장암과 관련된 질환으로는 유전성 췌장염, 유전성 비용종성 대장암(HNPCC), 가족성 비정형성 다몰 흑색종 증후군(FAMMN), 가족성 유방암, ataxia-telangiectasia syndrome 그리고 Peutz-Jeghers syndrome 등이 있다.

2) 증상

황달(췌장두부암), 복통, 체중감소, 소양증, 가족병력 없이 새로이 생긴 당뇨, 그리고 급성 췌장염등의 형태로 나타난다.

3)진단

진단을 위해서 시행하는 영상학적 검사로는 일반으로 복부 CT가 가장 좋고, 선별검사를 위해서 MRI(MRCP), EUS/FNA, ERCP 등을 시행한다. 복부CT(MDCT)는 전체종양검사에서 95%의 민감도(sensitivity)를 보이나, 2 cm 미만의 종양은 53-77%의 민감도를 보인다. 수술 전 검사로서의 MDCT를 시행하여 절제불가능 예측도가 90-100%, 절제가능 85-90%, 주위혈관침범 99%, 림프절전이 49%, 원격전이 87%의 예측도를 보인다. 내시경하초음파(EUS)는 숙련된 의사가 시행할 때 1 cm 미만의 종양을 찾아내는데 90% 이상의 민감도를 보인다. 또한 내시경하초음파 세침흡인검사(EUS/FNA)는 98%의 특이도(specificity)를 보이며 조직을 얻어 병리적 진단을 얻을 수 있는 특징을 갖는다. 췌장암에서의 PET-CT는 암의 병기를 알고자 시행하며, 일차 췌장병변(T)에 대한 민감도 88%, 특이도 91%, 정확도 89%를 보이고, 림프절전이(N)에 대한 민감도 68%, 특이도 97%, 정확도 86%를 보이며 전이여부(M)에 대한 민감도는 56%, 특이도 97%. 정확도 82%의 결과를 보고하고 있다. 병기진단을 위한 진단복강경(staging laparoscopy)은 CT에서 간전이나 복막전이가 의심되는 경우 시행할 수 있는데 모든 환자에서 시행 할지 선택적으로 시행할 지에 대해서는 논란이 있다 현재 종양크기가 3 cm 이상이고, 종양이 체부나 미부에 있는 경우, 종양표지자 검사에서 CA 19-9가 100 U/mL 이상이고, MDCT의 소견이 equivocal할 경우에 시행하는 것을 권유하고 있다(AHPBA/SSAT/SSO Consensus Statement).

4)치료

수술적 치료가 근치적 치료의 가장 좋은 치료법이다. 현재까지 표준치료에 대한 연구가 진행되고 있으며 대표적인 수술로 위플씨(pancreaticoduodenectomy) 수술이 췌장두부암에 대해서 시행 되며, 임파절 절제에 대한 확대 임파절청소술에 대한 효과에 대해서는 현재까지는 수술 후 합병증의 빈도가 더 많고 예후에는 차이가 없다는 보고가 있기에 아

표 4-9 UICC(Union International Contre la Cancer) staging of pancreatic cancer(2010)

Stage	T	N	M
0	Tis	0	0
IA	T1	0	0
IB	T2	0	0
IIA	T3	0	0
IIB	T1-3	N1	0
III	T4	Any	0
IV	Any	Any	M1

Tis, carcinoma in situ; T1, tumour limited to the pancreas 〈 2 cm; T2, tumour limited to the pancreas 〉 2 cm; T3, tumou extending beyond the panereas but without involvement of the coeliac axis or the superior mesenteric artery; T4 tumour involving coeliac axis or superior messenteric artery; N0, no regional lymph node metastasis; N1, regional lymph node metastasis; M0, no distant metastasis; M1, distant metastasis.

직 확대 임파절청소술에 대해서는 조심스럽게 시행하고 있다. 유문보존 췌십이지장절제술(PPPD)은 경계성 췌두부암이나 양성 췌두부종양에 대해서 많이 시행하고 있으며 수술 후 배출지연의 합병증이 위플씨 수술에 비해 많으나 기능적인 면에서 유문부를 보존시키는 장점을 가지고 있다. 췌장 체부와 미부의 암에 대한 수술로는 표준 술식인 원위 췌장절제술(비장 전절제술 동반)을 시행하고 있고 최근 RAMPS(radical antegrade modular pancreatosplenectomy) 술식이 확대수술로 시행되고 있다.

5) 예후

종양의 위치에 따라 예후가 차이가 있는데 췌두부에 있는 경우 수술 후 중간 생존기간은 16-22개월이며 5년 생존율은 15-21%이다. 췌체부와 미부에 있는 경우 중간 생존기간은 7-13개월이며 5년 생존율은 10%로 췌두부암에 비하여 낮은 결과를 보이고 있다. 이는 췌체부와 미부의 암은 발견시 50% 이상에서 전이가 되어서 발견되기에 절제가능성이 10% 정도로 매우 낮다.

6)처방례

(1) Pancreatic head ca operation(Whipple or PPPD op)

<Post-operation >

Nurse NPO

Nurse V/S check q 30 min × 2, q 1hr × 2, If stable, check qid

Nurse Fluid 30 gtt

Nurse I/O check q duty

Nurse check CVP q 4hrs

Nurse check urine output hourly

Nurse L-tube drainage

Nurse JP count

Nurse Encourage deep breathing and cough

Nurse Semi-fowler position

Nurse Pain control with prn

5DS10 + V-BXA + V-CA + GBXY(Gabexate) 2V

10DW10 + Gabexate 2V

HS10 + 50DW1 + Gabexate 2V

RNTDA(Ranitidine) 2A#2

BHXA(Bromhexin) 3A#3

BPA 3 A#3

Antibiotics

Chest AP

CBC,BC,UA,PT/PTT

NSAID(KTRCA; Ketorolac) prn

N-PTDA(Meperidine) prn

<POD#1,#2>

Nurse NPO

Nurse V/S check q routine

Nurse Fluid 30 gtt

Nurse I/O check q duty

Nurse check CVP q 4hrs

Nurse check urine output hourly

Nurse L-tube drainage

Nurse JP count

Nurse Encourage deep breathing and cough

Nurse Semi-fowler position

Nurse Pain control with prn

Nurse Lab, JP amylase check

5DS10 + V-BXA + V-CA + GBXY(Gabexate) 2V

10DW10 + Gabexate 2V

HS10 + 50DW1 + Gabexate 2V

RNTDA(Ranitidine) 2A#2

BHXA(Bromhexin) 3A#3

BPA 3A#3

Antibiotics

NSAID(KTRCA; Ketorolac) prn

N-PTDA(Meperidine) prn

Chest AP

CBC,BC,UA,PT/PTT

JP amylase check (If high level serum amylase or JP amylase, consider OCT1A (Octreotide) 1A 3A#3 SC for 7days and Gabexate hold

And central TPN start)

Suspicious pancreatic fistula : after POD 3, any measurable vol. of drain fluid, amylase content greater than 3 times the upper normal serum value : consider TPN, radiologic intervention for repositioning drain, re-op for feeding jejunostomy or reinforcing suture from anastomosis or completion pancreatectomy(ref. international study group for pancreatic fistula)

<diet 시작하는 경우-SOW>

Nurse Sips of water

Nurse V/S check q routine

Nurse Fluid 20 gtt(sow) ⇒ 15 gtt(LD) ⇒ 10 gtt(SD)

Nurse J/P count on duty

Nurse p.o medication with diet.

Nurse Ward ambulation

Nurse comment) Gas-out 안되었으면 SP-BCD 2T apply

Nurse Lab) CBC and BC check, JP amylase

Nurse abd E/S check 후 diet 결정함

5DS10 + Vitamine B(V-BXA) + Vitamine C(V-CA)

Antibiotics

ACF(Aceclofenac) 2T#2

VRD(Streptokinase) 3T#3

MEDC(Lactic acid producing organisms) 3T#3

PSGN 3T#3

SP- BCD(Bisacodyl) 2T(IR) prn

Abd E/S

<diet 시작하는 경우-SD>

Nurse Soft diet

Nurse V/S check q routine

Nurse Fluid 10 gtt

Nurse J/P count on duty

Nurse p.o medication with diet.

Nurse Ward ambulation

5DS10 + V-BXA + V-CA

Antibiotics

ACF(Aceclofenac) 2T#2

VRD(Streptokinase) 3T#3

MEDC(Lactic acid producing organisms) 3T#3

PSGN 3T#3

SP- BCD(Bisacodyl) 2T(IR) prn

<D/C>

Nurse 1주일 뒤 OPD 예약해주세요.

진통제

소염제

항생제

정장제 × 7 days

(2) Pancreatic body and tail ca operation (distal pancreatectomy with splenectomy)

<Post-operation >

Nurse NPO

Nurse V/S check q 30 min × 2, q 1hr × 2, If stable, check qid

Nurse Fluid 30 gtt

Nurse I/O check q duty

Nurse check CVP q 4hrs

Nurse check urine output hourly

Nurse L-tube drainage

Nurse JP count

Nurse Encourage deep breathing and cough

Nurse Semi-fowler position

Nurse Pain control with prn

5DS10 + V-BXA + V-CA + GBXY(Gabexate) 2V

10DW10 + Gabexate 2V

HS10 + 50DW1 + Gabexate 2V

RNTDA(Ranitidine) 2A#2

BHXA(Bromhexin) 3A#3

BPA 3A#3

Antibiotics

Chest AP

CBC,BC,UA,PT/PTT

NSAID(KTRCA; Ketorolac) prn

N-PTDA(Meperidine) prn

<POD#1,>

Nurse NPO

Nurse V/S check q routine

Nurse Fluid 30 gtt

Nurse I/O check q duty
Nurse check CVP q 4hrs
Nurse check urine output hourly
Nurse L-tube drainage
Nurse JP count
Nurse Encourage deep breathing and cough
Nurse Semi-fowler position
Nurse Pain control with prn
Nurse Lab, JP amylase check

5DS10 + V-BXA + V-CA + GBXY(Gabexate) 2V
10DW10 + Gabexate 2V
HS10 + 50DW1 + Gabexate 2V
RNTDA(Ranitidine) 2A#2
BHXA(Bromhexin) 3A#3
BPA 3A#3
Antibiotics
NSAID(KTRCA; Ketorolac) prn
N-PTDA(Meperidine) prn
Chest AP
CBC,BC,UA,PT/PTT
JP amylase check
(If high level serum amylase or JP amylase, consider Octreotide 1A 3A#3 SC for 7days and Gabexate hold And central TPN start)

<POD#2>(diet 시작하는 경우)

Nurse Sips of water

Nurse V/S check q routine

Nurse Fluid 20 gtt(sow) ⇒ 15 gtt(LD) ⇒ 10 gtt(SD)

Nurse J/P count on duty

Nurse p.o medication with diet.

Nurse Ward ambulation

Nurse comment) Gas-out 안되었으면 SP-BCD 2T apply

Nurse Lab) CBC and BC check, JP amylase

Nurse abd E/S check 후 diet 결정함

5DS10 + Vitamine B(V-BXA) + Vitamine C(V-CA)

Antibiotics

ACF(Aceclofenac) 2T#2

Streptokinase(VRD) 3T#3

MEDC(Lactic acid producing organisms) 3T#3

PSGN 3T#3

SP- BCD(Bisacodyl) 2T(IR) prn

Abd E/S

<POD#3,-#5>

Nurse Soft diet

Nurse V/S check q routine

Nurse Fluid 10 gtt

Nurse J/P count on duty

Nurse p.o medication with diet.

Nurse Ward ambulation

5DS10 + Vitamine B(V-BXA) + Vitamine C(V-CA)

Antibiotics

ACF(Aceclofenac) 2T#2

VRD(Streptokinase) 3T#3

MEDC(Lactic acid producing organisms) 3T#3

PSGN 3T#3

SP- BCD(Bisacodyl) 2T(IR) prn

<D/C>

Nurse 1주일 뒤 외래 예약

진통제

소염제

항생제

정장제 × 7 days

5. 내분비

Surgery

Catholic University of Korea 임상진료지침

01 갑상선

Surgery

1. 갑상선 결절의 수술 전 준비

1) 환자 입원 시 확인 사항 및 수술 준비

(1) 동반 질환 여부를 확인한다.

(2) 입원 전 아스피린 등 항혈소판제 또는 항응고제를 중단했는지 확인한다.

(3) 갑상선 기능검사를 확인한다.(특히 Graves' disease 수술 시)

(4) 외래에서 시행한 검사 확인한다. 특히 FNAB결과, 방사선 검사결과 등에서 종양의 크기, 좌우측 확인하고 악성종양 시 주위 림프절 전이 상태를 확인한다.

(5) 애성의 유무를 확인한다.

(6) 수술 유형(기존 절개법 또는 내시경 수술)을 확인한다.

(7) 환자, 보호자에게 위의 합병증에 대해 설명한다.

(8) 수술 전 금식을 확인한다.

(9) 수술 중 동결 조직검사를 준비한다.

2) 영상의학적 검사

(1) 갑상선 스캔(^{99m}Tc thyroid scan)

가. 갑상선 결절의 유무, 크기, 기능성 결절인지 확인에 사용한다.

나. 냉결절(cold nodule) 에서 15~20%가 악성이며 온결절 혹은 열결절 (hot nodule) 에서 5-9%가 악성이다.

(2) 초음파 검사

악성을 시사하는 소견 :

가. 저에코 음영(hypoechogenecity)

나. 종괴의 경계가 불분명하거나 불규칙한 경우

다. 미세석회화(microcalcification)

라. 앞뒤로 길쭉한 모양의 종괴

(3) CT와 MRI

(4) PET

3) 갑상선 양성 결절의 치료

(1) 단순 낭종

75%가 자연 치유되나, 계속되는 낭종이나 4 cm 이상의 낭종, 복합 낭종의 경우에는 일엽절제술을 시행한다.

(2) 수술 적응증

TSH 억제에도 계속 커지는 종양, 압박증상을 야기하는 종양, 미용적인 이유나 악성이 의심되는 경우에 수술한다.

2. 갑상선 악성종양

1) 유두상암(papillary carcinoma)

가장 흔한 암으로서(70~80%) 좋은 예후를 보인다. 특히 40세 이하의 여성에서 좋다.

(1) Prognostic risk Class(AMES or AGES)(표 5-1)

(2) 갑상선 암 병기 분류(표 5-2)

표 5-1 Prognostic risk Class

	저위험	고위험
나이	40세 미만	40세 이상
성별	여성	남성
범위	국소 침범 없음(no local extension) 피막침범 없음(intrathyroidal, no capsular invasion)	피막침범(capsular invasion) 갑상선외 침범(extrathyroidal extension)
전이	없음	근위 또는 원위부
크기	2 cm 미만	4 cm 초과
등급	저분화	고분화

표 5-2 갑상선 암 병기 분류

T	T0	원발종양의 증거 없음
	T1	종양의 최대직경 < 2 cm
	T2	종양의 최대직경 ≥ 2 cm, < 4 cm
	T3	종양의 최대직경 ≥ 4 cm
	T4	피막을 넘어선 침범
N	N0	구역림프절 전이 없음
	N1	구역림프절 전이 있음
	N1a	level VI 전이
	N1b	양측, 정중앙, 또는 반대측 경부 또는 중격동 림프전이
M	M0	원격전이 없음
	M1	원격전이 있음

	45세 미만	45세 이상
1기		T1, 모든 N, M0
2기	모든T, 모든N, M0	T2 또는 T3, N0, M0
3기	모든T, 모든N, M1	T4, N0, M0 또는 T, N1, M0
4기		모든 T 또는 N, M1

(3) 치료

가. 1 cm 이하 또는 우연히 발견된 종양의 경우에는 일엽절제술과 협부절

제술 및 경부림프절 절제술을 시행할 수 있다.

나. 2 cm 이하의 종양으로 40세 이하의 경우에도 일엽절제술, 경부림프절 절제술을 시행할 수 있다.

다. 2 cm 이상의 40세 이상의 성인에서는 전절제술 및 근전절제술과 경부림프절 절제술을 시행한다.

라. 어떤 연령에서도 측부 림프절이 촉지되면 전절제술 및 경부림프절 곽청술을 시행한다.

2) 여포성 종양(follicular carcinoma)

전체 갑상선암의 10%를 차지하며 피막, 림프절 및 혈관침범이 있을 수 있다. 림프절 전이는 적으며 광범위 침범 여포성 종양의 경우 원격전이는 폐, 골전이가 많다.

[치료]

(1) 2 cm 이하의 일엽에 국한된 종양의 경우에는 일엽절제술과 협부절제술을 시행한다.

(2) 2 cm 이상의 종양에서는 전절제술을 시행하여야 한다.

※ 4 cm 이상의 여포성 선종에서 약 50% 이상에서 악성 가능성이 있다.

3) 허틀세포 암(Hürthle cell carcinoma)

이 종양은 재발율이 높은데, 특히 주위 림프절전이가 두드러진다.

여포성 종양보다 예후가 불량하며 양측성인 경우가 더 많고, 다발성이며 동위원소 치료에 잘 듣지 않는다.

4) 수질암(medullary carcinoma)

전체 갑상선암의 5-10%을 차지하고 calcitonin을 분비한다.

2가지 형태가 있는데, ① Sporadic MCT는 단발 병소이며 한 엽에 국한되고, ② MEN type2A 혹은 2B는 양 엽의 upper 1/2에 병변이 위치한다.

[치료]

전절제술 및 경부림프절 절제술을 시행하며 주위 림프절 촉지되면 측부 경부림프절곽청술을 시행한다.

5) 미분화암(anaplastic carcinoma)

전체 갑상선암의 1% 이내에서 보이며 가장 악성도가 높으며, 고령에서 많다.

[치료]

(1) 발견 당시 약 2/3는 이미 절제 불가능한 상태이며 수술 후 방사선치료나 항암치료는 거의 효과가 없다.
(2) 6개월 이내 사망률이 50% 이며 3년 사망률은 11%로 보고되었다.

3. 그레이브스병(Graves' disease)

20-40세, 여성에서 흔하며 TSH 수용체에 대한 자가항체를 형성한다.
증상으로서 갑상선기능항진증, 경부 종괴와 안구돌출의 증상을 나타낸다.

1) 진단

(1) T3, T4가 증가되고 TSH 는 상대적으로 감소된다.
(2) Anti-TSHR 자가항체 증가된다.
(3) 123I scan 검사에서 전체적인 흡수증가 소견을 보인다.

2) 치료

(1) 동위원소 치료(^{131}I radionuclide therapy)

가. 투여 전 항갑상선제를 3~4주간 투여하여 정상 혈청치를 유지한 후 ^{131}I scan시행한다. 보통 8~12 mCi를 사용하며 10~15 mCi 투여 시 전체 치료율을 약 90%를 보인다.

나. 적응증

중소 결절의 경우에나 항갑상선제에 반응하지 않는 경우에 사용한다.

다. 금기증

임신 수유 여성에서 사용이 불가하며 가임기 여성에서는 사용 가능하고 악성이 의심될 때 사용하면 안 된다.

라. 단점

① 갑상선 기능저하증이 발생 가능하다.

② 재발율이 높다.

③ 부정맥이 악화될 수 있다.

③ 임신시에 태아에 악영향을 미친다.

⑤ 시력의 악화가 올 수 있다.

⑥ thyroid storm이 발생할 수 있다.

(2) 항갑상선제

가. PTU(propylthiouracil)

나. Methimazole(Tapazole)

다. Iodine

갑상선호르몬 분비억제 시킨다.

라. Steroids

pituitary-thyroid axis을 억제하고 혈청TSH를 감소시킨다. 말초조직내 T4에서 T3으로의 전환을 억제 한다.

마. β-억제제

갑상선 호르몬 생성을 억제하지는 않으나 cathecolamine에 의한 말초조직에서의 작용을 완화시킨다.

※ 수술 전 처치로 이용되는 약 : 항갑상선제(PPU, Methimazole, Lugol solution, Propranolol)

(3) 갑상선 절제술

가. 장점

신속하며 효과적이고 약제가 필요치 않게 된다.

나. 방법

① 전절제술

- 장점 : 가장 낮은 재발율, 안구돌출에 가장 효과가 좋다.
- 단점 : 수술 후 합병증으로서 신경손상이나 부갑상선 기능저하가 올 수 있다.

② 근전 절제술

일측절제술과 반대측 엽의 상부 1-2 g을 남겨둔다.

③ 갑상선 부분 절제술

양측 갑상선에서 보통 1-2 g을 남기며 수술 후 후유증은 적지만, 재발의 위험이 있다.

다. 적응증

① 약제나 동위원소의 치료에 실패

② 젊은 환자

③ 임신부

④ 내부에 다른 종양이 의심되는 경우

⑤ 심각한 미용적 이유

⑥ 압박증상이 나타나는 경우

※ 수술 전 처치로서 항갑상선제를 사용하여 정상 상태로 유지하고 수술적 1주 전부터 Lugol solution 을 투여한다.

4. 수술후 합병증

1) 수술 후 관리

(1) 수술 방법을 숙지하고 수술 후 출혈에 대비한다. 즉 호흡곤란이나 청색

증이 나타나면 즉시 수술창을 개방하여 기도를 확보한다.

(2) 애성의 유무를 확인한다.

(3) 저칼슘혈증의 증상 유무 확인하고 있으면 정맥 또는 경구로 칼슘을 투여하며 퇴원 시 비타민 D도 처방하도록 한다.

(4) 특히 전절제술 시행한 후에는 칼슘과 인, 그리고 iPTH를 검사한다.

(5) 수술 4시간 후에는 간단한 식사가 가능하며 수술 후 통증을 조절한다.

2) 저칼슘혈증(hypocalcemia)

5%에서 발생하며, 일시적인 이 49%에서 보이며 수술 시 자가이식술로서 경부 근육이나 상완에 1 mm 조각의 부갑상선 조직을 심는다. 보통 6주 후에 정상이 된다. Albumin을 검사하여 감소되면 전체혈청 내 칼슘이 감소될 수 있으므로 주의한다. 임상적 증상으로 Chvostek's sign으로 뺨을 가볍게 두드리면 입 주위 근육이 불수의적으로 수축이 일어나며 Trousseau's sign으로 혈압기를 수축기압 이상으로 올리고 2분 이상 지나면 carpal spasm이 생긴다.

[치료]

10-20 ml의 10% calcium gluconate를 5분 이상 걸쳐 정맥주입하고 경구로 cacium gluconate 혹은 calcium carbonate 2-10 gm/day와 calcitriol(비타민 D) 0.5-1.0 μg/day를 처방한다.

3) 상후두 신경 손상

상갑상선 동맥이 갑상선으로 들어가는 부위의 1 cm 이내로 주행하여 cricothyroid muscle로 들어가게 되며 수술 시 상갑상선의 너무 위쪽에서 상갑상선동맥을 잡을 때 손상 받을 수 있으며 이때에는 환자가 고음을 내기 힘들다.

4) 후두회귀 신경 손상

영구적 손상은 3% 이하에서 나타나며 일측성 손상은 대부분 6개월 후 기능 회복된다. 양측성 손상에서는 기도 폐색의 위험으로 기관절개술이 필요하게 된다.

5) 갑상선중독발작(thyroid storm)

조절되지 않은 기능항진증에서 갑상선 수술 후에 나타나게 되며 심각한 빈맥, 발열, 혼미, 구토, 교감신경 과부하 증상 등이 나타나게 되며 심하게는 의식불명이 나타난다.

치료로서 수액공급과 항갑상선제 투여, β-blocker, iodine solution, steroid 등을 사용하고 혈액이나 복막투석을 하기도 한다.

6) 출혈

가장 심각한 결과를 초래하며 기관지 폐쇄나 저산소증을 유발하게 되므로 즉시 수술창을 개방하여 혈전 제거하도록 한다.

Catholic University of Korea 임상진료지침

02 부갑상선

Surgery

1. 개요

부갑상선 기능항진증(hyperparathyroidism 이하 HPT)은 부적절한 부갑상선호르몬(parathyroid hormone, PTH)의 분비로 인해 발생하는 고칼슘혈증을 지칭한다. 부갑상선 기능항진증이 가장 흔하며 주로 부갑상선선종(parathyroid adenoma)이 원인이고 부갑상선증식증(parathyroid hyperplasia)도 원인이 된다. 이차적 부갑상선 기능항진증은 오랫동안 신부전을 앓는 환자에서 만성신부전 및 소화관 흡수장애(GI malabsorption)로 인한 저칼슘혈증으로 나타나며 기저질환이 치료되면 회복된다. 삼차성 부갑상선기능항진증은 이차성 적부갑성선기능항진증이 만성화되어 자율성이 발생할 때 나타나는 것으로 기저 질환 치료에도 회복되진 않는다.

2. 감별진단 및 증상

부갑상선 기능항진증 의 가장 흔한 증상은 신결석증(nephrolithiasis), 골다공증(osteoporosis), 고혈압(hypertension), 감정의 변화(emotional disturbance), 근력약화(muscle weakness), 다뇨증(polyuria), 식욕부진(anorexia), 오심(nausea) 등이다.

표 5-3 고칼슘혈증의 감별진단

부갑상선	일차성 부갑상선기능항진증 산발성 유전성
부갑상선외 타 내분비적 요인	갑상선중독증 갈색세포종 급성부신기능부전증 Vasointestinal polypeptide hormone-producing tumor(VIPoma)
악성종양	고형종양 융해성 골전이 림프종, 백혈병 부갑상선호르몬연관펩타이드(PTHrP) 1,25$(OH)_2D_3$과생성 타요인(사이토카인, 성장인자)
육아종 질환	사르코이드증 결핵 히스토플라즈마증 콕시오이데스진균증 나병
약물	칼슘제 첨가 티아지드 이뇨제 리튬 에스트로겐/항에스트로겐, 테스토스테론(유방암) 비타민 A 또는 D 중독증
기타요인	양성 가족성 저칼슘뇨성 고칼슘혈증(BFHH) 우유 알칼리 증후군 운동억제 파젯병 급성과 만성 신부전 알루미늄 과다 정맥영양

악성종양은 입원환자에서 가장 많은 고칼슘혈증의 원인이다; 일차성 부갑상선 항진증은 외래 환자에서 가장 많은 고칼슘혈증의 원인이다.

3. 고칼슘 발작(hypercalcemic crisis)

1) 부갑상선 기능항진증 에서 나타날 수 있는 고칼슘혈증은 응급상황이다.
2) 고칼슘혈증에 악영향을 주는 약물을 중단(디곡신은 부정맥을 심화)
3) 환자옆에서 지켜보며 normal saline IV(rapid rate 200-300 mL/hr)으로 혈관 내 수액상태 교정
4) 칼슘의 신장 배설을 증가시킨다(loop diuretics).
5) 신기능장애환자는 저칼슘dialysate로 투석을 시행한다.
6) 글루코르티코이드 : vitamin D를 억제효과. 주로 결절성 질환으로 인한 고칼슘혈증에서 효과(hydrocortisone 200-400 mg/day IV for 3 to 5 days)
7) 칼시토닌 : 빠른 작용으로(within 24-48 hours) 글루코코르티코이드와 함께 투여 시 효과가 더 좋다.
8) 비스포트포네이트는 골파괴세포의 활동을 한달간 억제. 악성종양으로 인한 고칼슘혈증에서 pamidronate(90 mg IV) 또는zoledronic acid(초기치료로 4 mg IV, 재치료로 8 mg)를 투여한다.

4. 수술 전 위치결정방법

수술방법은 전통적으로 4개의 부갑상선을 모두 확인하는 것이 표준적인 방법이었다. 병변 위치가 정확하게 결정될수록, 박리하는 범위가 줄어들어 합병증도 감소하며 수술 시간이 줄어들고 수술 실패율도 감소된다.

1) 비침습적 검사

초음파, CT, MRI, thallium-201(^{201}Tl), ^{99m}Tc 세스타미비, PET 등이 사용될 수 있다.

표 5-4

	SENSITIVITY	SPECIFICITY	COST	SAFETY
		Noninvasive		
Sestamibi	Moderate	Moderate	Moderate	Safe
Sestamibi SPECT	High	High	Moderate	Safe
Ultrasound	Moderate	Moderate	Low	Safe
CT	Low	Moderate	Moderate	Radiation
MRI	Low	Moderate	Moderate	Safe
PET-CT	?	?	High	Radiation
		Invasive		
Angiography	Moderate	Moderate	Very high	Hematoma, CVA, nephropathy
Venous localization	High	High	Very high	Hematoma, nephropathy
Ultrasound, biopsy	High	High	Moderate	Hematoma, infection

CT, computed tomography; CVA, cerebrovascular accident(stroke); MRI, magnetic resonance imaging; PET, positron emission tomography; SPECT, single-photon emission computed tomography.

2) 침습적인 검사

(1) 혈관 조영술

재발 또는 잔류성 병변으로 재수술을 받아야 하는 경우 침습적인 방법을 이용할 수 있다. 선택적 동맥조영술을 시행하면 숨어있는 부갑상선 선종을 발견할 수 있고 수술이 불가한 경우 색전술을 시행할 수도 있다. 양측 내경정맥, 무명정맥, 상대정맥 등을 선택적으로 조영하거나 더 세밀한 방법으로 상갑상선정맥, 흉선정맥, 늑간정맥을 조영하여 병변의 위치를 파악하고 각각의 혈관에서 부갑상선호르몬을 측정한다.

(2) 미세침흡인 세포검사

검체를 이용하여 PTH를 측정하면 더 정확한 결과를 얻을 수 있다. 그러나 세포검사만으로는 선종, 과증식증, 부갑상선암 여부를 판단하기는 매우 어렵다.

3) 수술 중 검사

(1) 감마 프로브

^{99m}Tc 세스타미비 방사선동위원소를 주입한 후 3시간 내지 3시간 반 후에는 부갑상선에 집적되며 이 시간에 맞추어 수술을 진행하고 감마 프로브를 이용하여 경부를 검색하여 병변의 위치를 찾는다. 재수술을 하는 경우에 수술 전에 병변의 위치를 파악하기 어려운 경우 적용할 수 있다.

(2) 메틸렌 블루 염색

메틸렌 블루를 정맥주사하면 정상 부갑상선은 변화가 없으나 비정상적인 부갑상선만 푸른색으로 변하게 된다.

5. 수술

1) Effects of Surgery(표 5-5)

표 5-5 Criteria for Surgical Referral From the 2002 National Institutes of Health Workshop on Asymptomatic Primary Hyperparathyroidism

- Serum calcium concentration > 1 mg/dL above the upper limits of normal
- 24-hour urinary calcium > 400 mg
- Creatinine clearance reduced by >30% in comparison to age-matched subjects
- Bone density at the lumbar spine, hip, or distal end of the radius that is > 2 standard deviations below peak bone mass(T-score ←2.5)
- All individuals with primary hyperparathyroidism and < 50 years are referred for surgery
- Patients for whom medical surveillance is either undesirable or impossible

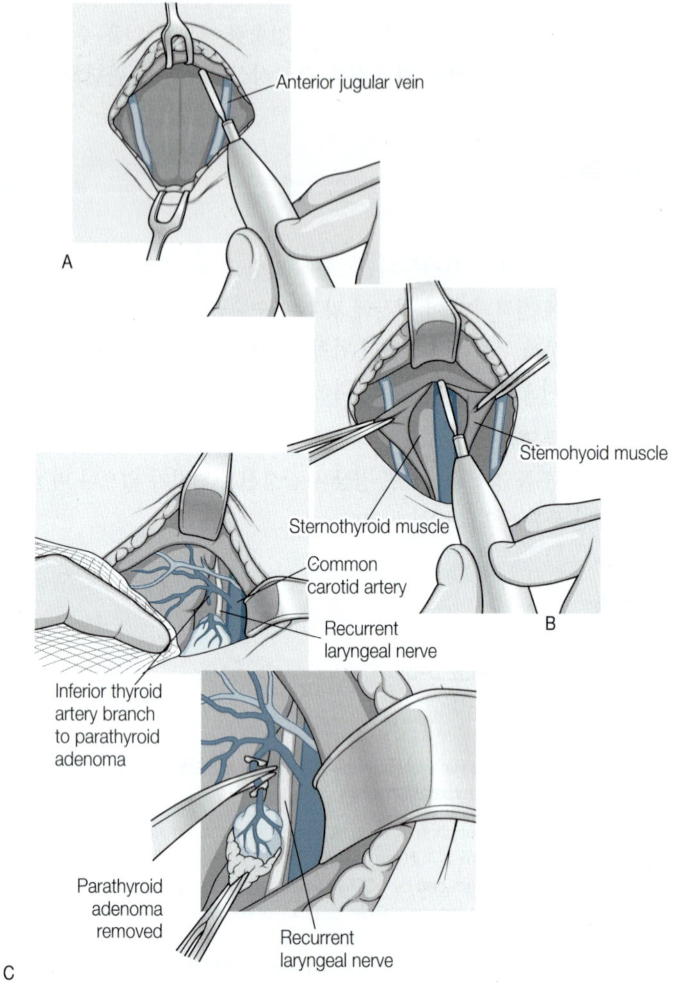

그림 5-1 최소침습 부갑상선절제술의 술기(Technique of minimally invasive parathyroidectomy)

2) 수술방법

일차성 고부갑상선혈증의 수술방법은 전통적으로 4개의 부갑상선을 모두 찾아 수술 중 동결절편검사를 통해 부갑상선 여부를 확인하는 것이 표준적인 방법이었다. 치료성공율은(defined as normocalcemia 6 months postoperatively) 95% 이상으로 알려져 있다. 부갑상선 기능항진증 의 85%가 단일선종에 기인하기 때문에 의심되는 부갑상선만 제거하는 수술법이 점차 증가하고 있다.

3) 수술 후 합병증

(1) 후두회귀신경 손상 : 1-10%
(2) 상후두신경 손상
(3) 혈종
(4) 감염
(5) 계속된 고칼슘혈증 : 최대 30%
(6) 일시적 수술후 저칼슘혈증

4. 이차성 부갑상선혈증

1) 수술 기준

비타민D투여 등 비수술적인 방법으로 치료하다가 병리 생태학적 변화(renal osteodystrophy - osteitis fibrosa cystica, osteomalacia, adynamic bone disease)가 나타나면 수술을 시행한다.

2) 수술 방법

수술방법은 아전 부갑상선절제술(subtotal parathyroidectomy) 또는 전 부갑상선절제술 후 이소성 자가이식술을 시행한다. 아전절제술은 1개의 부갑상선만 남기고 모두 제거하고 남은 1개의 일부를 제거하여 동결조직검사를 통해 부갑상선여부를 확인하는 방법이다. 전 부갑상선절제술 과 자가이식술은 모든 부갑상선을 제거하고 전완부 또는 목근육에 부갑상선 하나를 1 mm 크기로 잘게 잘라 12-18조각 정도를 혈류생성이 쉬운 근육에 이식하는 것이다. 이 방법의 장점은 잔여 부갑상선에 대한 관찰이 쉽고 재발했을 경우 국소마취 하에 쉽게 제거할 수 있다는 것이다. 그러나 단점으로는 수술 후 저칼슘혈증에 대한 치료를 적극적으로 시행해야 하며, 이식에 실패했을 경우 영구적인 부갑상선 기능저하가 온다는 것이다. 가능하다면 절제된 부갑상선을 냉동 보관하여 이식편이 기능하지 않을 경우 재이식을 하는 것도 고려할 수 있다.

5. 부갑상선암(parathyroid carcinoma)

부갑상선암은 흔치 않아 부갑상선기능항진증 환자의 1% 정도이다. 50%는 촉지되는 경부 종괴로 발견되고 혈중 칼슘농도는 매우 높아 14 mg/dL 이상이며 관련된 골질환과 신장 질환이 많다. 현저히 상승한 iPTH, 촉지되는 경부종괴 일 때 의심한다. 치료는 수술이다. 주변을 침범한 연부조직과 동측 갑상선, 림프절절제술이 동반된다.

주로 국소재발을 하지만 전신전이도 폐, 간, 뼈 등에서 나타날 수 있다. 전이종양 절제를 시행할 수 있다. 재발 시 고칼슘혈증 치료는 비수술적 치료에 비해 수술이 더욱 효과적이다. 효과적인 항암치료제는 없으며 방사선요법을 시행할 수 있다. 전신전이 또는 국소적으로 진행된 환자의 대부분은 조절되지 않는 고칼슘혈증으로 인한 대사질환으로 사망한다. 현재 부갑상선암에 대한 병기설정분류는 없다.

Catholic University of Korea 임상진료지침

03 Surgery

부신

1. 부신 피질 질환

1) 쿠싱증후군

- Cushing's syndrome : 원인에 관계없이 고코티솔혈증의 증상과 증후가 나타나는 경우이다.
- Cushing's disease : 뇌하수체 종양에 의한 Cushing syndrome을 칭한다.

(1) 증상(표 5-6)

표 5-6 쿠싱증후군의 양상

계통	증상
전신계	체중증가, 중심부 비만, 물소혹(buffalo hump), 쇄골상부지방덩어리(supraclavicular fat pad)
피부계	남성형다모증, 다혈색, 자색선, 여드름, 반상출혈
심혈관계	고혈압
근골격계	전신 쇠약, 골감소증
신경정신계	감정 불안정, 정신병, 우울증
대사계	당뇨 또는 포도당불내성, 고지혈증
콩팥계	다뇨증, 신결석
생식계	발기부전, 성욕감퇴, 월경불순

(2) 쿠싱증후군의 생화학적 평가

쿠싱 증후군은 단일 검사로는 진단 안 된다. 즉, 고콜레스테롤혈증의 유무를 확인하고 ACTH 의존성인지 비의존성인지 확인이 필요하며 그 원인은 영상의학 진단으로 확인한다.

쿠싱증후군의 존재 확인	① 24-시간 뇨 유리 코르티솔 ② 야간 저용량 덱사메타손-억제 검사 ③ 심야 타액 코르티솔 ④ 코르티코트로핀분비호르몬/덱사메타손-억제 검사
부신피질자극호르몬-의존성과 비의존성의 감별	① 혈장 부신파질자극호르몬의 농도 ② 고용량 덱사메타손-억제 검사 ③ 코르티코트로핀분비호르몬 검사
쿠싱증후군의 원인 국소화	① 안장(sella turcica) 가돌리늄-조영 자기공명영상 ② 코르티코트로핀분비호르몬 주입시 아래바위정맥굴(inferior petrosal vein) 표본추출 ③ 흉부, 복부, 골반과 경부에 대한 영상 검사

(3) 치료

가. Cushing's disease

뇌하수체 수술이나 양측성 부신절제술을 시행하고 방사선 치료 실패시에 시도할 수 있다. 후유증으로 Nelson 증후군이 나타날 수 있다.

나. 이소성 ACTH 증후군

폐나 기관지 종양이 가장 흔한 원인이며 흔히 심한 대사성 알칼리증 및 저칼륨혈증hypokalemia를 동반한다.

다. 부신선종

① 단독 선종이 80-90%를 차지한다.

② 치료로서 부신절제술 시행하면 좋은 예후를 보인다.

③ 수술 전후 그리고 수술 후 2년까지 Hydrocortisone 보충요법이 필요하다. 이는 반대측 부신의 위축에 의한 것이며 prednisone 5 mg (morning) + 2.5 mg (evening)을 수술 후 6~18개월간 투여한다.

라. 부신피질암

급성으로 빠르게 진행하며 체중증가, 남성화 현상이 나타나며 소변내 17 ketosteroid와 DHEA sulfate가 증가하면 의심할 수 있으며 치료는 수술적 제거이다.

마. 일차성 부신증식증

① PPNAD (primary pigmented nodular adrenal hyperplasia) : 다발성으로 작은 기능성 결절이 보이며(1.2 mm-3 cm) 간혹 50 g에 이르는 큰 결절성 증식증이 보이기도 한다. 치료로서 전체 양측 부신절제술을 시행한다.

② Nelson 증후군 : 양측 부신절제술 후 약 10%에서 생기며, 확장되는 뇌하수체 종양에 의한 증상으로 시력 약화, 높은 ACTH 혈청치, 색소침착을 보이며 치료는 수술적 제거 또는 방사선 치료를 시행한다.

2) 알도스테론혈증(hyperaldosteronism)

(1) 일차성 알도스테론혈증(Conn's syndrome)은 여자가 2배, 30-50세에 호발하며, 발병 빈도는 약 1%에서 나타난다.

(2) Hyperaldosteronism의 원인

① 원발성 알도스테론증

알도스테론-분비선종 (65-70%)

특발성 양측성 부신 과다형성 (30%)

부신 암종 (< 1%)

글루코코르티코이드-억제성 알도스테론증 (< 1%)

② 이차성 알도스테론증

신동맥 협착

울혈심부전증

(3) 증상으로는 확장기 혈압이 높아지며 이는 알도스테론에 의한 나트륨

(Na)의 저류에 의한다. 부종은 없으며, 저칼륨혈증을 보인다.

(4) 진단으로는 부종 없이 확장기 고혈압증이 있거나 혈액용적을 줄이더라도 renin분비가 적을 때, 또는 혈액용적을 늘리는 데에도 aldosterone 분비가 많은 경우에 의심한다.

(5) 일차성 알도스테론혈증의 진단

가. 수술적 치료 가능한 선종 진단방법

부신선종은 특발성 부신증식증에 비해 더 심한 저칼륨혈증과 높은 혈장과 소변 내 알도스테론 수치를 보이며 젊은 연령(50세 이하)에서 주로 나타난다.

① CT가 선호되는 진단방법으로서 0.5~1.0 cm 이상 병변에 대해 90% 감수성을 보인다. 일측성 선종이 1 cm 이상이고 정상적 반대측 부신영상을 보이면 일측성 알도스테론증으로 진단된다. 양측성 부신 결절성을 보이며 일측에서 1 cm 이하로 나타나거나 일측성으로 약간 부신이 커져 보이거나 양측이 다 커져 보이면 다른 진단방법을 시행한다.

② MRI는 임신중이거나 CT 검사가 금기시에 시행한다.

③ 부신혈관을 통한 혈액검사는 방사선적 검사에서 애매할 때 시행하며 부신정맥내 알도스테론과 cortisol 비가 반대쪽에 비해 4~5배 높을 경우 90% 이상 알도스테론 선종을 진단할 수 있다.

④ NP-59 scan은 부신 피질에 흡수되며 선종에서 높은 흡수율을 보이는 반면 증식증에서는 양측성으로 흡수가 증가된다.

나. 치료

① 부신선종은 수술적 치료하며 예후는 좋다.

② 수술 전 spironolactone과 칼륨을 투여하여, 칼륨을 보충하고 마취 전 알칼리혈증을 교정한다. spironolactone에 반응하는 경우에 예후는 좋으며, 50세 이상, 남성, 다발성 결절을 보이는 경우 좋지 않다. 양측 부신절제술은 시행하지 않으며, 이는 부신기능

저하증의 치료가 더 어렵기 때문이다. 수술 후 spironolactone 중지, 혈중 칼륨치을 1주일에 한번 검사한다.

② 특발성 부신 증식증에서는 spironolactone, triamterene, amiloride, nifedipine, thiazide을 투여하며, 반응 없으면 수술적 치료한다.

3) 부신피질암

모든 암 중에서 0.2% 이하로 드물며, 발견 당시에 75% 이상이 병기 III 또는 IV로 진행된 상태이며, 치료가 어렵다. 호발연령은 10세 이전이나, 40대로 여성에서 호발한다. 기능성과 비기능성 종양으로 구분할 수 있다. 6 cm 이상의 부신종양의 경우 악성일 가능성이 높다. CT와 MRI로 진단하며 소변내 17-KS, DHEA sulfate 증가하고 전이를 확인하기 위해 흉부 CT, 골주사 검사를 시행한다. 악성을 시사하는 소견으로 주위 조직에 전이를 보이거나 100 g 이상이나 10 cm 이상을 보이는 경우, 종괴 괴사소견, 출혈, HFP당 20개 이상의 높은 핵분열상을 보인다. 치료로는 가능한 한 완벽한 수술적 절제를 하여야 한다.

2. 부신 수질 질환

1) 갈색세포종(pheochromocytoma)

※ Rule of Tens

양측성 10%, 부신외 종양 10%, 가족성 10%, 악성 10%, 소아의 경우 10%

(1) 증상으로 항시 고혈압을 보이는 경우가 50%이며, 그 외에 빈맥, 두통, 안면 홍조, 심혈관계 증상, 기립성 저혈압과 소화관 기능장애 등을 나타낼 수 있다.

(2) 진단

가. Pheochromocytoma의 진단법(그림 5-2)

그림 5-2 Pheochromocytoma의 진단법

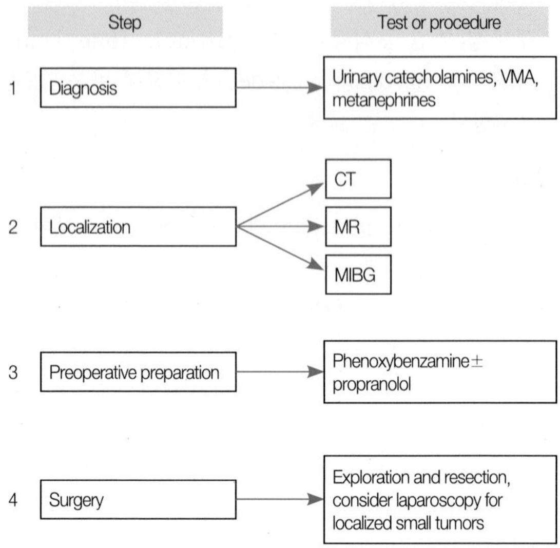

나. 수술 전 처치로서 우선 고혈압을 조절하고 α-adrenergic blockade로 phenoxybenzamine, phentolamine을 사용하고 수액을 조절하여 혈관 내 허탈을 예방한다.

다. Phenoxybenzamine으로 20 mg #2 PO/day로 시작하여 기립성 저혈압이 나타날 때까지 용량 증량하며 적어도 수술 1주전부터 사용하여야 한다.

마. Beta-adrenergic blockade(propranolol)는 빈맥 부정맥에 사용한다.

바. 특히 이 약은 내재성 NE의 혈압 상승작용을 향상시키기 때문에 적절한 α-adrenergic blockade 후 사용해야 한다.

사. Morphine, phenathiazide은 고혈압을 악화시킬 수 있어 수술 전 금기이다.

아. 수술 전 12-24시간 동안 수액을 주입한다.

자. 수술원칙: 최근 복강경을 이용한 부신절제술이 선택되며 전방 개복수술법, 후방 절개술법이 사용된다. 복강경 부신절제술은 최소한으로 종양을 접촉하며 조기에 부신 정맥을 결찰하고 피막을 손상하지 않은 방법으로 시행하여야 한다.

차. 수술 후 처치로서는 수액 투여를 즉시 시행하여 저혈압을 예방하도록 한다.

카. 증상이 있었던 환자에서는 첫 24시간 동안 동맥 혈압측정과 혈당을 관찰하여야 한다.

2) 부신 우연종(incidentaloma)

(1) 부신우연종의 진단

가. 24시간 소변 메타네프린 과 카테콜라민 측정

나. 저용량(1 mg) 덱사메타존 억제 검사

다. 고혈압 시에는 PAC/PRA 측정

기능성 종양인지 판별하고 종양의 크기를 3 cm 이하, 3-5 cm, 5 cm 이상으로 분류하여 적은 종양에서는 6개월 간격으로 검사하고 5 cm 이상 시는 수술하도록 한다.

(2) 우연종의 생화학적 검사

가. 알도스테론증

고혈압 환자에서 더 흔하게 나타나며 저칼륨혈증을 동반하고 알도스테론혈증 검사를 시행한다.

나. Cortisol-분비선종, 무증상의 쿠싱증후군

5-20%에서 발견될 수 있으며 부신 종양이 있는 모든 환자에서 hypercortisolism을 검사해야 한다.

부신절제술은 50세 이하, 저 ACTH 혈청치, 최근에 체중증가, 비만, 고혈압, 당뇨 등의 증상을 보이면 수술적 치료를 시행한다.

다. 부신피질암

종양의 크기가 커지면 의심하며 90% 이상이 6 cm 이상이다.

라. 갈색세포종

이 종양은 5-7%에서 나타나며 모든 부신종양에서 검사해야 한다.

(3) 영상의학적 검사

CT에서 양성 선종은 균질한 모습을 보이며 균일한 경계를 보이며 크기의 증가가 없는 반면, 부신암은 불균질하며 불규칙한 경계를 보이며 주변 조직의 침윤을 보인다.

MRI에서는 T2 image에서 선종은 낮은 영상신호를 보이며 갈색세포종이나 전이성 암에서는 더 밝은 양상을 보인다

3) 치료

기능성이 아닌 종양에서는 6 cm 이상 혹은 CT, MRI에서 악성이 의심되는 경우 부신절제술을 시행하며, 4 cm 이하인 경우 3개월, 1년 후 다시 검사한다.

부신절제술의 종류 :

(1) 전방 복부절개법

이 방법은 악성 가능성을 보이는 크기가 큰 종양에 적합한 방법이다.

(2) 후측면 접근법

악성이 의심되지 않는 비교적 작은 종양에 적합하다.

(3) 복강경 접근법

대부분의 종양에서 적합하며 전방 접근법과 후방접근법이 사용된다.

(4) 흉복부 접근법

10-15 cm 정도의 아주 큰 종양에서 사용될 수 있다.

6. 유방

Surgery

Catholic University of Korea 임상진료지침

01 유방의 개요

Surgery

1. 유방의 해부

유방조직은 피하지방층과 흉근막(superficial pectoral fascia) 사이의 지방조직에 분포되어있는 장기로, 유방 조직과 대흉근 사이(retromammary space)는 느슨한 지방조직으로 구성되어 있으며 유방절제술시 분리되는 부위이다.

유방은 실질 조직인 선상피(glandular epithelium) 및 이를 지지하는 결체조직과 지방조직으로 이루어져 있으며, 나이와 개인에 따라서 조직의 구성 및 분포 정도가 다르다. 젊은 여성일수록 선상피조직과 결체 혹은 기질조직이 많고 폐경이 되고 나이를 많아질수록 지방 조직으로 대체된다.

구조적으로 유두-유륜 복합체(nipple-areolar complex)부터 후.하방으로 방사형으로 펴져있는 유관계(branching system of ducts)로 구성되어있다. 유두에는 10-15개의 개구부가 있어서 각각은 유륜하유관으로 연결되어 약간 넓어지면서 유관동을 형성하고 점차 분지되면서 말단 부위에서 종말관 혹은 선방(terminal ductules or acini)으로 끝난다. 종말관 혹은 선방이 수유기때 젖을 분비하는 곳으로 세관(ductile)들과 소엽(lobule)을 형성하며 각각의 엽은 20-40개의 소엽들로 구성되어있다(Sabiston, 18th ed. p.852, Figure 34-1, Figure 34-4 참고).

* Cooper' s ligament

유방의 모양을 지지하는 조직으로(suspensory ligament) 피부에서 유방

아래 근막까지 연결되는 치밀한 결체조직으로 유방의 모양을 유지시키는 역할을 하며 유방암이 있을 경우 침습되면 유방 피부가 함몰되는 변화가 있을 수 있다.

2. 유방의 림프계와 액와부 림프절

유방조직은 림프관이 풍부하며 특별화된 림프관들이 유두 및 유륜 아래에서 모여서 'Sappey's plexus'를 형성한다. 림프액은 Sappey's plexus를 거쳐서 유방 내 엽간 림프관들로 흐르는데 림프액의 약 75%가 액와부 림프절로 가며 나머지는 흉근을 지나서 내측 림프절로 간다.

*** 액와부 림프절(참고 : Sabiston, 18th ed. p.852, Figure 34-2)**

위치에 따라서 소흉근을 기준으로 세 군으로 분류한다.

level I - 소흉근의 외측 가장자리보다 외측에 위치한 림프절
axillary vein group, scapular group, external mammary group

level II - 소흉근의 아래에 위치한 림프절
central axillary group

level III - 소흉근보다 내측에 위치한 림프절
subclavian group

* Interpectoral group or Rotter's nodes : 대흉근과 소흉근 사이에 위치한 림프절

3. 액와부 신경들

1) Long thoracic nerve 또는 External respiratory nerve of Bell

Serratus anterior muscle을 지배하는 신경으로서 팔을 피거나 어깨를 외전할 때 견갑골을 흉벽에 고정해주는 역할을 하므로 신경손상 시 어깨의 변형이 발생한다.

2) thoracodorsal nerve

Latissimus dorsi muscle을 지배하는 신경

3) medial pectoral nerve

Pectoralis major muscle을 지배하는 신경

4) intercostal brachial or brachial cutaneous nerves

액와부 후방의 흉벽과 상완의 내측 피부의 감각을 지배하는 신경

4. 유방의 흔한 증상

1) 유방통(Mastalgia)

흔한 유방 증상으로 대부분 유방암의 증상은 아니며 유방암 환자의 약 5% 미만 에서 유방통을 호소한다.

주기적인 유방통은 정상적인 월경 주기에 따라서 나타나는 것으로 월경이 시작되기 수일 전부터 발생하여 월경이 끝나면서 소실되는 것으로 무거운 느낌, 충만감, 압통 등 여러 가지 불편감을 호소한다.

2) 유두 분비(nipple discharge)

수유기가 아닌 여성에서 유두 분비는 흔한 증상이지만 유방암에서는 흔하게 나타나는 증상은 아니다.

편측 혹은 양측 유방인지, 하나 혹은 다발성 개구부에서 분비되는지, 혈성 분비물 인지 여부가 중요하며, 편측 유방의 하나의 유관 개구부에서 유즙성이 아닌 점액성 분비물인 경우에 수술적 치료가 필요한, 의미 있는 병변이며 관내유두종이 가장 흔한 원인이다.

3) 촉지성 종괴(palpable mass or lump)

유방에서 흔히 촉진되는 네 가지 종괴는 낭종, 섬유선종, 섬유낭종성 병변 및 암이다.

발생 빈도는 연령에 따라서 다르나 어느 연령에서나 발생할 수 있다.

Catholic University of Korea 임상진료지침

02 유방 질환의 분류

Surgery

1. 양성 질환

양성 유방 질환은 매우 넓은 범위의 임상적 혹은 병리학적 병변으로 나이에 따른 정상 발육과 퇴화 과정의 이상(aberrations of normal development and involution; ANDI)의 개념으로 분류한다(표 6-1). 이는 양성 유방 질환이 사춘기와 가임기 동안의 정상적인 발육 과정과 생리적인 변화와 나이에 따른 퇴화 과정과 연관이 있으며, 정상 상태에서 질환까지 매우 넓은 범위의 다양한 병리학적인 소견을 보인다는 점에서 분류되었다.

양성 유방 질환을 비정형성(atypia) 및 악성 변화와 관련있는 조직 분화에 따라서 분류하기도 하였고(표 6-2), 양성 유방 질환에 대한 관심은 악성 병변으로 진행될 위험성이 있는 지 여부로 위험도는 표 6-3과 같다.

2. 악성 유방 질환(표 6-4)

표 6-1 Aberrations of normal development and involution) classification of benign breast disorders

	Normal	Disorder	Disease
Early reproductive years (age 15-25 y)	Lobular development Stromal development Nipple eversion	Fibroadenoma Adolescent hypertrophy Nipple inversion	Giant fibroadenoma Gigantomastia Subareolar abscess Mammary duct fistula
Later reproductive years (age 25-40 y)	Cyclical changes of menstruation Epithelial hyperplasia of pregnancy	Cyclic mastalgia Nodularity Bloody nipple discharge	Incapacitating mastalgia
Involution (age 35-55 y)	Lobular involution Duct involution Dilatation Sclerosis Epithelial turnover	Macrocysts Sclerosing lesions Duct ectasia Nipple retraction Epithelial hyperplasia	- Periductal mastitis - Epithelial hyperplasia with atypia

표 6-2 Classification of benign breast disorders

Nonproliferative disorders of the breast	Cysts and apocrine metaplasia Duct ectasia Mild ductal epithelial hyperplasia Calcifications Fibroadenoma and related lesions
Proliferative disorders without atypia	Sclerosing adenosis Radial and complex sclerosing lesions Ductal epithelial hyperplasia Intraductal papillomas
Atypical proliferative lesions	Atypical lobular hyperplasia Atypical ductal hyperplasia

표 6-3 Histologic risk factor for breast cancer

Histologic diagnosis	Relative risk estimates
Nonproliferative lesions of the breast	1.0
Proliferative disease without atypia	1.3-1.9
Proliferative disease with atypia	3.7-4.2
and a strong family history	4-9
and premenopausal or age ≥50	5-7
Lobular carcinoma in situ	>7

표 6-4 Classification of primary breast cancer

Noninvasive epithelial cancers	Lobular carcinoma in situ(LCIS) Ductal carcinoma in situ(DCIS) or intraductal carcinoma Papillary, cribriform, solid, and comedo type
Invasive epithelial cancers (percentage of total)	Invasive lobular carcinoma(10-15%) Invasive ductal carcinoma Invasive ductal carcinoma, NOS*(50-70%) Tubular carcinoma(2-3%) Mucinous or colloid carcinoma(2-3%) Medullary carcinoma(5%) Invasive cribriform carcinoma(1-3%) Invasive papillary carcinoma(1-2%) Adenoid cystic carcinoma(1%) Metaplastic carcinoma(1%)
Mixed connective and epithelial tumors	Phyllodes tumors, benign and malignant Carcinosarcoma Angiosarcoma

* NOS, not otherwise specified

표 6-5 Stage grouping* and 5-year survival rates(%) in Korea[†]

Stage	TNM	5-year survival rate(%)
0	Tis, N0, M0	
I	T1, N0, M0	98.2%
IIA	T0, N1, M0 T1, N1, M0 T2, N0, M0	91.7%
IIB	T2, N1, M0 T3, N0, M0	
IIIA	T0, N2, M0 T1, N2, M0 T2, N2, M0 T3, N1, M0 T3, N2, M0	68.2%
IIIB	T4, N0, M0 T4, N1, M0 T4, N2, M0	
IIIC	anyT, N3, M0	
IV	anyT, anyN, M1	30.5%

* Stage grouping by American Joint Committee on Cancer(AJCC)

† 한국유방암학회에서 2008년에 발표한 1993-2002년 진단 및 치료한 한국인 유방암 환자의 5년 생존률(%)

Catholic University of Korea 임상진료지침

03 진단

Surgery

1. 병력

1) 나이
2) 분만력 : 초경 및 폐경 나이, 월경 주기, 임신 여부, 수유 등
3) 과거력 : 유방의 양성 혹은 악성 수술 여부
4) 약물 복용 여부 : 폐경 후 호르몬요법 등
5) 가족력 : 유방 혹은 난소암 여부
6) 유방과 관련된 증상 : 유방통, 유두 분비, 촉지성 종괴 등

2. 이학적 검진

1) 시진

(1) 앉아있는 자세에서 유방의 좌우 대칭성, 모양, 크기, 유두 및 피부 변화(부종, 발적, 함몰, 습진성 변화) 등을 관찰한다.
(2) 피부 혹은 유두함몰 : 진행성 유방암의 증상일 수 있다.
(3) 피부 부종과 발적 : 유선염 혹은 염증성 유방암을 감별해야 한다.

[Paget disease(파젯병)]

유두 바로 아래 큰 유관동에서 발생한 관내암으로 암세포가 유두 피부의 상피층까지 침범하여 유두 피부에 습진성 변화가 있다.

대개는 유두에만 국한되어 있지만 유륜까지 침범할 수 있고 습진성 피부 질환과의 감별점은 습진성 병변은 유륜에서 시작하지만, 파젯병은 유두에서 시작한다는 것이다.

2) 촉진(Schwartz 9th ed. p.447, Figure 17-23, 24)

가. 앉아있는 상태에서 환자의 팔을 지지하면서 액와부와 경부에 림프절 종대가 있는지 촉진한다.

나. 누워있는 상태에서 촉진하는 쪽의 흉부 아래에 베게 등을 넣고 팔을 머리위로 올리고 검진한다.

3. 방사선적 검사

1) 유방촬영술(mammography)

(1) 선별 유방촬영술(screening mammography)

- 증상이 없는 여성에서 종양을 발견하기 위한 검사로 유방암에 의한 사망률을 약 15%까지 감소시킨다.
- 양측 유방을 내외사각방향(mediolateral oblique, MLO)과 상하방향(craniocaudal, CC)으로 각각 촬영한다.

(2) 진단적 유방촬영술(diagnostic mammography)

- 촉지성 종괴나 유두 분비 등의 증상이 있을 때 내외사각방향과 상하방향에 추가하여 90도 측면촬영 또는 국소압박촬영(spot compression) 등을 할 수 있다.
- 확대촬영(×1.5)을 통해서 종괴의 가장자리와 석회화 음영을 자세히 볼 수 있다.

(3) 유방암을 의심할 수 있는 소견(Sabiston, 18th ed. p.860, Figure 34-6)

- 비정상적인 음영 ; 침상형 가장자리의 결절, 비대칭, 구조 왜곡
- 군집성 미세석회화 음영(clustered microcalcification)

2) 유관찰영술(ductography)

유두 분비, 특히 혈성 분비가 있을 때 개구부에 조영제를 주입한 후 유방촬영술을 시행한다.

3) 초음파

고밀도 유방이거나 섬유낭종성 변화가 있어 비대칭성 혹은 침상 밀도, 다양한 석회화 음영이 있는 경우 잠복 병변을 발견하기 위하여 추가적으로 시행하며, 종괴가 고형인지 혹은 낭종인지 감별할 수 있다.

4) 자기공명영상(magnetic resonance imaging, MRI)

MRI가 유용한 경우

(1) 액와부에 전이성 림프절이 발견된 경우 다른 방사선 검사에서 발견되지 않거나 촉지되지 않는 원발성 유방암을 발견하기 위하여

(2) 원발성 유방암의 범위를 확인하여 유방보존술의 가능 여부를 확인하기 위하여

(3) 침습성 소엽상피암 진단

5) BI-RADS(Breast Imaging Reporting and Data System)

미국방사선학회에서 유방 영상검사 소견을 판독한 결과를 분류한 것으로 불필요한 조직생검을 피하기 위하여 범주3에 속하는 양성 병변은 약 2년간 짧은 기간에 추적 검진하여 병변이 진행하면 조직검사를 시행하며 변화가 없으면 정기검진을 시행한다(표 6-6).

4. 조직검사

1) 미세침흡인 세포검사(Fine needle aspiration cytology, FNAC)

(1) 22-게이지 세침을 이용하며 음압에 의해서 세포 등의 조직을 흡인 채취하여 생리완충액(normosol)이나 현미경 슬라이드 위에 뿌린 후 95%

표 6-6 Final Assessment Category : BI-RADS by American College of Radiology

Category	Definition
0	Incomplete; assessment;need additional imaging evaluation
1	Negative; routine mammogram in 1 year recommended
2	Benign finding; routine mammogram in 1 year recommended
3	Probably benign finding; short-term follow-up suggested
4	Suspicious abnormality; biopsy should be considered
5	Highly suggestive of malignancy; appropriate action should be taken
6	Known biopsy-proven malignancy-appropriate action should be taken

ethyl alcohol에서 고정시킨다.

(2) 고형성 결절인지 낭종인지 감별하는데 유용한 검사이며 방사선검사가 필요할 경우에는 촬영 후에 시행하는데 이는 FNA 후 출혈에 의해서 방사선소견이 혼동될 수 있기 때문이다.

(3) 종괴가 촉지되는 경우 민감도와 특이성이 거의 100%이다.

2) 중심침생검(core needle biopsy)

(1) 14-게이지 바늘 혹은 Tru-Cut 바늘을 이용한다.

(2) 위음성률은 낮지만 채취 시 오류가 발생할 수 있다.

3) 영상유도 하 생검(image-guided biopsy)

(1) 방사선 영상에서 발견된 종괴가 촉지되지 않는 경우에는 영상 유도 하에서 생검을 시행한다.

(2) 유방촬영술, 초음파 또는 자기공명영상 등으로 모니터 하면서 중심침생검 또는 입체정위생검(stereotactic biopsy)을 시행하게 된다.

4) 중심침생검 결과를 판독할때 주의할 점

(1) 표본 크기가 제한되어 있어서 적절한 병리학적 판독이 필요하다.

(2) 중심침생검 결과가 영상에서 보였던 것과 다를 경우 수술적 절제 생검을 고려한다.
(3) 중심침생검 결과가 관상내암인 환자의 약 10%는 절제술 후 침습성 암이 발견된다.
(4) 중심침생검 결과 비정형성 상피증식증인 경우 수술적 절제술이 필요하며 약 20% 이상이 관상피내암 혹은 침습성암이 발견된다(제한된 표본으로는 관상피내암과 비정형성 상피증식증을 감별하기 어렵기 때문이다).

Catholic University of Korea 임상진료지침

04 유방암 환자의 수술전 처치

Surgery

1. 수술전 병기 확인이나 수술 방법을 결정하기 위한 검사를 시행한다.

1) Chest X-ray, 흉부 혹은 복부 CT scan, bone scan
2) 유방 MRI - 암의 확장 범위와 추가 병변을 확인하기 위해서

2. 유방 전절제술이 필요한 경우

1) 유방암의 크기가 전체 유방에 비해서 상대적으로 큰 경우
2) 유방촬영술에서 광범위한 석회화 음영이 있는 경우
3) 광범위국소절제술 후 절제면이 음성이 아닌 경우
4) 수술 후 방사선치료를 할 수 없는 환자
   (1) 과거에 유방 혹은 흉부에 방사선치료를 받은 적이 있는 경우
   (2) active lupus or scleroderma
   (3) 임신
5) 충분한 설명 후에도 환자가 유방전절제술을 원할 때

3. 수술전 동의서

유방보존술이 예정인 경우라도 환자나 보호자에게 유방전절제술의 가능성을 설명한다(별첨 1).

Catholic University of Korea 임상진료지침

05 Surgery 수술적 치료

1. 양성 질환

1) 낭종

흡인 후에도 완전히 없어지지 않거나 낭종 내 혈성액 및 고형성분이 포함되어 있을 때는 수술적 절제술을 시행한다.

2) 섬유선종

대부분 경과 관찰하며 수술적 절제술, 냉동절제술(cryoablation)등을 고려한다.

3) 경화성 병변(sclerosing disorders)

경화성 선증(sclerosing adenosis) 혹은 방사형 흉터(radial scar)등은 임상적 혹은 방사선적으로 악성 병변과 감별하기 어렵다.

조직생검으로 확인하거나 영상유도 하에 국소절제술을 시행한다.

4) 유선염

항생제치료를 하고 농양이 있는 경우는 수술적 배농술 시행하는 것이 원칙이다.

5) 유륜하 농양(subareolar abscess)

산욕기 유선염 혹은 농양과는 달리 대개 단일 유관에서 발병한 농양으로

표 6-7 재발성 유륜 하 염증 병변의 수술적 치료

Fistulectomy	Total duct excision
Small abscess localized to one segment	Large abscess affecting >50% of the areolar circumstance
Recurrent involving same segment	Recurrent involving different segment
Mild or no nipple inversion	Marked nipple inversion
Patient inconcerned about nipple inversion	Patient requests correction of nipple inversion
Younger patient	Older patient
No discharge from other ducts	Purulent discharge from other ducts
No prior fistulectomy	Recurrent after fistulectomy

단순 배농술 혹은 유관절제술과 같은 근치적 수술을 시행한다.

재발 혹은 관피누공(fistula)이 흔히 발생하며 수술적 치료는 표 6-7과 같다.

2. 악성 질환

1) 변형근치적 유방절제술(Modified radical mastectomy)

유륜 포함 전제 유방조직과 액와부 level I & II 림프절 제거술

2) 단순 유방절제술

3) 유방보존술

유방 부분절제술 및 액와부 곽청술

수술 후 방사선치료

4) 액와부 수술

유방암 치료 및 예후에 필요한 수술

(1) 액와부 곽청술(axillary dissection)

(2) 감시 림프절 생검술(sentinel node biopsy)

가. 방사능표지 sulfur colloid 입자나 blue dye를 종양 주변 조직이나 유륜하 부위에 주입한다.
나. 감시림프절에 전이가 없는 경우에는 더 이상의 액와부 곽청술이 필요 없으며, 전이가 확인된 경우는 level I, II 액와부 림프절 절제술이 필요하다.

Catholic University of Korea 임상진료지침

06 수술 후 치료

Surgery

1. 수술 후 운동치료

1) 수술 직후 손의 pumping, 완관절과 주관절의 운동은 시행하고 심호흡운동과 이완요법을 병행한다.
2) 견관절의 운동은 처음에는 부드럽게 수동적으로 실시하고 점차 통증이 사라짐에 따라 보조 능동적 운동 및 능동적 운동으로 실시한다(표 6-8).
3) 배액관이 제거되었을 때부터 보조능동적 운동을 시작하는데 스스로 기구를 이용할 수 있으며, 손가락을 벽에 붙이고 벽을 따라 올라가게 하는 운동이나 활차(overhead pulley)를 이용한 운동을 추가한다.
4) 봉합사를 제거한 뒤부터 능동적 운동과 스트레칭을 이용하는 통증이 발생할 수 있으므로 통증 조절과 이를 위한 물리치료를 병행한다.

2. 방사선요법

1) 유방보존술 후 방사선치료

전체 유방에 4,500-5,000 cGy + 종양 주변에 1,000-1,200 cGy 추가할 수 있으며, 6-7주 동안 실시한다.

표 6-8 수술 후 견관절 운동

수술 후 경과일	굴곡	외전	외, 내회전
1-2	40도	40도	가능한 범위
3	45도	45도	가능한 범위
4-6	45-90도	45도	가능한 범위
7	가능한 범위	가능한 범위	가능한 범위
배액관 제거 후	가능한 범위	가능한 범위	가능한 범위

2) 유방전절제술 후 방사선치료

국소 재발의 위험성이 높은 환자에서 흉벽, 경부 및 액와부에 방사선 치료

3) 국소 재발의 위험성이 높은 환자

(1) 4개 이상의 림프절 전이가 있는 경우

(2) 종양의 크기가 큰 경우

가. 조직학적으로 예후가 나쁜 경우

나. 림프절 이외의 피부, 흉벽 등의 조직에 침습이 있는 경우

3. 항암화학요법

1) 수술 후 보조 항암화학요법(adjuvant chemotherapy)

암의 크기가 0.5 cm 이하이고 림프절 전이가 없는 저위험군 환자는 수술 후 보조 항암화학요법에 효과가 작다.

예후가 나쁜 환자에게 시행한다.

[Poor prognostic factors]

① Tumor size > 2 cm

② poor histologic & nuclear grade

③ blood vessel or lymphatics invasion

④ absent hormone receptors

표 6-9 수술후 보조항암요법의 종류

HER-2/neu Negative (Non-Trastuzumab-Containing regimens)	HER-2/neu positive (Trastuzumab-Containing regimens
FAC/CAF FEC/CEF AC or EC TAC(T=docetaxel) A → CMF E → CMF CMF AC × 4 A → T → C(T=paclitaxel) FEC → T(T=docetaxel) TC(T=docetaxel)	AC → T + concurrent trastuzumab Docetaxel + Trastuzumab → FEC TCH(docetaxel + carboplatin + trastuzumab) AC → docetaxel + trastuzumab Chemotherapy → trastuzumab sequentially

F = 5-fluorouracil; A = Adriamycin(doxorubicin); C = cyclophosphamide; E= epirubicin; M = methotrexate; T = taxane(docetaxel or paclitaxel); → = followed by.

⑤ High proliferative fraction(S phase)

⑥ HER-2/neu overexpression

2) 수술 전 항암화학요법(neoadjuvant chemotherapy)

국소 진행성 유방암 환자의 50-80%에서 암의 크기를 의미 있게 감소시켜서 수술이 어려운 암을 수술이 가능하게 하며, 유방전절제술이 필요한 암을 부분절제술이 가능하게 한다.

항암제 치료 전후의 암을 분석하여 항암제의 효과와 작용기전을 연구할 수 있다.

수술 전 항암화학요법에 대한 반응 정도는 예후와 관계가 있다.

가장 추천되는 것은 doxorubicin 또는 taxane 계열의 항암제이다.

표 6-10 유방암 호르몬 치료제의 종류

Class	Common examples
Selective estrogen receptor modulators (SERMS)	Tamoxifen, raloxifene, toremifene
Aromatase inhibitors(AIs)	Anastrozole, letrozole, Exemestane
Pure antiestrogens	Fulvestrant
Luteinizing hormone-releasing hormone(LHRH) agonists	Goserelin, leuprolide
Progestational agents	Megestrol
Androgens	Fluoxymesterone
High-dose estrogens	Diethylstilbestrol

표 6-11 유방암 환자의 나이와 예후에 따른 수술후 보조치료

환자 분류	위험도에 따른 치료		
	low	intermediate	high
폐경 전 호르몬수용체 양성	±Hormone	Hormone ± chemotherapy	Chemotherapy ± hormone
폐경 전 호르몬수용체 음성	No	Chemotherapy	Chemotherapy
폐경 후 호르몬수용체 양성	±Hormone	Hormone	Chemotherapy + hormone
폐경 후 호르몬수용체 음성	±Chemotherapy	±Chemotherapy	Chemotherapy

4) 호르몬요법

호르몬 수용체 양성 유방암은 호르몬치료에 60% 이상 반응이 있고 재발이나 사망률이 의미 있게 감소한다.

[별첨 1] 수술 동의서

1. 진단명

1) 진단명 : 유방암 혹은 유방암 의증

2) 유방암의 증상

유방의 종물 또는 유방방사선 검사상 미세석회화를 보일 수 있습니다. 암이 진행하면서 혈액성 분비와 유두함몰, 유방피부의 변화 및 액와부 림프절 종대 등이 있을 수 있습니다.

3) 진단 및 수술 결정

(1) 이학적 검사와 방사선 검사(유방촬영, 초음파) 조직검사로 진단할 수 있습니다.

(2) 복부 초음파나 CT 검사, 뼈 핵의학 검사 등으로 전이여부를 의심할 수 있습니다.

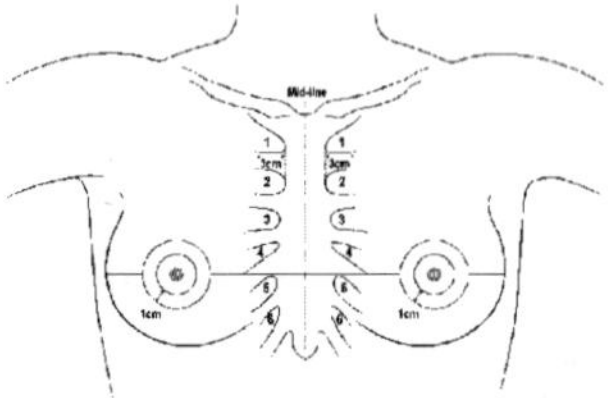

2. 귀하의 위 증세를 완화시키기 위한 방법

1) 수술 - 수술명 : 가. 변형근치적 유방절제술(유방 전절제술 및 액와 림프절 곽청술)

나. 유방보존술(유방부분절제 및 액와 림프절 곽청술)

다. 유방종양절제 후 냉동절편검사 후 악성 소견시 가. 또는 나. 의 수술

- 수술의 목적 : 암종의 제거 및 재발의 최소화 및 생존률의 극대화

2) 보조요법 : (1) 호르몬 요법 (2) 항암화학요법 (3) (1)+(2) (4) 방사선 요법

3) 수술의 방법

전신 마취 하에 수술이 시행됩니다. 수술 전에 조직검사 등을 통해 악성 종양이 확인된 경우에는 근치적인 수술이 시행되지만, 확인되지 않은 경우에는 확인을 위한 조직검사가 시행되기도 합니다.

특히 잘 안 만져지는 병변에 대해서 수술 전에 가느다란 바늘로 위치를 표시하는 시술은 받은 경우에는 대개 조직학적 확진을 위해 바늘 주위의 유방 조직에 대한 부분 절제를 하는 것으로 수술이 끝나는 경우가 많습니다. 이런 경우 향후 약 1 주일 정도 뒤에 외래에서 조직검사를 확인하고, 악성인 경우에는 다시 입원하여 악성종양에 대한 수술을 시행하게 됩니다.

그 외에도 작은 병변에 대해 수술적인 조직검사를 시행한 경우 수술장에서 냉동절편검사에서 양성 소견을 보이면 종양적출로 수술을 끝내지만 최종 조직검사 소견이 악성으로 나올 경우 악성에 준한 2 차 수술을 시행해야 합니다.

병변이 유두에서 떨어져 있고, 상대적으로 크기가 작은 경우, 특히 유방의 위쪽에 있는 경우 등에서는 유두와 유방조직을 상당량 보존하는 유방보존술이 시행될 수 있습니다. 사분절제술을 시행 받은 경우에는 거의 대부분 수술 후 방사선치료를 주 5 회씩 4-6 주간 받아야 하며, 이러한 시술을 시행한 경우 그 치료성적은 유방전절제술과 동일하다고 밝혀져 있습니다. 하지만 수술 부위의 국소 재발율은 유방 보존술이 유방 전절제술 보다 약간 높은 것으로 되어 있습니다.

최근까지는 겨드랑이 림프절 절제를 표준 술식으로 시행하는 경우가 많았으나, 수년 전부터는 팔의 부종과 액체 저류 등의 부작용을 일으키는 겨드랑이 절제를 축소 실시하는 시술들이 시행되고 있습니다. 유방암의 전파는 겨드랑이에 있는 림프절을 따라 순서대로 진행한다고 알려져 있으며, 가장 먼저 전파되는 감시 림프절을 찾아 검사하여 암의 전이가 없는 경우에는 그 이상의 림프절 절제를 시행하지 않아도 되는 것으로 알려져 있습니다. 이러한 림프절은 염색약을 사용하여 찾아내게 되며, 아주 드물게 과민한 반응이 일어 날 수 있으며 이러한 시술을 받을 경우에는 림프절 절제를 축소할 수도 있습니다. 그러나 크기가 1cm 이하의 아주 작은 암을 제외하고는 감시 림프절 음성일 경우에도 액와부 절제술을 시행하는 것을 원칙으로 하고 있습니다.

3. 시술 후의 후유증 내지 합병증

1) 수술 합병증

(1) 출혈

유방은 혈관이 많이 분포된 조직으로 수술 중 혈관의 손상은 출혈을 일으킵니다. 하지만, 수혈이 필요한 정도의 다량 출혈은 매우 드뭅니다. 혈압과 상태가 안정된 상태에서 시행하는 수술 중에는 더 이상의 출혈이 없고 완전히 지혈되어 수술을 마치더라도 수술 후 혈압과 상태가 불안정해지면 안 보이던 혈관에서의 출혈이 발생하는 경우가 있습니다. 대개의 경우에는 압박 붕대로 가슴을 압박하면 저절로 멈추게 되고, 출혈되어 굳은 피를 이후에 피부 상처를 통해 제거할 수 있습니다. 그러나 드문 경우에서는 출혈량이 많아 수혈과 수술적인 지혈을 필요로 하는 경우도 있습니다.

(2) 액체 저류, 농양 및 피부괴사

유방 조직이 제거된 빈 공간이 피부와 밀착되어 붙으려면 일정한 시간이 필요합니다. 그 전에는 그 사이 공간에 조직액과 림프액 등의 액체가 찰 수 있습니다. 소량인 경우 저절로 흡수되기도 하지만 양이 많은 경우에는 바늘로 뽑거나 배액관을 새로 넣어서 제거해야 하는 경우도 있습니다. 저류된 액체에 균이 감염이 되면 농양이 형성될 수도 있습니다. 이러한 경우 배액관과 항생제로 치료해야 합니다. 또한 국소 피부괴사 및 수술 부위 흉터가 있을 수 있습니다.

(3) 신경 손상

유방 절제술 시에는 몇 가지 신경이 손상될 가능성이 있습니다. 그 중 팔 위쪽의 감각을 담당하는 감각 신경의 경우에는 유방 조직과 함께 제거되는 경우가 매우 많습니다. 이러한 경우 팔 위쪽의 이상감각이나 감각 소실이 나타날 수 있습니다. 이러한 신경 손상이 없더라도 유방의 절개 상처 주변은 자기 피부같지 않은 이상감각이나 감각 소실이 빈번하게 나타나고, 통증도 수주에 걸쳐 지속될 수 있습니다.

어깨뼈를 등에 밀착시키는 근육이나, 어깨 관절운동에 관련된 근육, 가슴근육에 가는 운동 신경 중에 손상이 생기는 경우에는 어깨뼈가 날개처럼 들리거나, 어깨, 팔의 움직임에 장애가 생길 수 있습니다. 이러한 신경 손상이 없더라도 수술 중에 장시간 동안 팔을 올려서 묶고 수술을 진행하며, 수술 후에도 팔의 운동을 제한하므로, 팔의 운동은 제한되는 경우가 많고 이전과 같이 회복되려면 운동과 시간이 필요합니다.

(4) 상지 부종

겨드랑이의 림프절의 절제술을 시행한 경우 팔에서 겨드랑이를 통해 거쳐 가는 림프액의 흐름에 장애가 생기게 되어 상지 부종이 생길 수 있습니다. 상지 압박 스타킹을 사용하면 호전되는 경우가 많으나, 오랜 기간 호전되지 않거나 악화되는 경우는 상지를 압박하는 고압 치료를 외래에 다니면서 반복 시행하기도 합니다.

(5) 통증

수술 후 통증은 진통제로 조절이 가능합니다. 상처의 통증과 이상감각은 수주 혹은 수개월에 걸쳐 서서히 좋아지게 되며, 어깨의 통증과 운동 제한은 운동과 필요한 경우 재활요법을 통해 서서히 좋아집니다.

2) 마취 및 일반 합병증

(1) 수술 후 고열, 폐기능 저하(무기폐), 상처감염, 농양 등이 나타날 수 있습니다.

(2) 환자의 연령, 수술 전 환자의 지병(당뇨, 고혈압, 심장, 간, 폐, 신장 등 기타)있는 경우 혹은 다른 질병으로 장기간 금식이나 체중감소 등 영양상태가 좋지 못한 경우 상처치유 및 회복에 많은 영향을 미칩니다.

(3) 갑작스런 고혈압으로 뇌출혈, 뇌경색 등이 발생할 수 있습니다.

(4) 수술 후 여러 합병증으로 인한 다발성 장기 부전이 발생할 수 있습니다.

(5) 간기능 저하 및 전격성 간염이 생길 수 있으며 생명에 지장을 줄 수 있습니다.

(6) 급성 심부전증으로 심장마비, 심부정맥, 폐색전증, 폐지방색전증 등이 올 수 있습니다.

4. 수술 후 경과

수술 후 8 시간 정도 지나면 식사가 가능하나, 때로는 마취약의 영향으로 메스꺼움과 구토가 있는 경우도 있습니다. 수 시간이 지나면 호전됩니다. 유방의 배액관은 그 양을 매일 점검하여 일정량 이하로 줄면 제거합니다. 특별한 합병증이 없는 경우 배액관의 양을 측정하는 방법을 배워서 관을 가진 채로 퇴원하게 되고, 외래에서 환자가 측정한 배액관 양의 기록을 근거로 배액관 제거를 결정하게 됩니다. 유방 절개선에 대한 봉합은 대게 녹는 실로 시행하여 특별히 제거할 필요가 없지만, 녹지 않는 실로 시행한 경우에는 수술 후 1-2 주일 정도 후에 외래에서 제거합니다. 수술 후 조직검사 결과에 따라 추가 항암요법, 호르몬 요법, 방사선 요법을 결정하게 됩니다.

5. 중증환자등록증 교부에 대한 설명

보건복지부 지침에 따라서 시행하는 중증환자 등록증 교부는 환자의 편의를 위해서 수술 전에 발급 가능한 경우도 있지만, 원칙적으로 수술 후 조직 검사가 나온 후에 발급됩니다. 그러나 중증 환자 등록증에 기재되어 있는 모든 사항은 최종진단서에 나타나는 것을 대치할 수 없으며, 공식적으로 병원에서 발급되는 진단서에 기재되어 있는 사항들이 환자의 최종 진단입니다.

6. 환자정보 제공 동의에 대한 설명

본원은 가톨릭대학교 산하 병원으로 대학병원으로서 수행해야 할 고유한 의무인 연구기능을 기타 진료와 병행해야 합니다. 따라서 환자를 진단하고 치료하는 과정에서 획득한 내용을 대한민국 의학발전에 기여하는 목적으로 사용하고자 합니다. 물론 환자 개인의 신상에 관한 어떠한 내용도 법률에 정한 바에 따라서 보호되며, 단지 질병과 연관된 정보만을 의학적 목적에 국한해서 사용하게 됩니다. 추가 비용 부담은 전혀 없습니다.

7. 서약

유방암의 치료를 위한 수술의 방법과 시술에 따른 합병증에 대하여 충분히 이해하였으므로, 수술 후의 후유증 발생의 위험을 감수하고 본 시술을 받을 것을 신청합니다. 아울러 시술에 따른 모든 지시사항을 충실히 이행하며 주치의 및 시술의사의 지시와 판단에 전적으로 협조할 것을 서약합니다. 또 의학발전을 위하는 목적에 국한된 내용에 대해서 본인과 관련된 정보를 사용하는 것에 동의합니다.

년 월 일

주치의 (설명의사) : ______________ (인)

환 자 : ______________ (인)

환자와의 관계 : ______________ 보호자(법정대리인)서명 : ______________ (인)

7. 신장이식

Surgery

Catholic University of Korea 임상진료지침

01 총론

Surgery

1. 신장이식의 대상

여러 신장질환으로 인하여 기능이 상실되어 더 이상 다른 방법으로 신장기능을 대신할 수 없는 말기신부전증 환자를 대상으로 한다.

2. 신이식 공여자 및 수혜자의 선정 기준

1) 신이식 수여자의 금기사항

(1) 악성종양(최근 2-5년 이내 악성종양의 병력이 있는 사람)

(2) 현재 활동성 감염이 있는 경우

(3) 정신과적 질환(마약이나 알코올 중독)

(4) 치료 불순응

(5) 치료 불가능한 정신이상자

(6) 예상 수명 기간이 1년 미만인 환자

(7) 간경화(간이식과 동시에 가능), 심각한 심혈관계 질환(치료가 안된 경우)

(8) 치료 불가능한 정신 이상자

2) 생체 신이식 공여자의 절대적 금기사항

(1) 약물 중독이나 알코올

(2) 중독 신장질환

(3) 재발성 신결석 혹은 양측 신결석
(4) 심근경색증의 과거력이나 심혈관 질환
(5) 교원성 혈관 질환, 당뇨, 혹은 고혈압
(6) 중등도 이상의 폐질환
(7) 악성종양의 기왕력
(8) 신장암의 가족력
(9) 현증감염(세균감염, B형 간염, C형 간염, AIDS)
(11) 임신
(12) 심한 만성 간질환
(13) 공여신장의 해부학적 이상
(14) 정신이상자

3) 뇌사자 신이식 공여자의 절대금기사항

(1) 만성 신장질환
(2) 70세 이상
(3) 세균성 패혈증
(4) 약물 중독 환자
(5) HBsAg, HIV 양성인 환자
(6) 핍뇨성 급성신부전
(7) 악성종양
(8) 1시간 이상의 온허혈시간(warm ischemic time)

(4) 생체신이식의 장단점(표 7-1)

(5) 공여자의 선택

가. 가족 중 공여를 원하는 사람이 둘 이상인 경우 조직적합 항원 일치율이 높은 공여자를 선택
나. 두 명의 공여자의 조직 적합성 항원 일치율이 같다면 고령의 공여자를 먼저 선택

표 7-1 생체신이식의 장단점

생체 신이식의 장점	생체 신이식의 단점
1. 우월한 단기 생존율 (1년 생존율 - 95% : 90%) 2. 우월한 장기 생존율 (half life : 12-15년 : 8~9년 3. 뇌사 때 발생하는 스트레스가 없다. 4. Delayed graft function이 적다. 5. 사체신장 대기기간이 없다. 6. 우월한 초기 기능 및 비교적 간단한 적출절차 7. 예정된 수술로 공여자, 수여자, 의료진의 편이성이 크다. 8. 사체신장보다 사용되는 면역억제제의 양이 적다. 9. 신장 공여자의 만족감이 크다.	1. 신장 공여자 및 가족의 정신적 부담이 크다. 2. 수술 전 준비가 복잡하며 검사자체의 위험이 있다. 3. 수술 중 사망 위험(1/2000) 4. 중요 수술 합병증의 위험(2%) 5. 기타 수술 합병증의 위험(50%) 6. 장기적 부작용의 가능성(단백뇨 등) 7. 잔존 신장의 손상 가능성 8. 잔존 신장의 신장질환 발병 가능성

3. 신장이식 공여자 및 수혜자의 이식 전 문진 및 검사

1) 신장이식 전 환자의 문진 및 이학적 검사

(1) 혈액형과 체중

(2) 말기 신부전의 원인 신질환

(3) 여성 : 임신유무 및 횟수

(4) 과거 수술 여부

(5) 과거 질병유무 - 결핵, 간염, 종양 등

(6) 당뇨병의 가족력

(7) 신장질환의 가족력

(8) 수혈 유무

(9) 투석 유무, 방법, 및 투석기간

(10) 현재 복용중인 약물 확인

2)신장이식 전 공여자의 검사

(1) Lab

① CBC

② PT, aPTT

③ Full BC

(2) Viral marker

① HBV(HBsAg, anti-HBsAb, HBeAg, anti-HBeAb, anti-HBcAb), HCV(PCR)

② CMV(IgG/IgM/PCR), EBV(IgG/IgM)

③ HIV Ab, VDRL

(3) Renal function test

① Urinalysis

② 24시간 요화학검사

③ 사구체 여과율 검사(Glomerular filtration rate, GFR)

(4) Cardio-pulmonary function

① EKG

② Chest PA

(5) 임신반응검사(가임기 여성의 경우)

(6) Blood typing and immunologic study

① ABO와 Rh typing

② HLA typing

③ Cross matching

(7) 혈청학적 검사(HbA1C, FANA, C_3/C_4, VDRL)

(8) Special study

① IVP

② DTPA scan : 양측 신장의 사구체 여과율 측정

③ Abdominal sonogram

④ CT renal angiography : 혈관구조, 신장 크기, 신결석을 확인하기 위해 시행

3)신장이식 전 수여자의 검사

(1) Lab

① CBC

② PT, aPTT

③ Full BC와 24시간 요화학검사

④ Stool OB

(2) Viral marker

① HBV(HBsAg, anti-HBsAb, HBeAg, anti-HBeAb, anti-HBcAb), HCV(PCR)

② CMV(IgG/IgM/PCR), EBV(IgG/IgM)

③ HIV Ab, VDRL

(3) 혈청학적 검사(PTH, CRP, HbA1C, FANA, C_3/C_4)

(4) 임신반응검사(가임기 여성의 경우)

(5) Renal function test

① U/A w / microscopy

② 24시간 요화학검사

③ CCr

(6) Cardio-Pulmonary function test

① Chest PA와 폐기능검사

② EKG와 Echocardiogram

(7) Blood typing and immunologic study

① ABO / Rh typing

② HLA tying

③ Cross matching

④ PRA

(8) Special study

① 위내시경 및 대장내시경

② 방광경(cystoscopy) 또는 방광조영술(cystogram) :
방광의 이상 병변, reflux, capacity들을 알기 위해 시행

③ 골밀도 검사(bone densitometry)

④ 24시간 혈압 모니터(고혈압 환자)

⑤ 하지 혈류 초음파(외과로 전과 후 수술 전과 수술 후 7일째 시행)

(9) CT angiography(50세 이상이거나, 당뇨가 있을 경우 선택적으로 시행)

(10) 치과, 이비인후과, 산부인과에 협진 의뢰

4)신장이식 전 면역검사

(1) ABO / Rh typing

신장이식 시 혈액형은 수혈과 동일하다. 최근 혈액형 불일치에 대한 이식이 성공적으로 이루어지고 있긴 하지만 기본적으로 혈액형 일치를 원칙으로 한다.

(2) HLA typing

HLA는 자신과 타인을 구분하는 것으로, 부모로부터 haplo-HLA를 한 개씩 받는다. 일치하는 HLA 항원의 수가 많을수록 생존율은 증가한다. 하지만 최근 면역억제제의 비약적인 발전으로 인해 HLA 불일치 이식도 비교적 좋은 성적을 이루고 있다.

(3) 교차반응검사(cross matching)

수여자의 몸 속에 존재하는 공여자에 대한 anti-HLA 항체가 존재하는 경우 초급성 거부반응을 초래할 수 있다. 교차반응검사는 이러한 이미 형성된 anti-HLA 항체의 존재를 파악하는 검사 방법으로 서울성모병원에서는 다음 두 가지 방법을 사용한다.

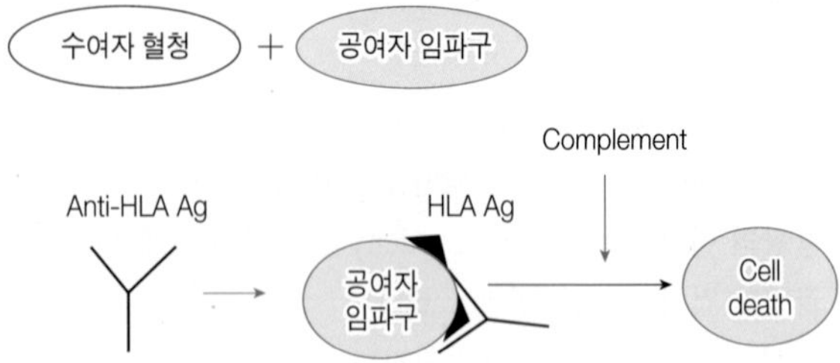

그림 7-1 보체의존성 세포독성(CDC) 교차반응검사의 원리

표 7-2 교차반응검사의 해석

	CDC		FCXM		
위험도	T 임파구	B 임파구	T 임파구	B 임파구	해석
++++	+	+	+	+	신이식금지
++~+++	-	+	+	+	신이식금지
+~++	-	-	+	+	Lower titer anti-calss I
0~+	-	+	-	+	Anti class II and/or very low titer anti class I and/or IgG autoantibody

① CDC(complement dependent cytotoxicity)

② FCXM(flow cytometry)

(4) Panel Reactive Antibosy(PRA)

교차반응이 공여자에 대한 특이적인 반응인데 비하여 PRA검사는 공여자에 특이적이지는 않으나 공여자의 동종항원에 국한되지 않은 수여자의 전반적인 동종항체의 존재 여부 확인하는 screening test로 그 의미를 부여할 수 있으며 이식전 감작도를 평가하는 신뢰성 있는 방법이다.

〈 PRA의 해석 〉

10% > : non-sensitized

11-50% : sensitized

50> : highly sensitized

4. 수술 전 준비 및 확인 사항

1) 수술 2일전 내과에서 전과 받는다.
2) 어떤 면역억제제를 사용할 것인지 확인한다.
3) 이전 검사한 결과들을 확인한다.
4) 전과 즉시 중심정맥(central line)을 확보한다(수술 후 투석을 하는 경우도 있으므로 가능한 한 우측 내경정맥에 Perm-Cath를 삽입한다).
5) 하지 동맥혈류초음파(외과혈류검사실) 시행한다.
6) 필요한 경우 CT angiogram을 시행한다.
7) 수술 전 수혈은 가능한 한 시행 않는다(만성신부전 환자는 Hg이 8 mg/dl까지는 안전하다. 수혈이 필요한 경우 washed RBC를 신청한다).
8) 혈액 투석 환자의 경우 수술 하루 전 투석은 실행하지 않는다(환자의 건체중보다 높게 유지 시킨다).
9) K^+ 이 5.5 mg/dl 이상인 경우 전해질만 교정한다.
10) 복막 투석 환자의 경우 수술실 내리기 전 투석액을 완전히 제거 한다.
11) 환자가 복용 중인 혈압약과 당뇨약을 확인한다.
12) 하루 소변량을 확인한다(이식 수술 후 환자의 신기능을 파악하는데 중요).

5. 수술

1) 절개창

(1) 첫 신장이식 수술인 경우 일반적으로 right-sided retroperitoneal

approach를 시행한다. Umbilicus level에서 symphysis pubis 직상방까지 hockey stick incision을 가한다.

(2) Retroperitoneal approach를 시행하여 총장골동맥(common iliac a.), 외장골동맥(external iliac a.), 내장골동맥(internal iliac a.), 총장골정맥(common iliac v.), 외장골정맥(external iliac v.) 내장골정맥(internal iliac v.)을 박리한다. 이때 림프관들은 모두 결찰한다.

2) 혈관문합방법(vessel anastomosis)

(1) Arterial anastomosis

① 내장골동맥에 단단문합(end-to-end anastomosis)

② 외장골동맥에 측단문합(end-to side anastomosis) 내장골동맥이 동맥경화증으로 심하게 좁아진 경우, 혹은 multiple renal artery의 경우 small polar artery를 문합하기 위해 사용.

(2) Vein anastomosis

총장골정맥 또는 외장골동맥에 측단문합

3) 요관-방광 문합(ureteral anastomosis)

(1) Extravesical ureteroneocystostomy를 시행한다.

Living donor는 비뇨기과에서, cadaveric donor는 외과에서 시행

(2) Contracted bladder 혹은 수술 중 bladder의 injury가 있는 경우 double "J" stent를 삽입한다. 일반적으로 2-3주 후 제거한다.

4) 수술실에서 시행할 일

(1) 마취 시작 시 예방적 항생제 투여

(2) 도뇨관을 삽입하고 L-tube는 삽입하지 않는다.

(3) 공여신이 적출되면 냉관류액(cold perfusion solution)으로 세척을 시행한다.

준비물 ; single artery일 경우, IMA cannula와 cold HTK 관류액 1 L,

Ice slush × 2개, multiple renal artery의 경우 10 CC 주사기, blue, red cut-down cannula

(4) 신장의 크기, 무게, volume을 측정한다.

(5) Donor renal artery와 recipient iliac a specimen 확보

(6) 수술 중 수액 요법

이식신의 조기 이뇨작용을 촉진시키고 급성세뇨관괴사(acute tubular necrosis; ATN)를 방지하기 위해 적절한 수액 요법이 필요

① Slightly hypervolemic state 유지

② CVP(central venous pressure) > 10 mmHg, systolic BP > 120 mmHg 유지

③ Declamping 10분 전 Mannitol 12.5 gram IV(25% Mannitol 50cc)

- Intravascular volume을 증가, tubular obstruction 예방, tubular flow 증가
- 신장에서 혈관확장 작용이 있는 prostaglandin 분비를 촉진
- Free oxygen radical scavenger의 역할
- ARF의 빈도는 감소, 하지만 3개월 후 renal function에는 차이 없다.

(7) Declamping 직전 steroid IV

용량은 환자나 regimen에 따라 다르므로 반드시 수술 전 확인

(8) Verapamil 5 mg intra-arterial injection : arterial spasm을 예방(경우에 따라 사용)

(9) Papaverine 1 ample injection into adventitia - relief vasospasm

6. 수술 당일 처치

1) Initial assessment

(1) Hemodynamic and respiratory assessment

(2) 수술 중 fluid balance 확인

(3) 수술 중 면역억제제가 적절히 투여되었는지 확인

(4) 수술팀은 병실 주치의에게 수술 소견을 설명해준다(polar artery의 유무와 vascular anastomosis위치. Declamping 후 immediate dieresis 혹은 delay dieresis, ureteral stent유무 등)

2) Hemodynamic evaluation

(1) 수술 후 hemodynamic evaluation이 중요한 이유

① For routine post-operative management

② For optimize graft function

③ To assess the significance of urine output

④ To undertaken prompt therapeutic intervention

(2) 환자의 수술 전 혈압과 복용중인 혈압약에 대해 정확히 알고 있어야 한다(신장 이식 환자는 고령이고 당뇨가 있는 경우가 많아 동맥경화증과 고혈압이 많고, 동정맥루를 가지고 있는 경우 혈역학적 평가가 힘들다).

(3) 이식 초기 신장으로 가는 혈류는 자가조절기능의 상실로 인해 주로 mean arterial pressure에 의해 결정된다

(4) 수술 초기 systolic BP는 110-180 mmHg를 유지한다(높을 경우 anastomosis leakage나 CVA가 일어나고, 낮을 경우 급성세뇨관괴사, graft thrombosis가 일어날 수 있다).

3) Intravenous Fluid Replacement

수술 후 보충 해주는 수액의 종류와 양을 결정 하기 위해서는 몇 가지 요소를 고려 해야 한다. 일반적으로 수술 후 환자의 hemodynamic state는 euvolemic 혹은 slightly hypervolemic state를 유지 해 준다. Insensible loss는 시간 당 30-60 mL 정도이고, 수술 후 12-24시간 동안은 third space loss로 인한 intravascular volume contraction이 일어날 수 있다. 적절한 수액 공급에도 불구하고 소변량이 줄어들고 hemodynamic status에 변화가 있으면 수술 부위의 손실을 생각해야 한다.

(1) Insensible fluid loss - 30 mL/hour 5% D/W solution으로 보충
(2) L-tube - 0.45% N/S으로 보충(대부분의 환자는 L-tube를 삽입 않는다)
(3) Hourly urine output - 0.45% N/S on an "mL to mL" basis
(이식신에서 만들어지는 소변의 Na^+ 농도가 60-80 mEq/L)
(4) K^+ - 소변량이 아주 많지 안으면 대부분 불 필요
(5) H/S이나 premixed solution은 사용하지 않는다.

[CUMC 이식외과 protocol]

(1) 생체 신이식의 경우 Cr이 2-3으로 감소할 때까지 dopamine과 lasix를 사용하여 diuresis를 촉진시켜준다. 시간당 소변 양이 이식 초기에는 시간당 500-1000 mL에 이른다.
(2) Massive diuresis로 인한 electrolyte imbalance를 예방하기 위해 0.45% N/S과 H/S을 alternative 하게 투여한다.
(3) $K^+ < 3.2$ mEq/L 이면 추가로 K^+을 보충한다.
(4) Dopamine과 Lasix는 Cr이 3 mg/dl 이하로 감소할 때 까지는 continous dripping 하고, 3 mg/dl 이하로 감소하면 1 : 1, 1 : 2로 투여하고, 2 mg/dl 이하가 되면 끊는다.
(5) Fluid는 dopamine과 lasix가 투여되는 동안은 mL to mL로 투여 한다. 환자가 식사를 하게 되면 fluid overloading될 수 있으므로 체중과 I/O를 확인하여 하루에 1000 ml 이상 positive되지 않도록 한다(저녁 식사 후 I/O를 확인하여 positive된 만큼 균등하게 수액을 줄여서 공급한다.). Dopamine과 Lasix를 끊은 후 정상적인 경구 섭취가 가능하면 수액은 3000 cc, 2000 cc, 1000cc, 500 cc로 순차적으로 줄여준다.

4) Urine output

이식신의 소변 배출양은 anuric, oligouric, nonoligouric, 또는 polyuric state 등 다양한 형태로 나타날 수 있는데, 이런 다양한 환자의 소변 배출량에 따른 적절한 처치와 임상적 중요성을 알기 위해서 이식 전 환자의 소변 양,

donor의 종류(생체 혹은 사체), 허혈 시간 등을 알아야 한다.

투석을 시작하기 전 이식을 받은 경우 환자의 native kidney에서 하루에 1,500-2,000 ml의 소변이 만들어져 나오고, 뇌사자 이식인 경우 이식 초기 급성세뇨관괴사 등으로 인해 oligouric 또는 anuric 상태인 경우가 많다.

(1) 이식 직후 diuresis를 증가시키기 위한 방법

① Renal dose Dopamine(1-5 μg/Kg/Hr) 투여

② 원활한 소변 배출 이후 CNI투여(CNI가 신독성을 가지고 있으므로 delayed graft function이 있는 경우 이를 더 악화 시킬 수 있다.)

(2) 무뇨, 핍뇨

① 핍뇨; 이식 후 시간당 50 ml 이하로 나올 때

② 환자의 혈역학적 상태와 Foley catheter가 막혔는지를 가장 먼저 확인한다.

③ Foley catheter가 막히지 않고, euvolemic 혹은 hypervolemic state이면 Lasix를 200 mg까지 IV한다. 지속적으로 빈뇨를 보이면 duplex US나 scan을 시행하여 이식 신으로 혈류의 유무를 확인한다.

④ Hypovolemic state가 의심스러우면 N/S 250-500 ml를 급속 정맥 주입한다. 여기에 반응이 없음 Lasix 100-200 mg을 IV하고, 여기에도 반응 없을 시 이식신의 혈류 검사를 시행한다

⑤ 지속적인 무뇨나 핍뇨 시에는 진단적 검사 시행은 생체 신이식 같이 이식 직후 이뇨현상이 예측되는 경우는 즉시 회복실에서부터 시행해야 하고, 뇌사자와 같이 빈뇨가 예측되는 경우 지연하여 시행 할 수 있다. 진단 검사의 목적은 이식 신장으로의 혈류 확인 및 소변 누출이나 폐색여부의 확인이다.

7. 수술 후 첫 주

(1) 환자의 전신 상태와 신장 기능이 점진적으로 개선

(2) 이 시기 동안 소변양은 신장 기능을 나타내는 유용한 지표이다(native kidney가 기능을 하고 있던 경우 주의를 요한다.).
(3) 수술 후 24시간 이내 ambulation을 한다.
(4) 식사는 수술 다음날부터 gas-out 전이라도 간단한 수분 섭취는 허용한다. Gas out이 된 다음 soft diet부터 진행한다.
(5) Cyclosporine과 tacrolimus의 투여량은 therapeutic drug monitoring 결과를 보고 결정 한다.
(6) J-P drain은 daily 50 ml 이하가 나오면 제거 한다.
(7) Foley catheter는 2-4일 이후에 제거할 수 있다.
(8) POD 3-4일째 병실로 이동한다(일반적으로 lasix를 끊은 후 병실로 이송한다.).
(9) 이 기간 동안은 엄격한 혈압조절은 피한다.
(10) 본원에서는 POD 10일째 protocol biopsy를 시행하고, 이로 인한 출혈이나 혈뇨가 발생 할 수 있으므로 대부분의 경우 biopsy 후 출혈이나 혈뇨가 관찰되지 않으면 다음날 제거한다.

1) Excellent graft function

(1) 수술 후 이식신의 기능과 이뇨가 훌륭하고, 투석을 필요치 않으며, serum creatinine level이 급속히 감소하여 2.5 mg/dL 이하의 안정적인 상태를 유지하는 경우
(2) 생체 신이식의 대부분과 뇌사자 신이식의 30-50%의 환자가 해당
(3) 이 경우 serum creatinine level과 소변량이 acute rejection, CNI toxicity, and other pathologic event를 monitoring 하는데 유용한 지표로 사용된다.
(4) POD 7일째 Duplex US와 DTPA renal scan을 시행한다

2) Moderate graft dysfunction

(1) serum creatinine level이 서서히 감소하는 경우로 투석을 필요로 하지

않지만 수술 후 1 주일 이내에 신기능이 정상으로 돌아오지 않는 경우 serum creatinine level과 소변량이 합병증 발생의 중요 지표이다.
creatinine level이 높게 계속 유지되거나, 갑자기 증가할 시 다른 합병증을 R/O 하기 위해 진단적 검사를 시행한다.
대부분의 경우 그 원인은 급성세뇨관괴사이고, 여기에 CNI toxicity에 의해 더 악화된다.

3) 이식신 기능지연(delayed graft function)

(1) 아직 정확한 정의는 없으나 대부분의 경우 이식 후 1주일 이내 투석을 필요로 하는 경우를 이식신 기능지연이라고 한다. 하지만 pre-emptive KT의 경우 잔존 신기능이 남아있으므로 투석을 필요로 하지 않는 경우도 많다.

(2) 빈도는 10-50%

(3) Acute rejection과 동반된 경우가 많으므로 필요 시 biopsy나 radiologic study를 시행한다.

(4) 이식신 기능지연의 감별 원인

① Acute tubular necrosis

② Intravascular volume contraction

③ Arterial occlusion

④ Venous thrombosis

⑤ Ureteral obstruction

⑥ Catheter obstruction

⑦ Urine leakage

⑧ Hyperacute rejection

⑨ Nephrotoxicity

⑩ Thrombotic microangiopathy

4) 이식후 급성 세뇨관괴사(post-transplant acute tubular necrosis)

이식신 기능지연과 이식후 급성 세뇨관괴사는 같은 의미로 사용되는 경우가 많으나 정확한 구분을 필요로 한다. 이식신기능지연이 전부 급성세뇨관괴사에 의해 발생 하는 것은 아니고, hyperacute rejection, ureteric leakage, vascular thrombosis 등 여러 원인에 의해 발생한다. 이식후 급성 세뇨관괴사는 다른 원인을 제거 함으로 진단을 내릴 수 있다. 급성 세뇨관괴사는 허혈성 손상이고, 동시에 면역학적이고 신독성이 있는 작용에 의해 악화된다. 뇌사자 신이식의 경우 공여자의 사망으로부터 장기적출, 이식수술, 수술 후 과정까지 여러가지 다양한 요소에 의해 발생할 수 있다.

8. 수술 후 8일 이후 3개월까지 환자 관리

(1) POD 7~10일째 Kidney Duplex US, L/E arterial Duplex, DTPA renal scan 시행

(2) POD 10일째 renal biopsy 시행

(3) POD 11일 이후 gross hematuria가 없으면 Foley catheter제거, J-P가 50 ml 이하이고 출혈 없으며 제거

(4) 대부분의 환자에서 POD 14일 전후하여 퇴원한다.

(5) 퇴원 전날 MR angiogram 이식신 중심으로 reconstrcution요청)을 시행한다.

(6) 퇴원 전 환자와 보호자들을 대상으로 충분한 교육을 실시한다(약제과, 영양과, 사회사업팀, 그리고 신장이식 전문 간호사가 시행한다.).

(7) 복막투석을 시행하는 환자의 경우 퇴원 2일전 제거한다.

(8) 중심정맥관 및 double J stent는 퇴원 전일 오전 회진 후 제거 한다.

(9) Stitch-out은 POD 14일째 절반을 하고 나머지 절반은 일주일 후 외래에서 시행한다.

(10) 퇴원 기록지에 double J stent가 남아 있는 경우 언제 제거 할 것인지

기술 하고 비뇨기과 외래도 함께 접수한다.

(11) 이 기간 중 환자의 Cr, 소변 양, 백혈구 수치의 변화와 체중 증가, 열, 그리고 이식신 부위의 압통 등을 주의 깊게 관찰 하여야 한다.

1) 임상경과

(1) 대부분 환자가 퇴원을 준비하는 시기 혹은 퇴원한 시기로 급성세뇨관 괴사에 의한 이식신기능지연이 나타난 환자의 경우 수술 후 2주째부터 신기능이 회복되기 시작한다.

(2) 이 시기 동안 이식신 부위의 압통, 발열, 체중증가, 혹은 소변양의 감소가 나타나면 즉시 병원을 방문 하여야 한다.

(3) 별 이상이 없는 경우 수술 후 1달까지는 일주일에 2회, 2달째는 일주일에 1회 외래를 방문한다.

2) 감염, 거부반응, CNI 독성의 감별 진단

(1) 발열

① 이 시기의 발열은 감염 혹은 거부반응을 시사한다.

② Chest X-ray, culture 등을 시행해야 한다.

③ 최근 강력한 면역 억제제들로 인해 거부 반응이 발생하여도 열이 없는 경우가 많다. 급성거부반응은 flu-like symptom이나 상기도 감염 같은 증상으로 나타나는 경우도 있으나 antirejection therapy를 받으면 빠르게 회복된다.

④ 첫 한달 동안 발생하는 감염은 기회 감염은 드물고 대부분 세균과 관련된 수술 부위, urinary tract, 중심정맥관, 호흡기계 감염이 대부분이다.

⑤ CMV 감염에 의한 증상은 급성거부반응과 유사하고 수술 후 1-6개월 사이의 환자의 20-30% 정도에서 발생한다.

(2) Elevated Creatinine level

① 이식신 기능을 측정 할 수 있는 쉽고 간편한 방법

② 25% 이상 증가하면 이식신에 중요한 문제가 있음 수 있으므로 반드시 그 원인에 대한 검사를 시작해야 한다.

③ Duplex US - anatomic cause를 찾을 수 있는 가장 좋은 방법(renal scan은 dl 시기에 발생하는 CNI toxicity, 거부반응, 급성세뇨관괴사을 감별하는데 도움이 안 된다.)

④ Duplex US로 anatomic cause가 R/O 되면 신생검을 시행한다.

(3) Cyclosporine과 Tacrolimus levels

① 약물의 혈중 농도가 높다고 거부반응이 나타나지 않는 것도 아니고, 농도가 낮다고 약물독성이 나타나지 않는 것은 아니다.

② CNI nephrotoxicity와 급성 거부반응이 동시에 존재 하는 경우도 있다.

③ 하지만 일반적으로 이식신의 기능이 나빠지면서 약물 농도가 높으면 CNI nephrotoxicity의 가능성이 많고, 이식신의 기능이 나빠지면서 약물 농도가 낮을 경우는 거부반응일 경우가 많다.

④ 급성 CNI nephrotoxicity는 가역적이어서 약물을 줄일 경우 24-48 시간 이내 신장 기능이 회복된다.

⑤ 급성 거부반응의 경우 신장 기능이 급속히 나빠지고, CNI nephrotoxicity의 경우 Cr이 50% 이상 상승하는 경우는 드물다.

(4) Graft Tenderness

① Cr의 상승, 발열, 이식신의 압통 - 거부반응 혹은 신우신염

② CNI nephrotoxicity, CMV infection - 이식신의 압통은 드물다.

③ 이식신 주위의 극심한 통증 - urine leak

(5) Fluid retension and oligouria

① 거부반응과 CNI nephrotoxicity 가능성 고려

② CNI 복용시 경미한 말단부 부종은 흔히 관찰되며 furosemide에 잘 반응한다.

3) 이 기간 중 흔히 발생하는 이상 검사실 소견

(1) Urinalysis

① Pyuria : rejection 또는 infection, 소변배양검사 시행

② 단백뇨 : 기존 신 질환의 재발 혹은 만성거부반응을 의미
(Trace나 1 + 는 하루 500 mg 이하이고 특별한 이상 소견은 아니다.)

③ 혈뇨 : 미세혈뇨는 별 이상 없다. 하지만 3개월 이후에도 혈뇨가 있는지 검사해야 한다.

(2) Hyperkalemia 또는 hypokalemia

① 이식 후 고칼륨혈증은 비교적 흔히 나타나는 소견으로 5.5 mEq/L 이하의 경우 특별한 치료를 요하지 않는다.

② 5.5 mEq/L 이상이면 일차적으로 칼륨 섭취의 제한, 이뇨제 사용, 고칼륨혈증을 유발하는 약을 제거(ACE inhibitor, beta-blocker, 인산 첨가물 등)

③ 저칼륨 혈증은 대부분 이뇨제의 사용과 연관 있다

(3) Hypophospatemia and hypomagnesemia

Phosphate level $<$ 2.5 mg/dL, Magnesesium level $<$ 1.5 mg/dL이면 교정이 필요하다.

9. 수술 후 합병증(Surgical complications)

신장 이식 후 나타나는 surgical complication 과 nonsurgical complication의 임상양상은 유사하다.

1) Graft dysfunction : 급성거부반응, 소변 유출, lymphocele에 의한 요관 폐색

2) 발열, graft tenderness : 창상 감염, 급성신우신염, 급성거부반응

이식 후 나타나는 장기 기능부전에 있어 가장 먼저 해야 할 것은 내과적

합병증과 외과적 합병증을 구분하는 것이다.

1) 창상감염

1960-1970년대에는 창상감염의 빈도가 높았으나(25%), 현재는 1% 정도의 빈도를 보인다. 창상감염이 감소한 원인으로는 이식 받는 환자의 영양상태가 개선되고, steroid의 사용양이 줄어들고, 수술전 예방적 항생제 사용 때문이다. 대부분의 경우 1세대 cephalosporin으로 충분하다. 수술 후 감염의 위험성은 비만인 환자에서 증가하고, 창상감염이 있을 경우 배농울 시행하고 전신적 항생제 치료를 시작해야 한다.

2) 림프류(lymphocele)

수신자의 장골 동정맥을 dissection할 때 이 혈관들 주위의 림프관이 결찰되지 않아 흘러나온 림프액이 장골와에 축적된 것이다. 대개 수술 후 2주 이후에서 수개월 이내 발생하고 빈도는 1-10%에 이른다. Drain을 가지고 있을 경우 배액량이 줄어들지 않거나, 장골와에 축척되어 주위 조직을 압박하여 요관폐색, 심부정맥 혈전증, 하지 부종, 고환 부종, 대음순 부종을 일으킬 수 있다. 초음파 검사에서 이식신 주위에 수액이 고인 것이 관찰되고, 천자하면 맑은 수액이 흡입되고, 임상검사에서 Cr치가 혈액과 동일하나 단백질 농도가 높다. 치료는 작고 무증상인 경우는 특별한 치료가 필요없으며, 크고, 증상이 있을 경우, aspiration and/or sclerosing agent, 혹은 후복막을 절개하여 복강내로 개통(intraperitoneal fenetrastion) 시킨다.

3) 출혈

수술 후 출혈을 최소화 하기 위해서는 수술 전 응고상태에 대해 잘 알아야 한다. 요독성 응고장애와 혈액투석 중에 사용한 헤파린 등으로 인해 충분한 지혈에도 불구 하고 수술 후 창상 출혈이 생길 수 있다. 수술 전 환자가 복용 중인 항혈소판제와 와파린 등은 미리 복용을 중단한다(항혈소판제는 일주일 전에 중단).

수술 후 혈관 문합부에서 출혈이 발생하는 경우 mycotic aneurysm rupture의 가능성을 염두에 두어야 한다. 수술 후 초기에 발생하는 출혈은 renal hilum의 작은 혈관에서 발생하기도 한다. 다량 출혈이 아닌 경우는 활력징후를 빈번히 관찰하면서 보존적 치료로 회복되는 경우가 많다.

[Graft thrombosis]

대개는 수술 후 2-3일 이내에 발생하는 치명적인 합병증으로 빈도는 0.5-8% 정도 되고 thrombotic tendency, anticardiolipin antibody, 혈소판이 35만 이상인 경우 잘 발생한다. 증상은 소변이 갑자기 줄어들고 Cr 수치가 증가하고, 이식신의 국소적인 통증이 발생한다. 정맥 혈전증의 경우 이신신의 종창과 압통이 심하고, 혈뇨가 발생한다. 초기에 발생하는 혈전증은 기술적 요인이 주로 관여하고, 늦게 발생하는 혈전증은 주로 급성거부반응에 의해 발생한다.

이식신이 견딜 수 있는 warm ischemic time은 30-60분이므로, 빠른 진단과 처치가 이루어지지 않으면 대부분 신적출술을 시행하여야 한다.

4) 요로합병증

요관 누출이나 요관 폐색이 합병될 수 있다. 요로 합병증의 원인은 technical failure, 요관 말단 부위의 허혈성 괴사, 면역학적 손상 등이다. 요관 누출은 1-2주 이내에, 요관 협착은 후기에 발생한다.

(1) 요관 누출(urine leaks)

① 상처나 배액관에서 소변이 유출되거나, 이식신 주위나 골반의 통증, Cr이 증가하고, 배액되는 액체의 Cr 수치가 혈중 Cr 수치보다 훨씬 더 높게 나타난다. 초음파나 Scan으로 진단 할 수 있고, cystogram으로 누출이 있는 부위를 확인 할 수 있다.

② 진단 즉시 Foley catheter를 삽입하고, early surgical exploration을 필요로 한다.

(2) Ureteral obstruction

① 이식 후 수개월이 지나면서 신기능이 나빠지고 초음파 검사에서 이식신의 수신증 증상이 보인다. 원인은 허혈성 손상, 급성거부 반응, BK virus 감염으로 인한 내인성 협착과 ureteral kinking이나 요관주위 섬유증으로 인한 외인성 협착으로 나눌 수 있다.

② Endourologic repair 또는 surgical repair

Catholic University of Korea 임상진료지침

02 이식면역학

Surgery

1. 세포매개성 면역반응의 기전(three signal model)(그림 7-2)

1) Signal 1

Ag specific signal

항원전달세포의 항원 TCR(T-cell receptor)가 activation되어 발생

2) Signal 2

Non-antigen specific co-stimulatory signal

항원전달세포의 CD80, CD86과 T 림프구의 CD28이 작용하여 발생

3) Signal 3

Signal 1과 Signal 2에 의해 일어나며 면역세포의 증식을 가져온다.

2. 면역억제제의 투여 원리

세포매개성 면역반응을 억제하는 약제의 투여 원리

(1) 이식 신장 내에 존재하는 항원전달세포의 활성화를 억제

(2) 활성화된 T 림프구 억제

(3) 림프구의 증식을 억제

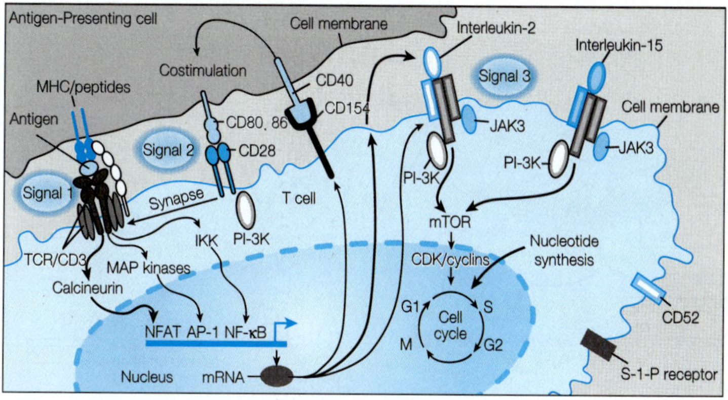

그림 7-2 세가지 신호에 의한 T-cell의 활성화

3. 면역억제제의 종류

1) Induction과 rejection therapy

(1) Corticosteroid

(2) Antibody product

① Monoclonal Ab

OKT3

IL-2 receptor blocker(daclizumab, basiliximab)

2 Polyclonal Ab

Atgam

Thymoglobulin(antithymocyte globulin, ATG)

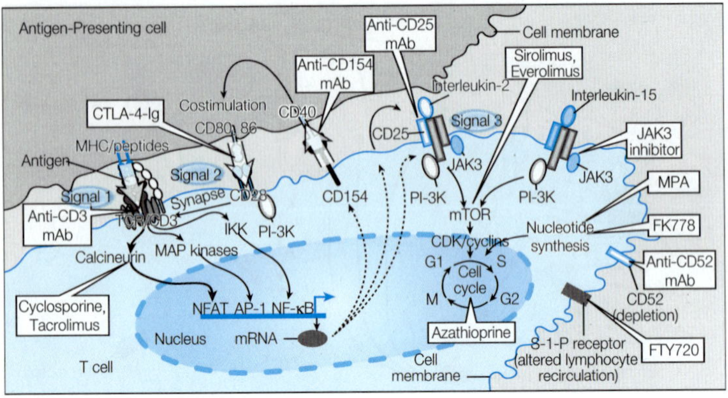

그림 7-3 세가지 신호에 의한 T- cell 활성화 모식도에서 면역억제제의 작용기전

2) Maintenance therapy

(1) Steroid

① Solumedrol

② Solondo(prednisolone, H-lon) : 5 mg/T, 약한 mineralocorticoid 성질을 가지고 있다.

③ Prandin(deflazacort, H-DFZ) : 6 mg/T

Solondo 투여 중 당뇨병이나 무혈관성 골괴사 증후군이 생긴 경우나 골다공증이 심한 경우 투여한다.

(2) Calcineurin inhibitor(CNI)

① Cyclosporine : 네오랄, 씨이폴엔

② FK 506(tacrolimus) : prograf, tacrobell

(3) Antimetabolite

① Azathoprin - Immuran

② Mycophenolic acid(MPA)

- MMF(cellcept) : pro-drug of MPA
- Myfortic : enteric coated form of MPA(cellcept 250 mg = myfortic 160 mg)

(4) mTOR inhibitor

① silorimus

② everolimus

Catholic University of Korea 임상진료지침

03 Surgery

거부반응

1. 분류

1) 발생시기에 따라

(1) 초급성 반응(hyperacute rejection)
이식 후 수분에서 수시간이내

(2) 가속성 급성 거부 반응(accelerated acute rejection)
이식 후 5-7일 이내

(3) 초기 급성 거부반응(early acute rejection)
이식 후 1 ~ 12주

(4) 후기 급성 거부반응(late acute rejection)
이식후 12주 이후 발생

(5) 만성 거부반응(chronic rejection)
이식 후 6개월 이후에 발생

2)기전에 따라

(1) 체액성 거부 반응(Antibody-mediated rejection)

(2) 세포성 거부 반응(Cell-mediated rejection)

2. 진단

(1) 초급성 거부반응은 이미 형성된 항체에 의해 발생하며 수술 시야에서

신장이 창백해지고, 소변이 나오지 않는다.

(2) 가속성 거부 반응은 이식 초기에는 신장이 잘 기능을 하다가 5-7일경 급격히 소변양이 감소하며, 심한 거부 반응 증상이 나타난다. 기전은 초급성 거부 반응과 유사

(3) 급성 거부 반응은 가장 흔하며 대개 1주에서 3개월 사이에 많이 발생한다.

① 임상증상 ; 발열 오한, 이식신의 팽만 및 압통, 소변량 감소, 체중 증가

② 혈청 크레아티닌 증가

③ 도플러 검사나 renal scan

④ 확진은 조직생검

3. 분류

1) 초급성 거부반응

Nephrectomy

2) Acute cell-mediccated rejection

(1) Steroid pulse therapy

(2) OKT3

(3) ATG

(4) ALG

(5) Cyclosporine을 사용하는 경우 tacrolimus로 교체

(6) MMF 혹은 sirolimus를 추가

3) Antibody-mediated rejection

(1) High dose IV immunoblobulin(IVIG)

(2) Low dose IVIG + plasmpheresis

(3) Rituzimab(anti-CD 20 monoclonal Ab) 또는 splenectomy

Catholic University of Korea 임상진료지침

04 Surgery

CUMC 외과 면역억제 요법 및 거부반응치료 proctocol

1. 면역억제제 요법

4제 요법(quadruple therapy)을 기본으로 한다.

Simulect + CNI(cyclosporine 또는 tacrolimus) + antimetabolite(cellcept or myfortic) + steroid

1) Simulect(Basiliximab)

IL-2 receptor blocker로 급성거부반응을 예방하기 위해 투여 하며, 1회 투여량은 20 mg의 simulect을 50 cc의 N/S이나 5%DW 용액에 섞어 30분 동안 투여 한다. 수술 2시간 전에 1회 투여하고 수술 후 4일째 1회 더 투여한다.

2) CNI

Cytoplasmic receptor protein인 cyclopirin(cyclosporin)과 FKBP (tacrolimus)와 결합하여 calcineurin을 억제한다. 그 결과 calcineurin에 의해 발현되는 T cell activatio에 관여하는 cytokine gene(IL2, IL4, interferon γ, TNF-α)의 발현을 억제한다.

(1) Cyclosporine

① 일일 2회 12시간 간격으로 투여 하며, 약의 용량은 혈중 농도를 검사하여 결정 한다. Trough level(C0)와 복용 후 2시간째 농도(C2)가 있는데 CUMC 외과에서는 C0를 사용한다.

② 초기 혈중 농도는 1달은 250-350 ng/ml, 2-3개월은 200-300 ng/ml, 3-6개월 이후는 100~150 ng/dl를 유지 한다.

③ 경구 복용이 불가능 할때는 경구 복용량의 1/3을 24시간 동안 지속적으로 투여 한다

④ 당뇨가 있거나, 고령의 환자에서 당뇨의 가족력등 위험도가 높을 때, 간염 보균자의 경우 우선으로 고려한다.

(2) Tacrolimus

① 일일 2회 12시간 간격으로 투여 한다. Trough level로 투여량 결정

② 3개월까지는 10-15 ng/dL, 이후 5-10 ng/dL

(3) Mycophenolic acid

Lymphocyte의 purine 합성을 저해하여 lympocyte 증식을 억제한다. 백혈구 수치가 3,000/mm^3 이하로 감소하거나, 심한 소화기 장애, 바이러스성 감염 등이 나타나면 용량을 감소하거나 끊는다

① Cellcept

750 mg을 12시간 간격으로 투여 한다. 부작용으로는 구토, 설사, 식욕저하 등의 위장관 장애가 1/3의 환자에서 나타난다.

② Myfortic

Cellcept의 위장관 장애를 줄이기 위해 장내에서 흡수되도록 한 enteric 제제이다. 첫 용량은 720 mg을 12시간 간격으로 투입한다. 약효는 Cellcept 250 mg과 myfortic 180 mg이 같다.

(4) Corticosteroid

① Solumedrol

수술 2일전부터 투여한다. 수술 당일 생체 신이식은 500 mg #4 IV, 뇌사자 신이식은 1,000 mg #4 IV 이후로 용량을 감소한다.

② Solondo(prednisolone, H-lon)- 5 mg/T, 약한 mineralocorticoid 성질을 가지고 있다. 생체 신이식의 경우 POD 4일째 30 mg #2로 시작한다.

표 7-3 면역억제제의 프로토콜

	CsA	FK506	Steroid (생체)	Steroid (뇌 사자)	Cellcept	Myfortic	simulect
수술 2일 전	7mg/Kg	0.06mg/Kg	H-SMV 125mg IV				
수술 1일 전	10mg/Kg # 2	0.12mg/Kg #2	H-SMV 125mg q 12hrs IV				
수술	12mg/Kg #2	0.12mg/Kg #2	H-SMV 125mg q 6hrs IV	H-SMV 250mg q 12hrs IV	750mg qd	540mg qd	20mg IV
POO 1	trough level에 따라 결정	trough level에 따라 결정	H-SMV 100mg q 8hrs IV	H-SMV 125mg q 6hrs IV	750mg q 12hrs	540mg q 12hrs	
POO 2			H-SMV 80mg q 8hrs IV	H-SMV 100mg q 8hrs IV	750mg q 13hrs	540mg q 13hrs	
POO 3			H-SMV &Omg q 8hrs IV	H-SMV 80mg q 8hrs IV	750mg q 14hrs	540mg q 14hrs	
POO 4			H-LON 15mg q 12hrs PO	H-SMV 6Omg q 8hrs IV	750mg q 15hrs	540mg q 15hrs	20mg IV
POO 5			H-LON 15mg q 12hrs P O	H-LON 15mg q 12hrs IV	750mg q 16hrs	540mg q 16hrs	

3일 간격으로 5 mg씩 감량한다. 최종 10 mg까지 감량

③ Prandin(deflazacort, H-DFZ) - 6 mg/T Solondo 투여 중 당뇨병이나 무혈관성 골괴사 증후군이 생긴 경우나 골다공증이 심한 경우 투여한다.

2. 감염 예방요법

이식초기의 감염은 대부분 창상감염이나 요로계 감염, 호흡기계 감염등이 주를 이루고 있으나 이후에는 신체의 면역이 저하됨으로 기회성 감염이 증가하게 된다.

1) 세균감염

Flumarin 1,000 mg을 수술일 아침 7시에 투여하고, 이후 12시간 간격으로 POD 7일째까지 투여한다.

2) 요로감염증(urinary tract infection; UTI)와 Pneumocystis carinii

Trimethoprime-sulfamethoxazole(Bactrim)
본원에서는 Septrin 2T # 2 PO로 6개월 간 투여

3) Oral candidiasis

Diflucan dry syrub(Fluconazole) - 50 mg qd

4) Hepatitis B 보균자

1st line - Lamivudine(Zeffix) 100 mg qd
2nd line - Lamivudibe에 내성이 생긴 경우 Entecavir 사용

5) 결핵

① 이전 결핵치료의 기왕력이 있으면 chest x-ray에서 활동성 결핵의 가능성이 있을 때
② 결핵의 기왕력이 있고, 치료종결 판정을 받지 않았으며, 흉부X선 촬영(chest PA)에서 과거 결핵의 소견이 보일 때 Isoniazide 300 mg/day로 9개월 동안 복용한다.

6) CMV

Valtrex 2~4T tid(renal function에 따라 결정) for 3 months(현재 보험이 안됨)

3. Antirejection therapy

1) Acute cell-mediated rejection

(1) Steroid pulse therapy

① 급성거부반응의 일차적인 치료방법으로 많이 사용되며, 급성 거부반응의 75% 정도가 reverse된다.

② Higher-dose pulse(500 to 1,000 mg of H-SMV, for 3 days)가 lower-dose pulse(125 to 250 mg of H-SMV for for 3-5 days)보다 더 선호된다. 하지만 결과는 비슷하다.

③ H-SMV 250 mg q 12 hr로 6차례 투여(total 3 gm 투여)
Prednisolone 1 mg/kg #2 for 5days
유지용량이 0.5mg/Kg가 될때까지 3일 간격으로 10 mg씩 감량

(2) OKT3

① T 림프구에 대한 monoclonal Ab로 induction 혹은 rejection therapy

표 7-4 OKT3 사용 프로토콜

1. 투여전 부종이나, 폐부종이 없어야 하고 흉부 X-선 검사가 정상이어야 한다.
2. 과체중일 경우 이뇨제, 투석 등을 시행하여 정상 건체중의 3% 이내를 유지하게 하여야 한다.
3. OKT 3투여 전 premedication : 첫 번째, 두 번째 투여 전에만 시행한다.
   투여 6시간 전 - solumedrol 500 mg, IV
   투여 1시간 전 - AAP 2400 mg, #4 PO
   투여 30분 전 - Benadril 50mg, PO
   투여 1시간 후 - solucotef 100 mg, IV
4. OKT 3를 두번 이상 건너 뛴 다음 다시 시작할 때는 premedication을 투여한다.
5. OKT 3 투여 중 CNI와 MMF는 1/2로 감량한다.
6. OKT 3 종료 3일전 CNI는 원래 용량으로 투여한다.
7. OKT 3를 두 번 투여한 후부터 prednisone은 원래 schedule대로 투여한다.
8. Antiviral, antibacterial phrophylaxis를 시행한다(ganciclovir, septrin, Diflucan dry syrub)
9. 두 번째 투여량을 투여한 다음부터는 이뇨를 촉진시키기 위해 hydration을 시킨다.
10. p.r.n
    AAP 600 mg, if fever developed
    Demerol 50 mg IM if shivering, chilling

표 7-5 ATG 사용 프로토콜

1. 500 ml의 5% D/W나 N/S에 mix하여 4-8시간 동안 central vein을 통해 지속적으로 투여한다.
2. 말초혈관을 통해 주입하는 경우 solucortef 20 mg, heparine 1,000 unit를 섞어서 주입한다. (vein thrombosis or thrombophlebitis 예방을 위해)
3. 투여 30분전에 premedication 시행
   methyprednisolone 30 mg
   Benadryl 50 mg
4. 투여 4시간 전 후로 AAP 600 mg(fever control)
5. azathiopirine, MMF, sirolimus는 치료 기간 중 hold
6. CNI, steoid는 그냥 그대로 사용하여도 되고, 독성을 방지하기 위해 줄여도 된다.
7. 혈소판 수가 50,000-100,000/mm^3, 백혈구 수가 3,000/mm^3 이하이면 반으로 감량한다.
8. 혈소판 수가 50,000/mm^3, 백혈구 수가 2,000/mm^3 이하이면 투여 중단한다.
9. Ganciclovir, Septrin, Diflucan dry syrub

에 사용한다. Steroid pulse therapy에 반응하지 않거나 refractory rejection에 사용한다.

② 거부반응의 치료로는 대개 1일 5 mg을 bolus로 IV로 5-10일 동안 투여한다.

③ 부작용 : 발열, 오한, 근육통, 호흡곤란, 천명, 흉통, 폐부종, 두통, 바이러스 감염, 혈소판 감소증 등이 발생할 수 있다.

(3) Anti-thymocyte globulin(ATG)

① T림프구에 대한 polyclonal Ab로 적응증은 OKT3와 같다.

② Induction therapy로 사용할 때는 intraoperative로 투여 하는 것이 더욱 효과적이다.

③ 4-10일간 투여하며 1.5 mg/Kg의 용량을 점적주사한다.

2) Antibody-mediated rejection

(1) Plasmapheresis and low dose IVIG

IVIG 용량 : 200mg/kg, plasmapheresis 1시간 이후에 투여

(2) High dose IVIG(2 g/kg, maximum 140 g in single dose)

Catholic University of Korea 임상진료지침

05 Surgery

처방례

1. 입원시 처방(Admission order)

1) Check V/S qid

2) Check I/O q shift

3) Check body weight daily

4) Renal diet

5) Lab(내과로 전과되어 있으면 내지 않는다.)

(1) U/A : routine uninalysis/ urine sediment microscopy

(2) Urine chemistry; sugar, total calcium, uric acid, total protein, sodium, potassium, chloride, phosphorus, osmolarity, urea, creatinine

(3) Stool parasite / occult blood

(4) Routine CBC with differential count

(5) PT, aPTT

(6) Chemistry; Na/K, Cl, amylase, TG, CPK, LDH, Mg, HDL-cholersterol, osmolarity, serum iron, FBS, TIBC, Phosphorus, Uric acid, r-GTP, total cholesterol, albumin, total protein, Alk-phosphatase, AST, ALT, BUN, Creatinne, calcium, pp2hr glucose, total bilirubin, direct

bilirubin, calcium

(7) ABGA(arterial blood gas analysis)

(8) VDRL RPR, HIV

(9) CMV Ag/Ab

(10) PTH-intact, HBe-Ag/anti-HBe/anti-HBc/HBs Ag/anti-HBs E

6) X-ray(내과로 전과되어 있으면 내지 않는다.)

Chest PA, Abdomen supine and erect, KUB

7) EKG(내과로 전과되어 있으면 내지 않는다.)

8) Pulmonary function test(내과로 전과되어 있으면 내지 않는다)

9) Consultation

KT를 위한 통상적인 검사로 부인과, 치과 비뇨기과에 협진 의뢰(내과로 전과되어 있으면 내지 않는다.)

10) Central line insertion(가능하면 Rt. internal jugular vein에 설치하고, 불가하면 양쪽 subclavian vein에 설치하되 AV fistula가 있는 쪽은 피한다.)

11) L/E arterial Duplex(외과 혈류검사실에서 시행)

12) Spirometry(deep breathing을 연습시킨다.)

13) 약제

(1) 면역억제제

Solumerdrole; 125 mg IV at PM 8

CNI(CsA; 7 mg/kg, FK506; 0.06 mg/kg PO at PM 8)

(2) 소화제

Gaster(farmotidine) 2T # 2 PO

Alsoben(Misoprostol) 4T # 4PO

Gaspylor 3C #3 PO

Omeprazole 20 mg qd(내시경에서 ulcer가 있을 때만 추가)
(3) 복용하던 약 그대로 복용(aspirin과 항응고제는 hold)

2. Pre-Op. order(-1 day)

1) Midnight NPO(점심부터 soft diet)
2) V/S q 6hrs
3) Get op. permission note.
4) Skin preparation from nipple to knee(pubic hair 포함).
5) S-S enema 600 cc P/R(3 PM, 7 PM)
6) Prepare PRC 2 U and FFP 2 U after ABO/Rh typing and cross matching.
7) Send the patient to OR with chart, Silastic Foley catheter, and medicine (solumedrole 125 mg, Kanamycin 2 V).
8) Medication
   (1) 0.45% N/S 1000 mL(KVO)
   (2) Solumedrole 125 mg, IV q 12 hrs(8 AM, 8 PM)
   (3) Solumedrole 125 mg, IV(next day 4 AM)
   (4) CNI(CsA 5 mg/kg PO, FK506 0.06 mg/kg at 8 AM and 8 PM)
   (5) CNI(CsA 6mg/kg PO, FK506 0.06 mg/kg at op. day, 4 AM)
   (6) Gaster(farmotidine) 2 T, #2 PO
   (7) Alsoben(Misoprostol) 4 T, #4 PO
   (8) Flumarin 1g, IV(after skin test) at op. day, 7 AM

3. Post-Op order

1) NPO

2) V/S q 15 min x4, q 30 min x4, q 1 hr x2, if stable then q 2 hr

3) Check I/O and body weight(daily)

4) Encourage deep breathing and coughing, and spiromter

5) Check hourly urine output check and count amount from closed suction drain(daily)

6) EKG monitoring with pulse oximeter

7) Eyetone q.i.d. with RIP schedule

8) Chest AP(portable)

9) O_2 4L via mask

10) CVP monitoring q 4 hr

11) PCA(마취과와 협조)

12) Lab.

(1) 수술 직후

① Urinalysis : routine urinalysis/urine sediment microscopy

② Urine chemistry; sugar, total calcium, uric acid, total protein, sodium, potassium, chloride, phosphorus, osmolarity, urea, creatinine

③ Routine CBC with differential count

④ Chemistry; FBS, pp 2 hr glucose, Na, K, Cl, calcium, phosphorus, Mg, AST, ALT, γ-GTP, alkaline phosphatase, total bilirubin, direct bilirubin, total protein, albumin, amylase, BUN, creatinine, total cholesterol, CPK, LDH, HDL-cholersterol, triglyceride, osmolarity, serum iron, TIBC, uric acid

⑤ ABGA

(2) 6시간 후

① Urinalysis : routine urinalysis/urine sediment microscopy

② Routine CBC with differential count

③ Chemistry; Na/K, Cl, amylase, FBS, AST, ALT, BUN, Cr

13) Medication

(1) 0.45% N/S 1000mL, IV

(2) H/S 1000 mL, IV(Fluid #1과 #2를 교대로 urine output과 volume-to-volume으로 따라갈 것)

(3) N/S 500 ml + dopamine 200 mg, IV q 5 gtt/min

(4) N/S 500 ml + lasix 400 mg, IV q 5 gtt/min

(5) Solumedrole 125 mg, IV at 6 PM, and midnight

(6) CNI(CsA : 6 mg/kg PO, FK506 0.06 mg/kg at op. day, 8 PM)

(7) MMF 750 mg or Myfortic 720 mg at op. day, 8 PM

(8) Flumarin 1 g, IV at 7 PM(after skin test)

(9) Bisolvon 1 A, IV q 8 hr

(10) Tantum gargle solution, 1 bottle

(11) Famotidine 1 A, IV q 12hr

(12) Diflucan dry syrub(Fluconazole) 50 mg, q.d.

(13) PRN

Demerol 25 mg, IM

Adalat 10 mg, sublingual

4. POD # 1

1) Sips water(gas out되면 soft diet 시작)

2) V/S q 2 hr

3) Check I/O and body weight(daily)

4) Check hourly urine output check and count amount from closed suction drain(daily)

5) Encourage deep breathing and coughing, and spiromter

6) EKG monitoring with pulse oximeter

7) Eyetone q.i.d. with RIP schedule

8) Pain control with PCA

9) O_2 4L via mask

10) CVP monitoring q 4 hr

11) Lab.

(1) 6 AM

① Urinalysis : routine urinalysis/ urine sediment microscopy

② Urine chemistry; sugar, total calcium, uric acid, total protein, sodium, potassium, chloride, phosphorus, osmolarity, urea, creatinine

③ Routine CBC with differential count

④ Chemistry; FBS, pp 2hr glucose, Na, K, Cl, calcium, phosphorus, Mg, AST, ALT, γ-GTP, alkaline phosphatase, total bilirubin, direct bilirubin, total protein, albumin, amylase, BUN, creatinine, total cholesterol, CPK, LDH, HDL-cholersterol, triglyceride, osmolarity, serum iron, TIBC, uric acid

⑤ ABGA

(2) 6 AM

① Urinalysis : routine urinalysis/urine sediment microscopy

② Routine CBC with differential count

③ Chemistry; Na, K, Cl, amylase, FBS, AST, ALT, BUN, creatinine

12) Medication

(1) 0.45% N/S 1000 mL, IV

(2) H/S 1000 mL, IV(Fluid #1과 #2를 교대로 urine output과 volume-to-volume으로 따라갈 것)

(3) N/S 500 mL + dopamine 200 mg q 5 gtt/min

(4) N/S 500 mL + lasix 400 mg, 5 gtt/min

(5) Solumedrole 100 mg, IV at 8 AM, 4 PM, midnight

(6) CNI(CsA : 6 mg/kg PO, FK506 0.06 mg/kg at op. day, 8 PM)

(7) MMF 750 mg or Myfortic 720 mg at op. day, 8 PM

(8) Flumarin 1 g, IV(after skin test) q 12 hr

(9) Bisolvon 1 A, IV q 8 hr

(10) Diflucan dry syrub(Fluconazole) 50 mg, q.d.

(11) Tantum gargle solution, 1 bottle

(12) Farmotidine1A IV q 12hr

(13) PRN

Demerol 25 mg, IM

Adalat 10 mg, sublingual

5. Postoperative medication lab. and study

1) Fluid, dopamine, lasix

(1) Dopamine과 lasix는 Cr이 3 이하로 떨어질 때까지 continuous dripping 한다. 3 이하로 떨어지면 1 : 1, 1 : 2로 주다가 2 이하로 감소하면 중지한다.

(2) Dopamine과 lasix가 들어가는 동안은 urine volume과 fluid(0.45% N/S과 H/S을 번갈아 투여)을 mL-to-mL 단위로 맞춰준다.

(3) Dopamine과 lasix를 끊은 다음에는 수액을 24시간에 걸쳐 균일하게 투입한다(3,000 mL에서 시작하여 하루에 500-1,000 mL씩 줄여나간다)

2) 일반 medication

(1) Gas-out 되는 즉시 가능한 주사제의 주입을 경구제로 바꾼다.

① Bisolvon(Asoben) 3 T, #3 PO

② Famotidine injection 또는 famotidine 2 T, #2 PO

(2) Gas-out되는 즉시 경구약제 추가

① Gaspylor 3 C, #3 PO

② Alsoben 800 mg, #4 PO

③ Septrin 2 T, #2 PO

3) 면역억제제

Schedule 대로 조절

4) Chest X-ray

수술 직후 및 POD 1일째, 이후는 발열이 있거나 호흡기계 증상이 있을 경우

5) Lab.

(1) POD #4까지

가. 아침은 Full lab. 시행

① Urinalysis : routine urinalysis/urine sediment microscopy

② 24시간 Urine chemistry; sugar, total calcium, uric acid, total protein, sodium, potassium, chloride, phosphorus, osmolarity, urea, creatinine

③ Routine CBC with differential count

④ Chemistry; FBS, pp 2hr glucose, Na, K, Cl, calcium, phosphorus, Mg, AST, ALT, γ-GTP, alkaline phosphatase, total bilirubin, direct bilirubin, total protein, albumin, amylase, BUN, creatinine, total cholesterol, CPK, LDH, HDL-cholersterol, triglyceride, osmolarity, serum iron, TIBC, uric acid

나. 저녁

① Routine CBC

② Chemistry : Na, K, Ca, P, BUN, creatinine

다. POD #3, #10

① RQ-PCR for CMV

② PCR for HCV(수신자가 hepatitis C 감염이 있는 경우)

(2) POD 5일에서 POD 7일

가. 아침

① CBC(특별한 이상이 없는 한 differential count는 내지 않는다.)

② Urinalysis with microscopy

③ BC : FBS, Na, K, Ca, P, BUN, creatinine, amylase

나. 저녁

BC : Na, K, BUN, creatinine

(3) POD #8, #14

Full Labs.

(4) POD #9 - #13

특별한 이상이 없으면 아침에 한번만 검사 시행

① CBC

② Blood chemistry : FBS, Na, K, Ca, P, BUN, creatinine, amylase

③ Urinalysis with microscopy

6) Therapeutic drug monitoring(CsA, FK506 level), daily

7) Serum amylase가 높으면 serum lipase, amylase isoenzyme, ACCR을 검사한다.

8) POD #7

① Renal duplex

② DTPA renal scan

③ L/E arterial duplex US

9) POD #10

신장생검

10) POD #13 또는 #14

Renal allograft 평가를 위해 MRI

8. 혈관외과

Surgery

Catholic University of Korea 임상진료지침

01 혈관 검사

Surgery

1. 발목 상완 지수(Ankle-Brachial Index, ABI)

하지동맥폐색증 환자에서 가장 흔하고 편리하게 이용되는 지수로 다음과 같은 공식으로 구할 수 있다.

ABI = Higher of ankle systolic bood pressure(posterior tibial or dorsalis pedis) / Higher arm systolic pressure(left or right arm)

1) 측정치 : 1.0-1.2 : 정상
   0.5-0.7 : 파행증 환자
   < 0.4 : 급박성 허혈(휴식기 동통 또는 조직 손실)
2) 당뇨 및 만성 신부전 환자에서는 동맥벽의 석회화로 인하여 비정상적으로 높게 나타나는 위증가 될 수 있다.

2. 사지 분절 압력(Segmental limb pressure) 및 연속 도플러 파형(Doppler wave form)

사지 분절 압력은 허벅지 상부, 하부, 무릎 하부, 발목 및 발바닥의 혈압을 측정하여 동맥 병변의 위치를 알 수 있는 방법이며 연속 도플러 파형의 분석을 통하여 병변의 정도를 예측할 수 있다. 파형이 삼상(triphasic)을 보이면 정

상이며 병변의 정도가 심해질수록 단상(monophasic)으로 변하게 되고 심한 경우에는 파형이 사라지게 된다(그림 8-1).

3. 이중 초음파(Duplex ultrasound)

Real-time B-mode 영상과 펄스 도플러 파형을 결합한 검사이다. B-mode

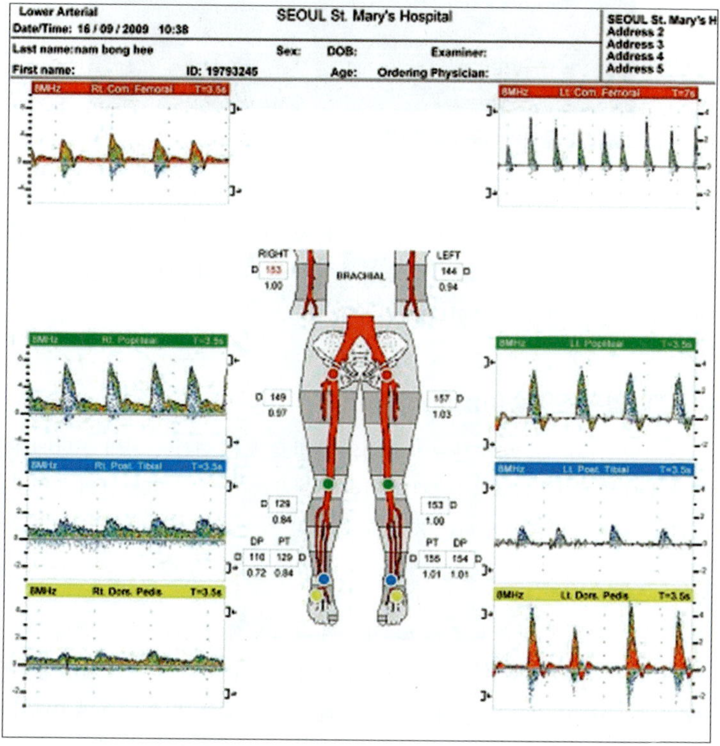

그림 8-1 동맥의 도플러 파형

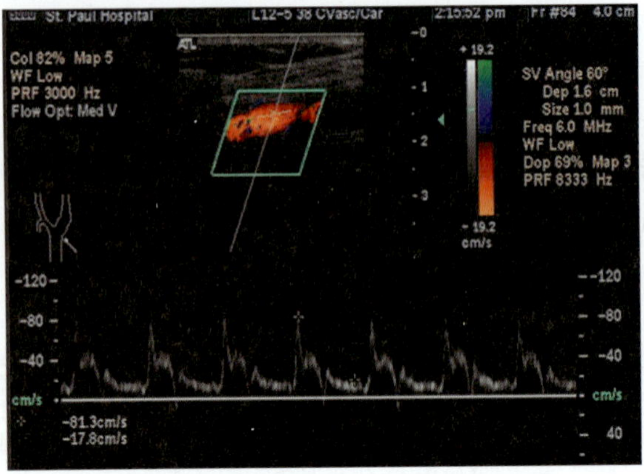

그림 8-2 동맥의 이중초음파 사진

초음파로 혈관의 해부학적 영상을 얻고 특정 혈관을 지정하여 도플러 효과를 이용한 혈류의 파형을 관찰하여 동맥 병변의 유무와 정도 그리고 정맥의 역류 소견 등을 관찰할 수 있다(그림 8-2).

4. CT 혈관조영술(angiography)

나선형 CT와 3차원 재건 프로그램의 개발로 모든 혈관 질환의 진단에 유용하게 사용한다. 그러나 조영제로 인한 부작용(신장기능 저하, 알러지 반응, 간기능 저하)에 주의해야 한다.

1) CT 동맥조영술

대부분의 동맥 질환의 진단 및 치료 계획 수립에 유용하며, 동맥의 부위(상지, 하지, 대동맥 등)에 따라 나누어서 시행할 수 있다. 3차원 재구성(3D reconstruction) 기능을 통해서 동맥의 해부학적 양상 및 혈류 존재 여부를 확인할 수 있다(그림1-3).

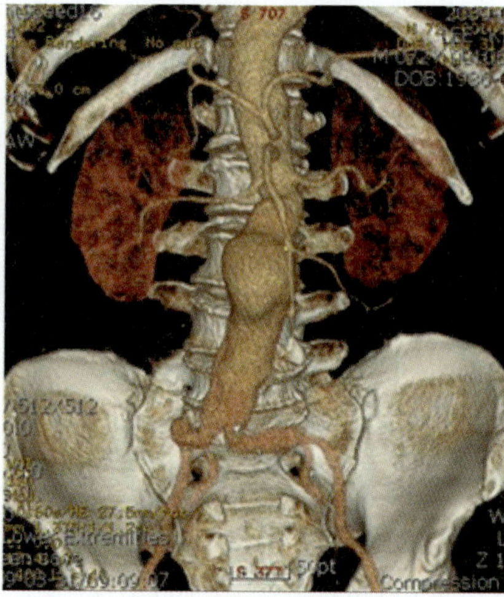

그림 8-3 복부 대동맥류의 CT 동맥조영술

2) CT 정맥조영술

정맥 질환 중 심부정맥혈전증의 진단에 유용하다.

4. 자기공명 혈관조영술

신장기능이 저하되어서 CT 동맥조영술을 시행하기 어려운 환자에서 이용 가능하며 주로 혈관 기형이나 주요 복부 정맥에 유용한 방법이다.

Catholic University of Korea 임상진료지침

02 동맥계 질환

Surgery

1. 급성 폐색증(Acute arterial occlusion)

급성 하지 허혈증은 색전이나 자체 병변 혈관에서 생긴 혈전에 의하여 발생하며 심장으로부터 나온 색전이 가장 흔한 원인이다. 그 외에 근위부 동맥에서 발생한 혈전으로부터 생긴 색전이 원인이 된다.

1) 증상

급성 동맥 폐색증의 대표적인 증상으로 조직 허혈(tissue hypoperfusion)으로 인한 "5 Ps" 증상이 있으며, 감각이상(paresthesia), 통증(pain), 창백(pallor), 무맥박(pulselessness), 마비(Paralysis)를 의미하며 그 외에 냉증(Poikilothermia)을 나타낸다. 기존에 촉지되던 맥박이 소실과 동시에 갑작스러운 통증의 발생이 동맥 색전의 전형적인 특징이다.

2) 구분

급성 동맥 폐색증의 분류는 임상적 소견에 따라 3등급으로 나눈다. 1 단계는 사지가 살아있으며 치료적인 시술을 시행하지 않아도 유지가 될 수도 있는 단계이다(class I; viable). 2단계는 손상되어 위협적인 상태이며 사지를 구제(salvage)하기 위해 재혈관화(revascularization) 조치가 필요한 단계이며 (class II; threatened), 당장은 사지가 위협적이지 않은 단계(A)와 사지가 매우 위협적이어서 사지의 구제를 위해 응급 재혈관화 조치가 필요한 단계(B)

로 나눈다. 3단계는 사지에 비가역적인 허혈 및 경색이 발생해서 사지 구제가 불가능한 단계이다(class III; irreversible ischemic).

3) 원인

(1) 혈전(thrombosis)

급성 동맥 폐색증의 약 50%에 해당하며 구체적으로 동맥경화증, 슬와 동맥 질환. 대동맥 박리, 동맥내 주입, 악성종양, 혈전성향증(thrombophilia) 등이 원인이 될 수 있다. 즉 기존의 동맥 질환에 혈전이 발생하여 갑작스러운 동맥 폐색이 발생하는 경우이다.

(2) 색전(embolism)

동맥 색전은 거의 대부분 심장에서 기인하며 심실세동이나 심근경색증이 가장 흔한 원인 질환이다(표 8-1). 색전되는 위치는 보고에 따라 약간의 차이는 있지만, 대퇴동맥 분지부, 대동맥 및 장골동맥 분지부, 슬와동맥, 상지, 내장동맥, 기타 순이다(그림 8-4). 색전과 혈전이 임상적으로 구분 안 될 수도 있으나, 일반적인 차이를 살펴보면, 색전인 경우에는 인지 가능한 원인이 잘 확인되고, 파행이 드물며, 이학적 검사상 근위부 및 반대측 맥박이 거의 정상으로 나타나고, 혈관촬영술 소견상 동맥경화증 소견이 적고, 정상 부위와 폐색 부위와의 경계가 날카로우며, 부행 혈로가 적고, 여러 부위에 폐색이 나타날 수 있다. 혈전은 기존의 동맥경화증이 동반되는 예가 많으므로 색전과 반대 소견이 주로 나타난다(표 8-2).

표 8-1 색전의 원인 및 빈도

원인	빈도(%)
심장	80
심방세동	50
심근경색	25
기타	5
심장 이외	10
동맥류 질환	6
근위 동맥	3
기이성 색전(Paradoxical emboli)	1
기타 또는 특발성	10

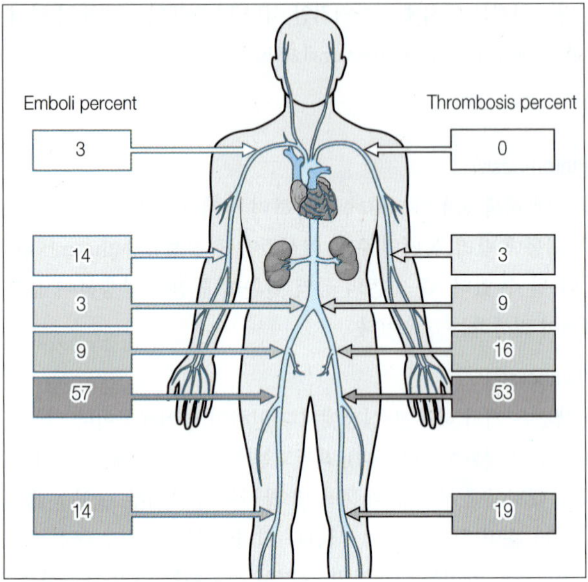

그림 8-4 색전증과 혈전증의 호발 부위

표 8-2 색전과 혈전의 임상 양상의 차이

인자	색전	혈전
원인 질환	흔히 발견	없다.
파행성 동통	드물다.	흔하다.
이학적 소견	근위부 및 반대편 맥박 정상	동측 및 반대측 말초혈관질환 소견
혈관조영술 소견	경미한 동맥경화, 예리한 절단면 (cutoff), 적은 부행혈관, 다발성 폐색 병변	전반적인 동맥경화, 점차 가늘어지며 불규칙한 절단면, 잘 발달된 부행혈관

4) 치료

급성 동맥 폐색증이 의심되는 경우 부적응증이 되지 않으면 즉각 헤파린화(heparinization)를 시행한다. Class I 이나 IIa인 경우 혈관 조영 검사나 계획된 혈관 재건술을 계획할 수 있으며 기저 질환에 대한 검사도 시행할 수 있다. Class IIb는 즉각적인 치료가 필요한 경우로 헤파린화와 동시에 혈관조영을 시행하여 혈전 용해술, 혈전 제거술 또는 수술적 우회술 등의 치료를 고려한다(표 8-3).

적절하고 즉각적인 치료가 예후에 매우 중요한 인자이며 Fogarty catheter의 개발로 하지 구제율은 75~90% 정도이다(표 8-4). 12시간 이내에 재관류가 시행될 경우에는 하지 구제율은 93%, 사망률은 19%이나, 12시간 이후에 시행될 경우에는 각각 78%, 31%를 나타낸다.

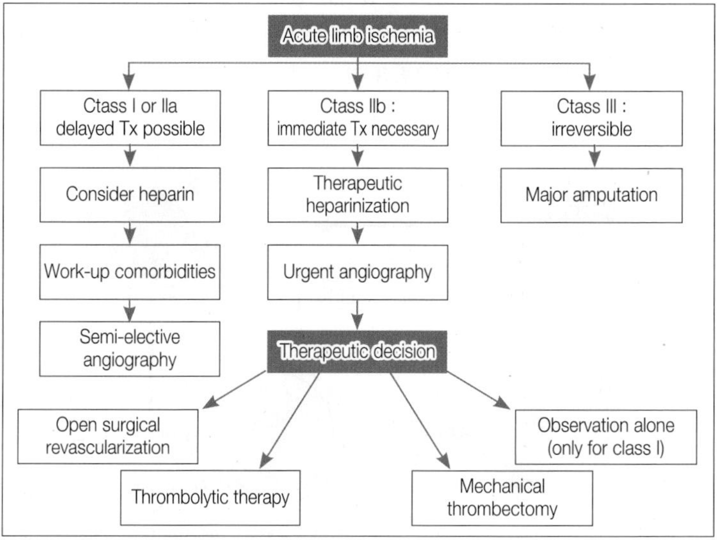

표 8-3 급성 허혈증의 정도에 따른 치료 지침

표 8-4 색전 위치에 따른 embolectomy catheter의 크기

위치	Embolectomy catheter 크기(Fr)
장골동맥 (aortic bifurcation 포함)	5
표재성, 심부 대퇴동맥, 슬와동맥	4
경골동맥	2 또는 3
상완, 척골, radial동맥	3 또는 4

2. 만성 폐색증

1) 동맥 경화증(Arteriosclerosis)

동맥경화증은 오래된 수도관이 녹이 슬고 이물질이 침착하여 지름이 좁아지게 되는 것처럼, 주로 혈관의 가장 안쪽을 덮고 있는 내막에 콜레스테롤이 침착하고 내피세포의 증식이 일어난 결과 '죽종(atheroma)'이 형성되는 혈관질환을 말한다. 발생 기전으로는 손상-반응 가설(response to injury hypothesis)이 가장 유력하다(그림 8-5).

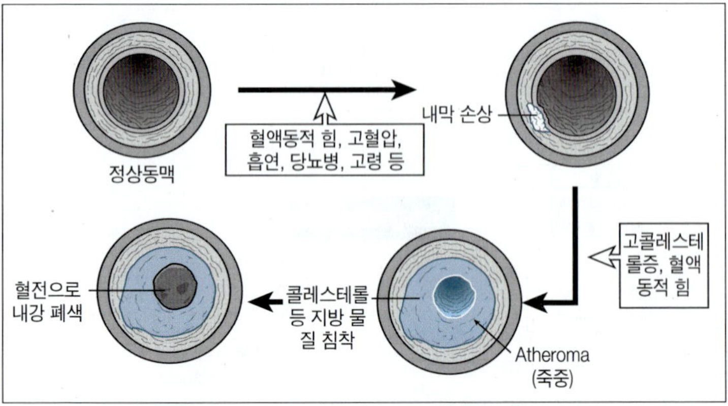

그림 8-5 동맥 경화의 발병 단계(손상-반응 가설, response to injury hypothesis)

즉 정상 혈관벽은 오랜 기간 동안 만성적인 혈역동적 힘의 차이, 고혈압, 흡연, 고혈당증 등으로 혈관 내막에 손상이 일어나고 고콜레스테롤증이 동반되면 혈관벽에 염증세포의 침윤과 콜레스테롤의 침착으로 죽종이 형성되어 내강이 좁아지게 된다. 병변이 진행되면 좁은 내강을 혈전이 막게 되어 폐색을 일으키게 되어 다양한 증상을 유발한다.

(1) 위험인자

가. 고지질혈증, 고콜레스테롤증, 고저밀도지단백, 고혈압, 당뇨병, 담배, 고령, 남성

나. 혈역동적힘의 변화(와류, laminar shear stress의 변화)

(2) 호발부위(그림 8-6)

가. 주된 동맥 분지 부위(갈라지는 부위)

나. 경로가 급격히 구부러지는 부위

다. 동맥 한쪽이 고정되어 있는 부위

(3) 증상

만성 폐색증에 의한 intermittent claudication은 가장 초기에 나타나며 가장 흔한 증상으로 운동 시에 장딴지나 허벅지에 근육의 허혈로 인하여 통증이 발생하고 휴식 시에 통증이 완화되는 특징이 있다. 동맥경화가 진행되면 휴식기 동통이나 치유되지 않는 궤양이나 괴사가 나타날 수 있다(critical limb ischemia). 이 때 괴사는 하지의 발등(forefoot) 이나 발가락에 발생한다.

그 밖에 발가락에 탈모, 발톱이 비후해지고, 건조하고 얇은 피부를 보이며 dependent rubor를 나타내기도 한다.

간헐적 파행은 단지 25%만이 증상이 악화되고 5~10%이하만이 critical limb ischemia으로 진행되지만 파행 환자는 건강한 군에 비하여 5년, 10년 사망률이 각각 72%, 50% 정도로 매우 높으며, 주된 사망 원인은 뇌졸중이나 급성 심근경색증이다.

그림 8-6 동맥경화의 호발 부위

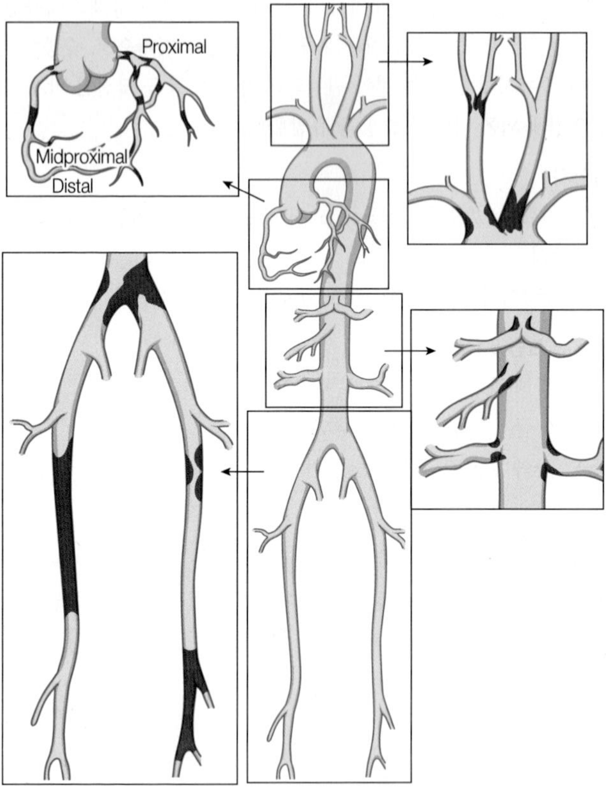

(4) 치료

가. 위험인자 치료(표 8-5)

나. 약물 치료

① 위험인자 관리

i) 콜레스테롤 저하, 콜레스테롤 흡수 억제, LDL 감소 HDL 증가 약
; niacin, bile acid-binding resins, statins, clofibrate, gemfibrozil

ii) Statin
HMG-CoA reductase inhibitor로 주로 LDL을 낮추는 효과가 있다.

- Lovastatin, pravastatin, simvastatin, fluvastatin 20mg (max 80mg)
- Atorvastatin 10 mg (max 80 mg)
- Rosuvastatin 5 mg (max 40 mg)

② 항혈소판 약제

혈전 및 색전 예방으로 심혈관계 위험을 낮추는 목적으로 투여하

표 8-5 동맥경화 위험인자의 조절 지표

지질 조절(Lipid Management)
목표: 1차-혈청 LDL < 100 mg/dL; 2차-HDL > 35 mg/dL, TG < 200 mg/dL 방법: 음식 섭취: 지방 < 30%, 포화지방 <7%, 콜레스테롤 < 200 mg/일; 지질 저하약물 투여
체중 감소(Weight Reduction)
목표: 이상체중(ideal BW)의 < 120% 방법: 운동 및 식이 조절
흡연(Smoking)
목표: 완전 금연 방법: 행동 수정(behavior modification), 상담, 유사 니코친 이용
혈압(Blood Pressure)
목표: < 140/90 mmHg 방법: 체중 조절, 운동, 소금섭취 제한, 항고혈압제 복용
운동(Physical Activity)
목표: 일주일에 3~4번 중증도 운동 최소 30분 이상 방법: 걷기, 자전거 타기, 달리기, 생활 속 활동

며 동맥경화 악화 방지용이다.

i) Aspirin; irreversible inhibition of platelet COX-1 (< 325 mg/day)

ii) Ticlopidine(Ticlid®), Clopidogrel(Plavix®); platelet ADP receptor ($P2Y_{12}$) blocker

iii) 기타; Cilostazol(Pletaal®), Prostacyclin analogue(Berasil®, Berast®), Serotonin receptor blocker(Anplag®)

다. 외과적 치료

① 경피적 혈관 확장술(percutaneous angioplasty) / 스텐트 삽입술

주로 TASC A, B 병변(그림 8-7)인 경우 시행하게 되며 수술적 치료의 합병증 발생의 위험이 높은 환자군에서 시행한다. 특히 장골동맥 혈관확장술은 치료 성적이 우수하며 기술적 성공률은 90~99%, 5년 1차 개존율은 64~75% 정도를 나타낸다.

그림 8-7 하지에서 동맥 경화증의 TASC 분류

Type A lesions
- Unilateral or bilateral stenoses of CIA
- Unilateral or bilateral single short (≤3 cm) stenosis of EIA

Type B lesions
- Short (≤3 cm) stenosis of infrarenal aorta
- Unilateral Cla occlusion
- Single or multiple stenosis totaling 3~10 cm involving the EIA not extending into the CFA
- Unilateral EIA occlusion not involving the origins of internal iliac or CFA

Type C lesions
- Bilateral CIA occlusions
- Bilateral EIA stenoses 3~10 cm long not extending into the CFA
- Unilateral EIA stenosis extending into the CFA
- Unilateral EIA occlusion that involves the origins of internal ilac and/or CFA
- Heavily calcified unilateral EIA occlusion with or without involvement of origins of internal iliac and/or cfa

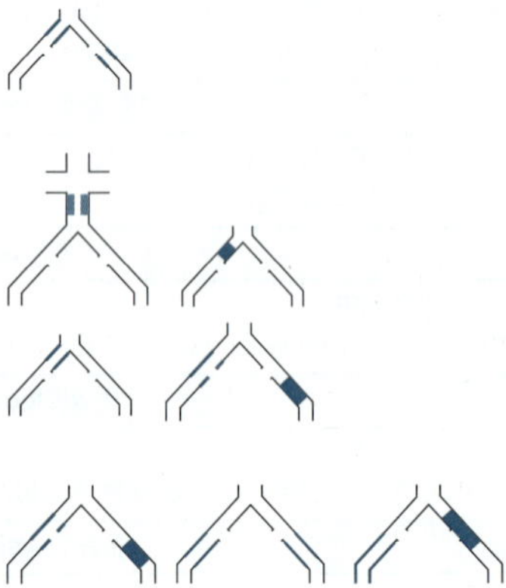

Type D lesions
- Infra-renal aortoiliac occlusion
- Diffuse disease involving the aorta and both iliac arteries requiring treatment
- Diffuse multiple sttenoses involving the unilateral CIA, EIA, and CFA
- Unilateral occlusions of both CIA and Ela
- Bilateral occlusions EIA
- Iliac stenoses in patients with AAA requiring treatment and not amenable to endograft placement or other lesions requiring open aortic or iliac surgery

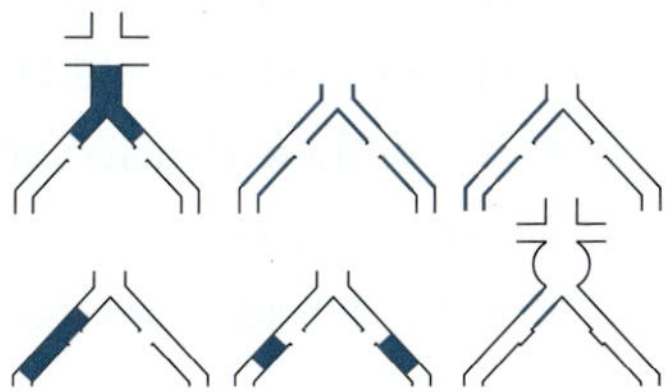

Type A lesions
- Single stenosis $\leq$ 10 cm in length
- Single occlusion $\leq$ 5 cm in length

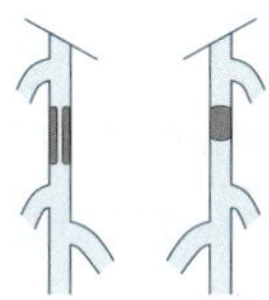

Type B lesions
- Multiple lesions (stenoses or occlusions), each $\leq$ 5 cm
- Single stenosis or occlusion $\leq$ 15 cm not involving the infrageniculate popliteal artery
- Single or multiple lesions in the absence of continuous tibial vessels to improve inflow for a distal bypass
- Heavily calcified occlusion $\leq$ 5 cm in length
- Single popliteal stenosis

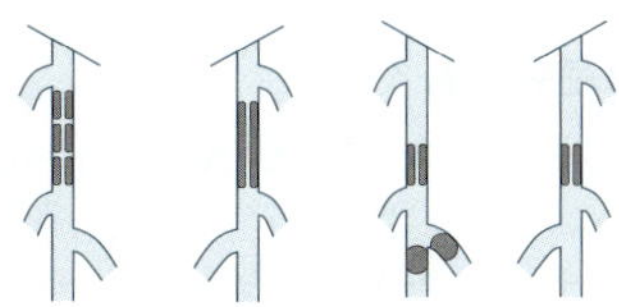

Type C lesions
- Multiple stenosses or occlusions totaling $>$ 15 cm with or without heavy calcification
- Recurrent stenoses or occlusions that need treatment after two endovascular interventions

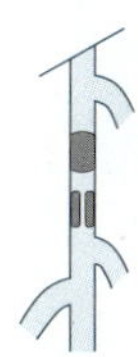

Type D lesions
- Chronic total occlusions of CFA or SFA $>$ 20 cm, involving the popliteal artery
- Chronic total occlusion of popliteal artery and proximal trifurcation vessels

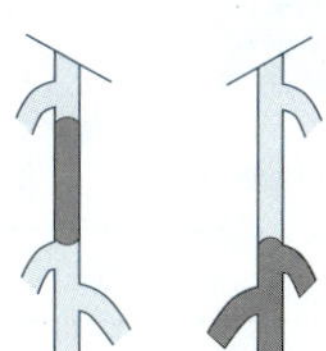

② 혈관 우회술(bypass procedure); 수술적 치료는 주로 TASC C 또는 D 병변에서 추천되나 고위험군에서는 일부 경피적 혈관 확장술이나 스텐트 삽입술도 시도되고 있다.

③ 내막 박리술(endarterectomy)

④ profundaplasty

⑤ 교감신경절제술(sympathectomy)

2) 동맥류(Aneurysm)

동맥류의 정의는 정상 직경(성인 남자 대동맥; 14~24 mm)의 1.5배 이상 비가역적으로 동맥이 국소적으로 팽창되는 경우를 말한다. 통상적으로 복부대동맥은 3 cm 이상, 장골동맥은 1.8 cm 이상인 경우에 진단한다. extracranial aneurysm에서 가장 흔하게 발생하는 부위는 신동맥하방 대동맥류이다.

(1) 분류(그림 8-8)

가. 신동맥 상방 AAA(suprarenal AAA); 신동맥 상방까지 침범한 경우로

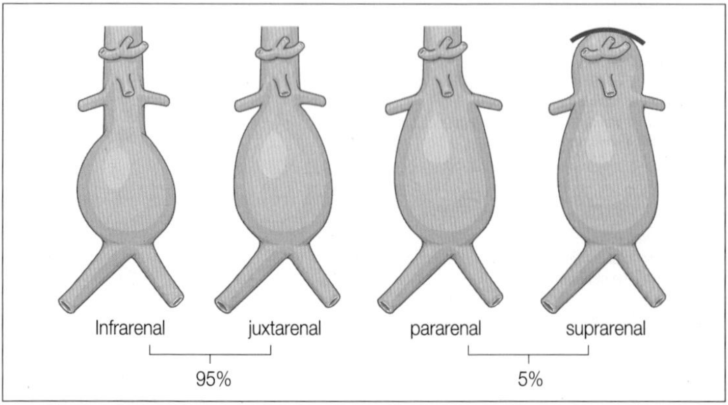

그림 8-8 복부 대동맥류 분류

교정술시 신동맥의 문합이 필요하다.

나. 신동맥 직하방 AAA(juxtarenal AAA); 신동맥 기시부는 침범 안했으나 교정술시 근위부 조절을 위하여 신동맥 상부 대동맥을 일시 결찰하여야 하고 문합 부위가 신동맥 직 하방 대동맥이 된다.

다. 파열성 AAA(ruptured AAA, RAAA)

(2) 위험인자(표 8-6)

(3) 증상

복부대동맥류 환자의 75%는 무증상의 박동성 종괴를 나타낸다. 그 밖에 증상은 주변장기를 압박해서 발생하는 복통이나 허리통, 혈전에 의한 원위부 색전증과 관련된 허혈증상 그리고 파열에 의한 증상 등이 있다.

(4) 진단

가. 복부 촉진에서 단단한 박동성 종물

표 8-6 복부대동맥류의 발생 위험인자

위험 인자	ODDS RATIO
증가 인자	
흡연력	5.1
가족력	1.9
고령(7년 간격 당)	1.7
관상동맥 질환	1.5
고 콜레스테롤	1.4
만성 폐쇄성 폐질환	1.2
키(7-cm 차이 당)	1.2
감소 인자	
5년 내의 복부 조영	0.8
심부정맥혈전증	0.7
당뇨병	0.5
흑인	0.5
여성	0.2

나. 복부 단순촬영상 "eggshell calcification" (70%에서 나타남)

다. 복부 초음파; 가장 흔히 시행하는 비침습적 검사이나 수술전 치료 계획 수립에는 큰 효과가 없다.

라. CT; 가장 정확히 동맥류를 측정할 수 있는 방법이며 크기와 범위, 모양 등과 장골동맥 침범 여부를 알 수 있어 치료 계획 수립에 가장 효과적이다.

마. MRI / MRA; 방사선을 피할 수 있는 방법이나 비용이 높은 단점이 있다.

바. 혈관 조영술; 침습적인 검사이며, 대게 동맥류 내에 혈전이 있으므로 동맥류 크기를 정확히 측정할 수 없는 단점이 있으나 동반되어 있는 원위부 동맥 병변을 진단 할 수 있다.

(5) 파열 위험(표 8-7)

(6) 치료 적응증

동맥류의 치료 목적은 파열을 예방하고 생명을 연장하기 위해서이다. 따라서 파열 위험, 수술 사망률, 환자의 여명(2년 미만은 상대적 부적응증), 환자의 선호도를 고려하여 교정 여부와 방법을 결정하여야 한다.

수술 후 가장 치명적인 합병증은 심근 기능 부전으로 가장 흔한 사망원인이 된다. 계획된 복부대동맥류 수술의 사망률은 5% 미만이어야 하며 경험이

표 8-7 복부대동맥류의 파열 위험인자

RISK FACTOR	LOW RISK	AVERAGE RISK	HIGH RISK
Diameter	< 5 cm	5-6 cm	> 6 cm
Expansion	< 0.3 cm/yr	0.3-0.6 cm/yr	> 0.6 cm/yr
Smoking, COPD	None, mild	Moderate	Severe/steroids
Family history	No relatives	One relative	Numerous relatives
Hypertension	Normal BP	Controlled	Poorly controlled
Shape	Fusiform	Saccular	Very eccentric
Gender		Male	Female

충분한 경우 1~3% 정도를 보이고 있다.

① > 5.5 cm in men, > 4.5-5.0 cm in women & pt. with more than average rupture risk

② expansion > 1 cm/year

③ with symptom

④ younger, low-risk, long life expectancy → early repair

⑤ If operative mortality is low, small AAA(4.5-5.4 cm)

⑥ dissecting, pseudoaneurysm, mycotic, saccular, penetrating ulcer → surgical indication, size(×)

(7) 치료 방법

가. 수술적 교정(그림 8-9)

나. 혈관내 동맥류 교정(EndoVascular Aortic Aneurysm Repair, EVAR)

그림 8-9 복부대동맥류의 수술적 치료

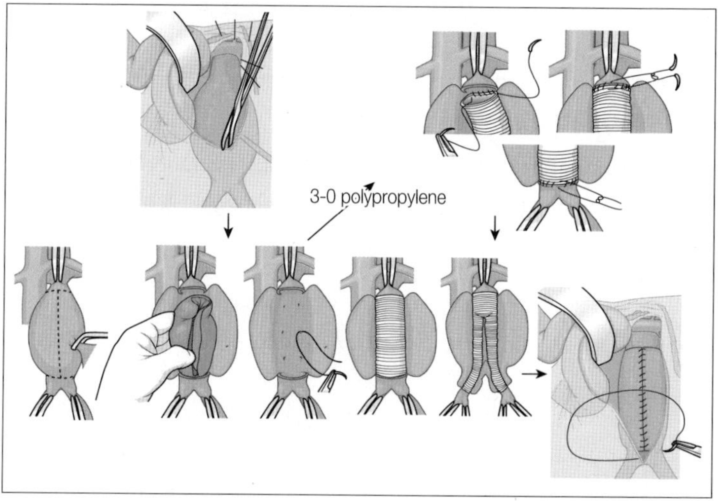

① 근위부, 원위부 부착 부위가 적당하고 접근 동맥이 적합한 대동맥류인 경우 시행하며 보통 대퇴동맥을 통하여 이식편을 삽입한다.

② EVAR 적응증

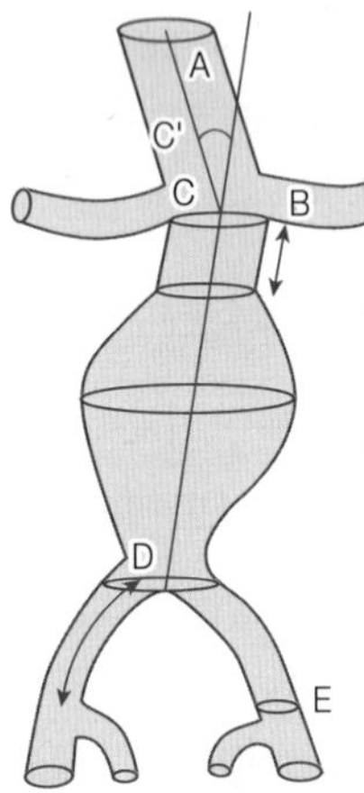

③ stent graft의 종류로는 Zenith®(Cook), Excluder®(Gore), SNG, Endurant®(Medtronic), Powerlink®(Endologix) 등이 있다.

④ EVAR 방법(그림 8-10, 8-11)

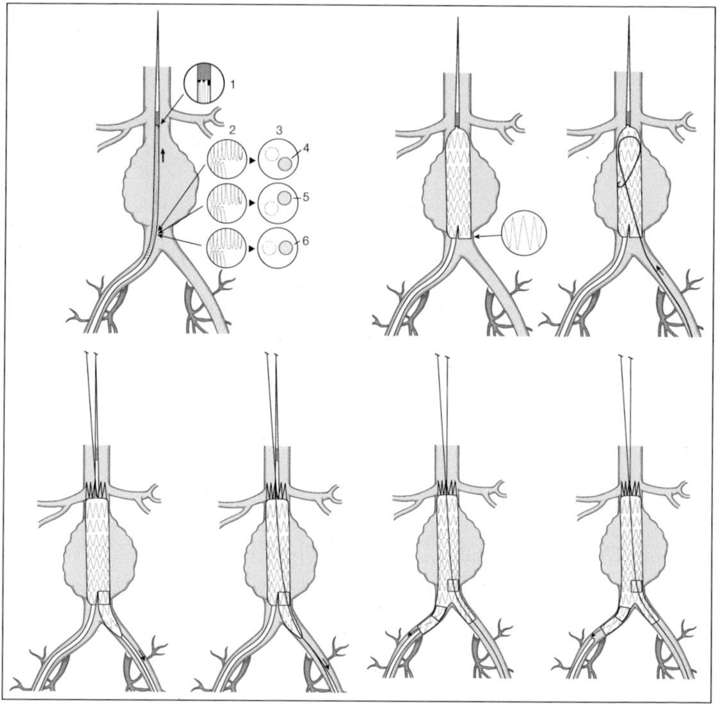

그림 8-10 EVAR 치료 방법; A(main body 삽입)→B(첫번째 스텐트 전개 및 반대측 유도철사 삽입)→C(반대편 장골 스텐트 전개)→D(동측 장골 스텐트 전개)

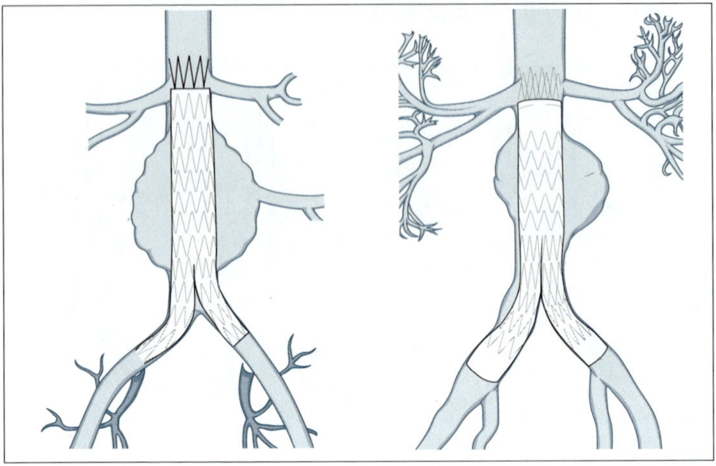

그림 8-11 EVAR 후의 모습

⑤ EVAR의 합병증으로는 개복술로의 전환, 동맥 손상, 조영제에 의한 신장 손상, 수술 중 색전증, 이식편 이동 또는 이식편 내 혈전증 그리고 고유의 endoleak가 있다.

⑥ endoleak의 종류와 치료(표 8-8)

2) 동맥염(Arteritis)

(1) 버거병(Buerger' s disease, Thromboangiitis obliterance, TAO)

폐색성혈전혈관염이라고도 한다. 병명은 1908년 이 질환을 처음으로 상세하게 보고한 미국의 의사 레오 버거(Leo Buerger;1879~1943)의 이름에서 유래되었다. 비죽상경화증이며 분절성 염증질환이고, 주로 상하지의 중-소동맥 및 정맥을 침범하는 혈관 질환으로 심한 염증반응을 동반한 혈관내 혈전과 비교적 잘 보존된 혈관벽이 특징이다.

표 8-8 endoleak의 종류와 원인 및 치료

CLASSIFICATION	ALTERNATIVE TERMS	FORMS	THERAPEUTIC
Type I endoleak	Attachment endoleak Perigraft channel Perigraft leak Graft-related endoleak	Proximal graft attachment zone Distal attachment zone	Proximal or distal extension or cuff Embolization
Type II endoleak	Retrograde endoleak Collateral flow Branch endoleak		Secondary endograft Open repair (conversion)
Type III endoleak	Fabric tear Modular disconnection	Patent lumbar artery Patent inferior mesenteric artery Patent intercostal artery Others (accessory renal artery, internal iliac, subclavian, etc.)	Conservative Coil embolization Laparoscopic clip application
Type IV endoleak	Porosity	Midgraft fabric tear Contralateral stump disconnection	Secondary endograft
Endoleak of undefined origin			Con rvative
Endotension	Endopressure Pressure-leak Pseudo-endoleak	High pressure in sac, but no endoleak shown Thrombotic seal	Secondary endograft Open repair Others?

슬관절 이하의 하지의 소동맥 또는 중간 크기의 동맥에 분절성 염증이 동반되는 혈전성 폐쇄가 발생하며 염증성 변화는 하지 뿐 아니라 상지까지 병변이 진행되고 외견상 정상인 표재 정맥에 혈전성 정맥염을 유발한다. 드물게는 장간막 혈관, 뇌혈관계, 심혈관계도 침범하기도 한다.

가. 진단

일차적으로 임상적 기준을 토대로 하게 되며(표 8-9), 1998년 발표된 Shionoya 기준은

① 흡연력

② 50세 이전의 발병

③ 슬와부 하방의 동맥 폐쇄

④ 이행성 정맥염 또는 상지의 병변

⑤ 흡연력 이외의 동맥경화증의 위험인자가 없을 것

으로 이상의 다섯가지 조건이 다 충족되는 경우에만 진단한다.

나. 치료

금연이 치료의 기본으로 질병의 활동도와 향후 절단 가능성과 밀접한 연관이 있으므로 반드시 금연하여야 한다. 항응고제는 도움이 되지 않으며 칼슘 통로 길항제 (calcium channel blocker)나 프로스타글란딘 등의 혈관확장제는 효과가 있으며 특히 정맥 주사 투여가 더 효과적이다. 그 외 교감신경 절제술로 통증 완화 효과를 기대하며, 간혹 자가 정맥을 이용한 우회술의 적응증이 되기도 한다.

(2) 다카야수 동맥염 (Takayasu 's arteritis, pulseless disease)

주로 40세 미만의 젊은 여자에게서 발생하는 원인이 불명확한 질환으로 대동맥과 주 분지를 침범하여 나타나는 질환이다.

가. 진단 기준

① 40세 미만 발병

② 운동 시 상하지 근육 피로감

표 8-9 버거병의 진단 기준(일본)

1. Clinical manifestations (mandatory; at least one or two of following)
   1) Coldness, paresthesia, Raynaud's symptoms in the distal upper or lower extremities
   2) Intermittent claudication
   3) Rest pain in the feet or hands
   4) Painful digital ulceration of gangrene
   5) Migratory superficial phlebitis

2. Physical tests (mandatory; at least one or two of following)
   1) Decrease in the skin temperature in the upper or lower extremities, or in the tips of the toes or fingers.
   2) Absent distal pulses associated 'With preserved proximal pulses
   3) Decrease in the Ankle Pressure Index with measurements of arterial Doppler pressure

3. Laboratory tests
   In patients with TAO, routine laboratory tests are usually normal

4. Angiography (mandatory; at least one or two of following)
   1) Multiple, segmental occlusion in the distal artery (beyond the knee or elbow)
   2) Chronic arterial occlusion secondary to the extension of thrombus
   3) No evidence for arteriosclerosis such as calcification of the arterial wall
   4) Tapering, abrupt occlusions, tortuosity of affected vessels
   5) The collateral arteries like a 'corkscrew' or 'tree root' appearance

5. No other vasculopathy(mandatory) Vascular disease to be ruled out:
   1) Arteriosclerosis obliterans
   2) Traumatic arterial thrombosis
   3) Popliteal arterial entrapment syndrome
   4) Occlusive vasculopathy due to systemic lupus erythematosus or scleroderma diffusum
   5) Vasculo-Behcet's disease

③ 단측 또는 양측 상완동맥 맥박 저하

④ 양측 상지 수축기 혈압 차이; >10 mmHg

⑤ 쇄골하동맥 또는 대동맥 잡음

⑥ 동맥조영술 소견; 대동맥 주 분지, 사지 주 동맥에 협착 또는 폐쇄, 동맥경화증은 배제되어야 함.

나. 치료

전신적 염증을 떨어뜨리기 위하여 steroid를 투여하며, ESR은 질환 활동도의 지표로 steroid 양을 결정하는데 이용한다. 그 외에 cyclophosphamide, methotrexate, azathioprine 등의 cytotoxic drug를 쓸 수 있다. 동맥 병변의 증상을 해결하기 위하여 우회술을 시행하며, 내막 박리술은 조기 실패가 보고되고 있어 추천되지 않는 술기이다.

3) 경동맥 질환(Carotid artery disease)

(1) 임상 증상

가. 뇌졸중(stroke)

대뇌의 일부 혹은 전반적인 기능상실이 24시간 이상 지속되는 것으로 혈관에서 기인한 것으로 판명되어야 한다.

나. 일과성 허혈발작(transient ischemic attack, TIA)

뇌졸중과 같은 개념이지만, 지속시간이 24시간 미만이다.

다. 진화성 뇌졸중(stroke in evolution)

라. 점증적 일과성 허혈발작(crescendo transient ischemic attacks)

마. 혈류학적 일과성 허혈발작(hemodynamic transient ischemic attacks)

바. 약물치료를 받은 증상이 있는 환자들의 3년 뇌졸중 위험

협착정도(%)	뇌졸중 위험(%)			3년 누적 위험(%)
	1년	2년	3년	
70-79	6	6	5	17
80-89	11	6	3	20
90-99	18	14	3	35

(2) 병리

가. 죽상경화증(atheroslerosis)

경동맥을 침범하는 가장 흔한 병리소견이다.

나. 섬유근형성이상증(fibromuscular dysplasia)

내경동맥을 침범하는 비죽상경화성 병변 중에서 가장 흔하다.

다. 두개강 외 경동맥의 나선과 꼬임

라. 경동맥 동맥류

마. 경동맥 박리(carotid dissection)

바. 타카야수 동맥염(Takayasu's arteritis)

사. 거대세포 동맥염(giant cell arteritis)

아. 방사선 동맥염(radiation arteritis)

자. 경동맥 소체 종양(carotid body tumor)

차. 경동맥 외상

(3) 진단

가. 이중 초음파

① 선별검사의 적응증을 증상, 징후, 위험인자로 분류할 수 있는데, 증상은 전형적인 일과성 허혈발작, 징후는 경동맥 잡음, 위험인자는 당뇨, 고혈압, 흡연, 고콜레스테롤 혈증, 말초혈관질환, 관상동맥질환 등이다.

② 경동맥 협착에 대한 혈류 속도와 도플러 파형 기준

Stenosis(%)	PSV(cm/sec)	EDV(cm/sec)	Turbulence
<30	<120	Any	Minimal
30-50	<120	Any	Present
50-79	>120	<140	Present
80-99	>120	>140	Present

EDV; End Diastolic Velocity, PSV; Peak Systolic Velocity

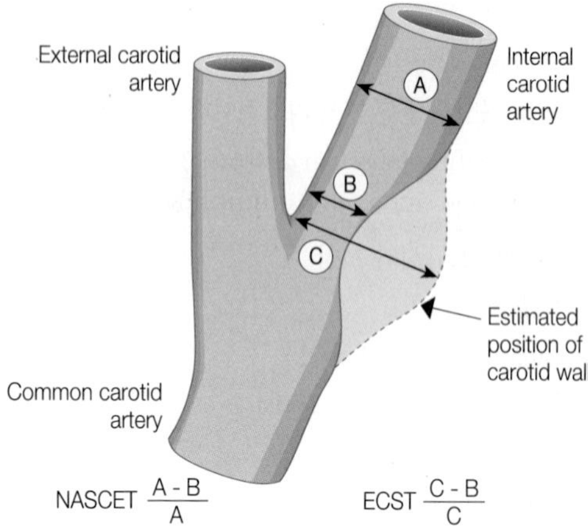

NASCET	ECST
30 40	65 70
50	75
60	80
70	85
80 90	91 97

그림 8-12 ECST와 NASCET 방법

③ 경동맥 협착 정도 측정 방법; European Carotid Surgery Trial (ECST)과 North American Symptomatic Carotid Endarterectomy Trial(NASCET) (그림 8-12)

나. MR 혈관조영술(Magnetic Resonance Angiography)

다. CT 혈관조영술(Computed Tomography Angiography)

라. 혈관조영술(Contrast Angiography)

(4) 치료

가. 내과적 치료

항혈소판제 치료, 항고혈압제 치료, 금연, 당뇨 조절, 심방세동 치료, 고지혈증 치료 등이 있다.

나. 외과적 치료

ECST와 NASCET 연구는 전 세계적으로 200개 이상의 센터에서 거의 6000명의 환자를 대상으로 최선의 내과적 치료와 내과적 치료에 경동맥 내막 절제술을 시행한 경우를 비교하기 위한 무작위 연구이다. 모든 환자는 6개월 이전에 동측의 경동맥 영역에 증상이 있는 환자들이었다. 연구 결과 증상이 있는 70-99%의 경동맥 협착증 환자에서 경동맥 내막 절제술이 유의한 효과가 있었다.

경동맥 내막 절제술의 방법에는 전통적인 방법과 외번술(Eversion technique)에 의한 방법이 있다. 수술 관련 합병증으로는 뇌졸중, 사망, 뇌신경 손상(Hypoglossal n., Vagus n., mandibular branch of Facial n., Glossopharyngeal n., recurrent laryngeal n. 등), 감염, 심폐 기능 이상 등이 있다.

다. 경동맥 스텐팅(stenting)

증상이 있으면서 내막절제술에 고위험군 환자(표 8-10)에게서 선택적으로 시행할 수 있다.

표 8-10 경동맥 내막 절제술의 고위험도와 관련된 동반 인자

해부학적 요인	생리학적 요인
- high lesion(above C2 vertebral body) - low lesion(below clavicle) - previous neck irradiation - previous ipsilateral CEA - previous radical neck dissection - contralateral recurrent laryngeal nerve palsy	- age≥80yrs - need for coronary artery bypass grafting - Left ventricular EF ≤30% - class III/IV CHF - class III/IV angina pectoris - severe coronary artery disease - recent MI - severe COPD - renal failure

Catholic University of Korea 임상진료지침

03 Surgery

정맥계 질환

1. 만성 정맥 기능부전(Chronic venous insufficiency)

1) 역학 및 병인

정맥은 상하지 근육의 수축과 판막의 기능으로 말초로부터 심장까지 정맥혈을 운반한다. 정맥의 판막은 혈액의 역류를 방지하여 정맥혈이 반대 방향으로 흐르지 못하게 한다. 판막의 파손이나 기능부전이 정맥혈 역류의 원인이며, 정맥 역류로 보행 정맥압(ambulatory venous presure)이 상승하여, 이에 따라 만성 정맥 기능부전의 증상이 나타나게 된다.

일차성 정맥 판막 역류는 특별한 기능 부전의 이유가 없을 때 진단되며, 이차성 정맥판막 역류는 심부정맥혈전증 같은 원인으로 발생될 때 진단된다.

2) 진단

(1) 보행 정맥압(Ambulatory venous pressure, AVP)과 정맥 재충만시간(Venous recovery time, VRT)

주사침을 등쪽 발정맥에 삽입하고 압력변환기에 연결한 후 10번 발가락 운동을 시킨다. 운동 처음에는 압력이 상승하나 곧 감소하여 운동이 끝날 때에는 정맥 유입량과 유출양이 평행을 이루게 되며 이때의 정맥 압력이 보행 정맥압이다. 정맥 고혈압인 경우에 보행 정맥압이 증가하며 정맥성 궤양 환자의 80%에서 보행 정맥압이 80 mmHg 이상을 보인다.

환자의 운동을 정지시키면 정맥압이 기본선으로 돌아가는데 보행 정맥압에서 기본치의 90% 정도 회복되는데 소요되는 시간이 정맥 재충만시간이다.

(2) 혈량측정법(Plethysmography)

가. 반사식 광전혈량측정법(Photoplethysmography, PPG)

적외선을 이용하여 피하의 적혈구로부터 반사되어온 빛을 감지하여 간접적으로 혈액양의 변화를 측정하여 정맥기능을 알아보는 비침습적 방법이다. 정확한 VRT만이 측정될 뿐 역류되는 부위나 근육 펌프 기능은 알 수 없으며, 만성 정맥기능부전에서 VRT이 정상보다 짧게 나타난다.

나. 공기용적 혈량측정법(Air plethysmography, APG)

플라스틱 공기 주머니를 장딴지에 감아 체위변화나 하지 운동에 의해 생기는 하지의 체적변화를 측정하는 방법이며, 정맥 역류 뿐만 아니라 근육 펌프 기능 등 전반적인 하지 정맥의 기능을 검사할 수 있다. 먼저 환자를 드러누운 상태에서 하지를 거상하여 정맥혈의 최저치를 기록한 다음에 일으켜 세워 하지용량의 증가를 측정한다. 최대 정맥 용적 증가분을 소요된 시간으로 나눈 값이 venous filling index(VFI)으로 정맥역류의 지표로서 사용된다. 다음엔 환자를 한번 발가락운동을 시킨 후 나타나는 정맥 용량의 감소를 ejection volum(EV)이라고 하며, 하지근 펌프작용의 지표로 이용한다. 계속해서 환자를 10번의 발가락운동을 시킨 후 감소한 하지 용적을 운동전의 용적으로 나눈 값을 residual volume fraction(RVF)으로 정의하고 하지 전체의 정맥기능의 지표로 이용한다. 만일 환자가 VFI가 증가하고 정상적인 EF을 보일 경우에는 장딴지 근육펌프 기능은 정상이고 정맥역류가 정맥 기능부전의 원인이 되므로, 역류 교정술이 효과적인 치료방법이 된다.

다. 정맥 이중초음파(Venous duplex ultrasound)

이중초음파 검사는 하지의 정맥 분절 각각의 역류를 검사하는데 유용한 방법이다. 환자를 세운 상태에서 허벅지나 장딴지 등에 공기압 띠(pneumatic pressure cuff)를 감고 초음파 변환기를 띠 상부의 정맥에 위치시킨다. 띠를 3초 동안 기준압력으로 부풀린 후 빠르게 압력을 빼면 정상 판막의 95%는 0.5초 이내에 닫히게 된다. 역류시간이 0.5초 이상의 경우에는 정맥판막부전이 있다고 판정하는 것이 일반적이다.

라. 정맥 조영술(phlebography)

일반적으로 정맥 조영술은 정맥류와 같은 일차성 정맥 질환의 진단이나 치료에 필요한 검사가 아니나, 심한 정맥기능부전에서는 상행 정맥조영술은 폐색여부, 그리고 하행 정맥조영술은 특정 판막의 부전을 진단한다.

3) 임상적 중증도의 분류

정맥 질환의 CEAP 분류법은 임상적 양상(Clinical presentation), 병인(Etiology), 해부(Anatomy), 병태생리학(Pathophysiology)을 기초로 하였으며 정맥부전이 있는 하지를 일관성있고 자세히 평가할 수 있으며, 치료계획을 세우는데 도움을 준다(표 8-11).

4) 비수술적 치료

(1) 압박 치료

압박 치료는 정맥 질환의 치료와 예방의 gold standard로 알려져 있다.

압박 치료가 정맥 고혈압을 개선시키는 기전은 정확히 알려져 있지 않지만, 압박에 의하여 근펌프 작용 및 미세순환이 개선되는 것으로 설명되고 있다. 우선 근육을 직접 압박함으로써 혈관을 수축하는 힘이 커지고, 근펌프 작용이 증가하여 정맥고혈압을 개선시켜 준다. 피하 사이질압을 증가시켜 경모세혈관 Starling 힘을 방해하여 모세혈관으로부터 수분 배출을 억제시켜 부종 완화 및 피부와 피하조직에 영양소 확산을 증가시킨다. 따라서 부종이 감소됨으로 피부 모세혈관의 밀도가 증가되어 미세순환이 증가하게 된다.

표 8-11 하지 만성 정맥 질환의 CEAP 분류

C	Clnical signs (class 0-6), supplemented by A for asymptomatic and S for symptomatic presentation.
Class 0	No visible or palpable signs of venous disease
Class 1	Telangiectases, reticular veins, malleolar flare
Class 2	Varicose veins
Class 3	Edema without skin changes
Class 4	Skin changes attributed to venous disease (e.g., pigmentation, venous eczema, lipodermatosclerosis)
Class 5	Skin changes as defined above with healed ulceration
Class 6	Skin changes as defined above with active ulceration
E	**Etiologic classification**
Congenital (E_C)	The cause of the venous disease has been present since birth
Primary (E_P)	Chronic venous disease of undetermined cause
Secondary (E_S)	Chronic venous disease with an associated known cause (post-thrombotic, post-traumatic, other)
A	**Anatomic distribution**
A_{S1-5}	Superficial veinss
A_{D6-16}	Deep veins
A_{P17-18}	Perforating veins
P	**Pathophysiologic dysfunction**
P_R	Reflux
P_O	Obstruction
$P_{R,O}$	Reflux and obstruction

압박치료의 금기로는 동맥압이 70 mmHg 이하로 낮은 경우, 충분한 부행혈관이 없는 급성 심부정맥혈전증, 심한 울혈성 심장부전, 정맥성 궤양으로 진단되지 않는 경우 등이 있다.

가. 탄력 압박 스타킹(표 8-12)

압박 치료의 가장 흔한 방법은 단계적 탄력 압박 스타킹(graduated elastic compression stocking)이다. 환자를 스타킹 착용에 잘 적응시키기 위하여 착용시간을 점차로 늘리거나, 압력을 초기에는 20~30 mmHg 정도 낮추었다가 점차로 높이기도 하고, 착용할 때 불편을 줄이기 위해 착용기구를 이용하기도 한다.

나. 기타 탄력 압박 방법

탄력 압박의 다른 방법으로는 단순 탄력붕대, 다층으로 감싸는 드레싱, 각반 보조기(legging orthoses(Circ-Aid)) 등이 있다.

그밖에 공기 압력 장치를 이용한 압박 치료가 있으며 동맥부전이나 조절이 않되는 울혈성 심장기능부전을 제외한 경우에 시행할 수 있는 방법이다.

5) 수술적 치료법

(1) 관통정맥 결찰술(Perforator vein ligation)

최소 침습술의 하나로 내시경적 근막하 관통정맥 결찰술(subfascial endoscopic perforator vein sugery, SEPS)이 내시경 장비의 개발로 발전되어 보편화되었다.

SEPS의 적응증은 C4~C6의 진행된 만성 정맥부전증 중 관통정맥의 부전이 있는 경우이다. 깨끗한 육아조직성 개방형 궤양도 적응증이 되며, 부적응증으로는 만성 폐쇄성 동맥질환, 감염성 궤양, 고도비만, 거동불능의 고위험

표 8-12 압박 스타킹의 종류와 적응증

Class I	Mild edema, varicose vein	20~30 mmHg
Class II	Mod. Edema, severe varicosity	30~40 mmHg
Class III	Severe venous insufficiency	40~50 mmHg
Class IV		> 60 mmHg

군 환자 등이 있다. 수술 전날 이중초음파를 이용하여 판막 부전이 있는 후방 구획(posterior compartment)의 관통정맥과 정맥 폐색의 유무 등을 피부에 표시한다(perforator mapping). 관통정맥 부전은 이중초음파 검사에서 혈류가 바깥방향으로 0.3초 이상(또는 0.5초 이상)이거나 직경이 3 mm 이상인 경우에 진단할 수있다. 작은 관통정맥을 놓칠 수는 있으나 100% 특이성과 가장 높은 민감성을 가지는 검사 방법이다.

(2) 정맥 재건술(Venous reconstruction)

심부정맥의 판막 기능부전이 없는 경우에는 복재정맥 발거술과 관통정맥 결찰술이 만성 정맥 기능부전의 치료로 충분하다. 그러나 표피정맥과 심부정맥의 기능부전이 동반되어 있을 경우에는 심부정맥의 판막 재건술이 추가로 필요하게 된다.

가. 내측 판막성형술(internal valvuloplasty)

나. 외측 띠감기(external banding)

다. 판막 이식술(valve transplantation)

라. 판막 전이술(valve transposition)

2. 심부정맥혈전증(Deep vein thrombosis)

피가 응고된 덩어리를 혈전이라고 하며, 혈전증이란 정맥 속에 피가 굳어서 피가 심장으로 가는 것을 방해하는 것을 말한다. 표재정맥에 발생하는 혈전은 큰 문제가 되지 않으나 심부정맥에 발생하는 혈전은 즉각적인 치료를 필요로 하는 중요한 질병이다. 주 증상으로는 갑자기 심하게 붓고 탱탱해지며, 걷거나 심한 경우 가만있어도 통증이 느껴지고, 심한 경우 피부가 붉은색이나 파란색으로 변한다. 피부에서 열감이 느껴지고, 발을 위쪽으로 젖혔을 때 장딴지근육에 통증이 발생한다(Homans' sign).

1) 병인

(1) 내막 손상

(2) 혈류의 정채

(3) 과응고 상태

가. Factor V Leiden mutation

나. Prothrombin gene mutation

다. Protein C deficiency

라. Protein S deficiency

마. Antithrombin deficiency

바. Homocysteine

사. Antiphospholipid syndrome

(4) 65세 이상의 고령

2) 치료 목적

(1) 폐색전증 예방

(2) 심부정맥혈전증 재발 방지

(3) 혈전 후 증후군(post-thrombotic syndrome)의 방지

3) 진단

(1) 혈전증에 대한 혈액검사 (D-dimer test)

D-dimer는 혈전이 분해되면서 나오는 작은 조각으로 이것이 있다는 말은 우리 몸속에 혈전이 존재한다는 의미이다. 하지만 D-dimer가 양성인 질환이 많아 양성일 때 진단 정확도는 낮으며, 음성이면 심부정맥 혈전증의 가능성이 적다.

(2) 혈관초음파 검사

임상에서 가장 널리 사용되는 초기 검사방법으로 외래에서 간단히 실행

할 수 있고, 환자에게 방사선 노출이 없어 무해하고, 정확도도 높아 일차적 진단방법으로 사용됩니다. 하지만 종아리의 조그마한 정맥이나 골반 안의 정맥은 관찰하기 힘들며, 검사자에 따라 결과가 다를 수 있는 단점이 있다.

(3) CT 및 MRI 검사

혈관 초음파로 정확히 확인할 수 없는 골반 내 정맥 혈전증에서 가장 유용하고, 하지에 부종이 심한 경우나, 석고 붕대 고정을 한 경우, 흉곽 내 혈관의 경우 특히 효과적이다. 단점으로는 컴퓨터 단층 촬영은 조영제로 인한 부작용이 있고, 임산부에게 사용 못하고, MRI는 검사에 시간이 많이 걸리고 폐쇄된 공간에서 검사하고, 검사부위에 금속 물질이 있는 경우 시행하지 못한다는 것이다.

(4) 정맥조영술

주사침을 이용하여 조영제를 환자의 정맥 속에 주입하고 혈관을 촬영하는 방법으로 혈전증 진단에 가장 정확한 검사 방법이다. 하지만 침습적인 방법이므로 환자가 불편감을 느낄 수 있고 모든 환자에서 시행하지는 않으며, 다른 방법으로 진단되지 않은 경우나 중재적 시술이 필요한 경우에 한해 제한적으로 사용한다.

4) 치료

피가 더 이상 굳지 않게 하는 약의 사용, 혈전 내에 가는 관을 삽입하여 굳은 혈액을 녹이는 혈전 용해제의 사용, 수술적 혈전 제거, 그리고 보존적 치료 방법이 있다. 하지만 어떤 치료 방법이던 일정 기간 항응고제를 사용하여야 한다.

(1) 항응고제

이는 혈전을 녹이기 위해 사용하는 것이 아니고 더 이상의 혈전이 생기는 것을 막아 주는 역할을 한다. 이때 정맥 안에 있는 혈전은 신체 내부에서 분비되는 혈전을 녹이는 물질에 의해 분해되거나, 다른 부행 정맥이 발달하여

표 8-13 Heparin Therapy

Unfractionated heparin	Low-Molecular-Weight Heparin
- inhibition of thrombin & activated factor X(Xa) by AT-III - aPTT; 1.5-2.3 times control (60-80 sec) → within 24 hrs - 80 IU/Kg as a bolus & 18 IU/Kg/hr - Cx; bleeding, thrombocytopenia, osteoporosis	- 4-5 kD (heparin;10-16kD) - greater bioavailability (>90% after subcutaneous injection) - prolonged half-life - predictable clearance - without lab. monitoring - fewer complication - not cross the placenta

환자의 증상이 개선된다(표 8-13).

가. 주사용 항응고제; 진단과 동시에 투여 한다. 여기에는 정맥으로 투여하는 헤파린과, 피하 주사로 투여하는 저분자량 헤파린이 있다.

나. 경구용 항응고제; 와파린(쿠마딘). 이 약을 처음 사용할 경우 일시적으로 혈전증을 더 조장 할 수 있으므로 며칠 동안은 반드시 헤파린과 같이 투여해야 한다. 또한 출혈의 부작용이 생길 수 있으므로 정기적으로 혈액이 응고되는데 걸리는 시간 (INR)을 검사하여 약제의 용량을 조절해야 하며, INR이 2 보다 낮을 경우 재발의 가능성이 높고, 3 보다 높을 경우 출혈의 위험성이 높아진다(표 8-14).

표 8-14 Coumarin Therapy

warfarin
- inhibition of the vit.K-dependent coagulation factors II, VII , IX, X and anticoagulant (protein C & S) - overlap by 4 to 5 days - International Normalized Ratio (INR); PT ratio, 2.0-3.0 - initial dose 5 mg/day for first 2 days - optimal duration of oral anticoagulants; 3-6 months

(2) 혈전 용해제

전신적으로 혈전용해제(urokinase 또는 recombinant tissue-type plasminogen activator(rt-PA))를 정맥 주사하는 방법과 정맥 내에 관을 집어넣은 뒤 직접 투여하여 혈전을 녹이는 방법(catheter-directed thrombolysis)으로(그림 8-13), 혈전을 녹인 후 혈관의 좁아진 부위가 있을 경우는 스텐트를 삽입하기도 한다. 전자의 경우에는 45%의 성공률을 보이는데 반하여, 후자의 방법은 80~85%의 성공률을 보이고 출혈 합병증을 줄이며, 혈전 후 증후군의 발생을 줄일 수 있어 최근 들어 많이 시술되고 있다. 하지만 항응고제에 비해 치명적인 출혈의 위험성도 높아 이 치료 방법을 적용 할 수 있는 환자는

가. 출혈의 위험성이 적고,

나. 증상이 나타난 지 14일 이내이고,

다. 남은 여생이 1년 이상 되는 환자를 대상으로 한다(그림 8-14).

(3) 수술

수술은 재발하는 경우가 많아 최근에는 줄어들었으나 7일이 경과한 골반대퇴 정맥 혈전증 환자에서 심한 부종으로 인해 동맥 순환에 장애가 초래되

그림 8-13 혈전이 녹는 기전과 대퇴정맥 혈전 용해 시술 사진

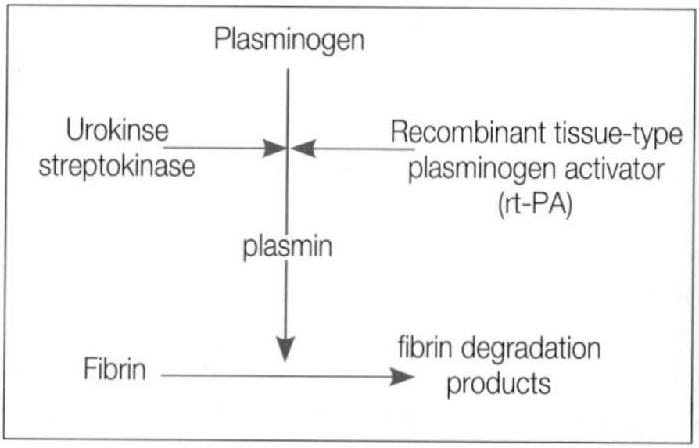

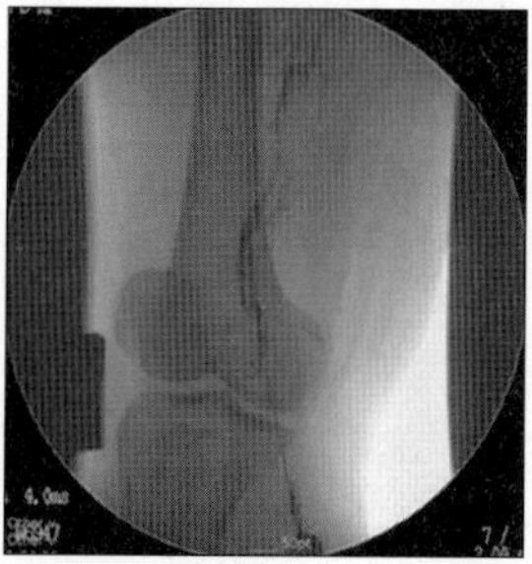

그림 8-14 심부정맥 혈전증의 치료 단계

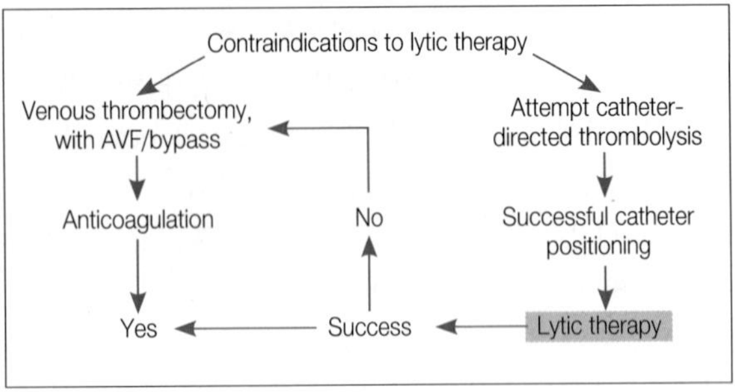

고 다리가 썩을 위험이 있는 환자에서 출혈의 위험성이 있는 경우 선택적으로 시행한다.

3. 정맥류

정맥류는 전체 인구의 약 10%에서 발생하는 흔한 질환이다. 일차적 정맥부전(primary venous insufficiency)의 형태는 늘어나고 구불구불한 정맥류(varicose vein), 모세관확장증(telangiectasia), 망상형 정맥(reticular vein)이다. 일반적으로 정맥류는 C2에 해당되며, 직경이 4 mm 이상의 촉지가 가능하다. 모세관확장증은 직경 1 mm 이하의 진피내 늘어난 정맥이며, 망상형 정맥은 4 mm 이하의 촉지가 안 되는 진피 아래 늘어난 정맥으로 모세관확장증과 함께 C1에 해당된다.

1) 병인

정맥류의 병인은 정맥벽의 강도와 성격의 근본적인 변화로 발생하며, 정상 복재정맥에 비하여 아교질(collagen)의 증가, 탄력소(elastin)의 감소와 하지에서 표피정맥의 위치에 대한 해부학적 차이가 원인으로 작용한다.

정맥 고혈압에 영향을 주는 압력은 크게 2가지로 첫째 압력은 중력에 의해 생기며, 우심방부터 시작된 혈액 기둥에 의해 발생하는 정수압(hydtostatic pressure)으로 가장 높은 곳은 발목과 발 부위이다. 두 번째 압력은 하지에서 근 수축에 의해 발생하는 역학적 압력(dynamic pressure)이다. 관통정맥의 기능부전이 있으면 운동에 의한 높은 압력(150~200 mmHg)이 표피정맥으로 전달되어 표피정맥의 확장되고 늘어나게 된다. 정맥류의 치료는 표피정맥고혈압의 원인을 정확히 진단하여 정수압의 역류인 경우는 수술적 교정이 필요하며 유체역학 역류인 경우는 관통정맥을 제거해줘야 한다.

2) 위험 인자

정맥류의 위험인자로는 50세 이상의 고령, 여성 성호르몬, 비만, 활동저하, 유전, 중력에 의한 수압, 근육 수축에 의한 유체역학적 힘 등이다.

정맥 기능은 호르몬의 변화에 영향을 받는다. 특히 황체에서 유리되는 프로게스테론은 정맥의 평활근세포를 이완시켜 판막 기능부전을 초래한다.

3) 증상

정맥류의 주된 증상으로는 무게감, 불편함, 피로감, 가려움증 등이다. 통증은 둔한게 특징이며 누웠을 때나 이른 아침에는 나타나지 않고 주로 오후나 오래 서있을 때에 발생한다. 이러한 증상들은 심장보다 높게 다리를 올리거나 압박하여 주면 완화되는 것이 특징이다. 정맥혈의 저류로 인하여 일부 충혈이 일어나면 피부염이 발생한다. 약간의 부종은 자주 나타나며, 좀 더 심한 증상으로 혈전성 정맥염, 과색소침착, 지방피부경화증, 피부궤양, 출혈 등이 나타날 수 있다.

4) 진단

(1) 이학적 검사

트렌델렌버그 검사(Trendelenburg test) (그림 8-15)가 사용된다.

환자를 눕힌 후 하지를 30도 거상시켜 정맥혈을 배출 시킨 뒤 복재-대퇴정맥 문합부위(sapheno-femoral junction, SFJ)를 손이나 고무밴드로 압

그림 8-15 정맥류 트렌델렌버그 검사

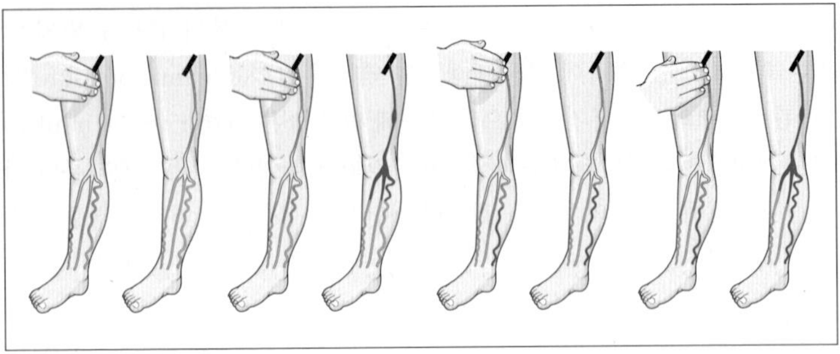

표 8-15 트렌델렌버그 검사의 판정

SFJ을 압박한 상태	압박을 푼 상태	정맥류 원인
음성	음성	정상 정맥
음성	양성	SFJ 판막 기능 부전
양성	음성	교통정맥 기능 부전
양성	양성	SFJ 판막 및 교통정맥 기능 부전

박한 상태로 환자를 일으킨다. 압박한 상태에서 정맥류에 정맥혈이 재충만되는 양상과 시간을 관찰하고 압박을 풀고 다시 관찰한다. 급속히 재충만되면 양성으로 판정한다(표 8-15).

(2) 정맥조영술(그림 8-16)

(3) 정맥 이중초음파(그림 8-17)

5) 치료의 적응증

동통, 피로감, 무게감. 재발성 혈전정맥염, 출혈과 미용상 등 모든 증상이 있는 정맥류는 치료의 대상이 된다.

그림 8-16 하지정맥류의 정맥조영술

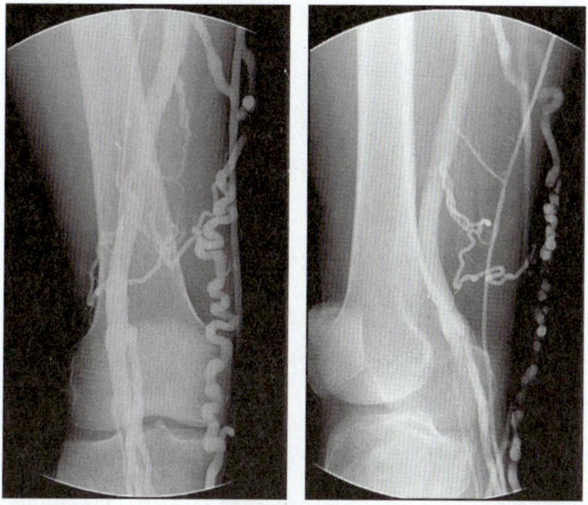

그림 8-17 역류를 보이는 정맥류의 이중 초음파 영상

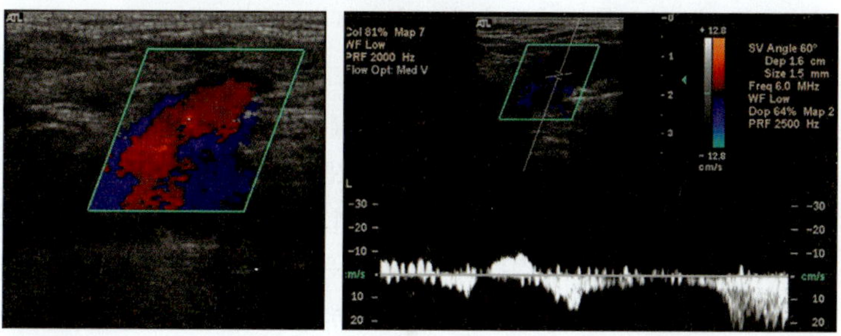

6) 치료

(1) 정맥 제거(Venous ablation): 경화요법(Sclerotherapy)

경화요법의 적응증은 3~4 mm 이하의 모세관 확장증 또는 망상형 혈관이거나, 복재정맥 역류가 없는 경우의 단독 정맥류, 무릎이하 정맥류, 재발성 정

맥류 등이다. 근위부 정맥 역류나 정맥 고혈압이 있는 경우에는 반드시 이를 먼저 교정하여야 한다.

경화제는 내피세포에 손상을 주는 약물이다. 고장성 식염수(hypertonic saline)는 삼투압으로 내피세포를 탈수시키고, sodium tetradecyl sulfate(STS)와 polidocanol과 같은 세제(detergent)는 세포질 막의 표면 장력을 변화시켜 내피세포를 파괴한다. 경화제 주사 후 염증이 발생한 정맥벽이 유착되고 혈전 예방을 위하여 3~5일간 탄력붕대로 압박해 주고, 후에 붕대를 풀은 뒤에는 탄력스타킹을 최소 2주간 착용한다.

경화요법의 합병증으로는 알러지 반응, 색소침착, 혈전성 정맥염, 심부정맥 혈전증, 피부괴사가 있을 수 있다.

색소침착은 혈액이 혈관 밖으로 누출되어 혈철소(hemosiderin)가 침착되어 발생한다. 예방법으로는 낮은 농도의 경화제 사용, 주사할 때 정맥압이 너무 높지 않게 유지, 시술 후 적절한 압박으로 혈전 생성 방지 등이 있다. 색소침착의 90%는 시술 후 12개월 후에는 사라진다.

(2) 수술적 치료

직경 4 mm 이상의 정맥류를 수술적으로 제거하는 방법이다. 정맥류의 최근 치료의 원칙은 역류 부위('reflux source')를 제거하는 것이다. 대부분의 정맥류에서 역류부위는 복재-대퇴 접합부이며, 이로 인한 이차적인 정맥류만 치료하고 역류부위 치료를 정확히 안하면 높은 재발율을 보이게 된다. 따라서 역류부위와 이차적인 정맥류를 동시에 치료하여야 한다.

가. 보행정맥절제술(ambulatory phlebectomy)

대 또는 소 복재정맥의 판막기능부전이 없는 경우에 복재정맥을 보존하면서 stab avulsion 방법을 이용하여 정맥류를 제거하는 술식이다. 피부 절개창의 크기는 정맥류의 크기, 정맥벽의 두께, 정맥의 주변조직과의 유착정도에 따라 달라지나 보통 2~3 mm 정도가 된다. 절개창의 방향은 피부 주름이 수평인 경우를 제외하면 수직으로 만든다. 혹이나 집게를 이용하여 정맥을 뽑아 네어 가능한 한 많은 양을 떼어낸다. 정맥의 결찰은 대게 필요 없으며 다리를 거상하거나, 자연 혈관수축, 압박 그리고 tumescent 용액의 주사 등으로 출혈은 쉽게 조절된다. 수술 후 피부 절개창은 테이프나 흡수 봉합사로 봉합해 준다.

나. 복재정맥 결찰술(saphenous vein ligation)

동맥우회술에 통로로 사용하기 위하여 복재정맥을 보존하면서 정맥류의 원인인 역류를 차단시키기 위하여 복재-대퇴문합부를 결찰하는 방법이다. 결찰 후에는 복재정맥은 보존할 수 있으나 역류가 다소 지속되고 정수압(hydrostatic pressure) 힘이 조절 안되기 때문에, 복재정맥 발거술 보다 수술 후에 재발율 및 재수술율이 높은 단점이 있다.

다. 대복재정맥 발거술(great saphenous vein stripping)

대복재정맥을 제거하는 목적은 중력으로 인한 역류의 제거와 복재정맥과 연결되어 있는 관통정맥을 떼어내기 위해서이다. 무릎아래 관통정맥은 주로 후방부속복재정맥(posterior accessory saphenous vein)에 있으므로 무릎 밑에서 발목까지의 대복재정맥을 제거할 필요는 없다. 또한 복재정맥을 제거할 때 복재신경의 손상을 방지하기 위하여 무릎위 대복재정맥만 제거하며, 발거술 때 정맥 제거 방향을 위에서 아래로 한다. 제거한 후에 혈종을 예방하기 위하여 복재정맥이 있던 부위를 세척하거나 epinephrine 거즈를 일시적으로 넣어둔다(그림 8-18).

발거술의 합병증으로는 반상출혈, 림프류(lymphocele), 심부정맥혈전증, 감염, 복재신경 손상 등이 있다.

라. 고주파 또는 레이져 제거술(radiofrequency or laser ablation, RFA or EVLT)

복재정맥을 폐쇄시키기 위한 방법으로 고주파나 레이져의 열을 이용하기도 한다. 이 방법은 최근 몇년 동안 많이 보편화된 술식으로 최소침습적인 방법으로 미용상 효과가 좋다. 무릎근처의 복재정맥을 초음파 유도하에 21 gauge 주사침을 삽입한 후 유도철사를 삽입하고 관

그림 8-18 대복재정맥 발거술

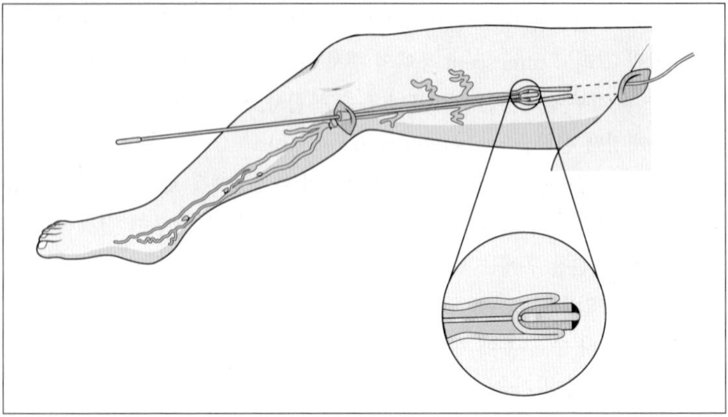

(sheath)를 따라 레이저 섬유 또는 RFA 카테터를 복재-대퇴 문합부위 하방까지 삽입한다. 정맥 주위로 tumescent 용액를 주사한 후 카테터를 하방으로 내리면서 정맥을 치료한다. 이 술식은 특별한 마취가 필요 없으며, 입원하지 않고 외래에서 시행가능하며, 하루만에 일상생활로 복귀가 가능한 장점이 있다. 대복재정맥 결찰술 및 발거술과 비교하여 2년 추적검사 결과 정맥 폐쇄율에 차이가 없는 술식으로 보고되고 있다.

합병증으로는 심부정맥혈전증, 폐색전증, 피부화상, 혈전성 정맥염, 감각이상, 재발 등이 있다.

9. 소아외과

Surgery

Catholic University of Korea 임상진료지침

01 Surgery 소아환자의 일반관리

1. 소아의 생리적 특성

1) 심혈관계

태아순환에서 신생아 순환으로 전환하게 되는데, 이는 출생 후 태반과의 연결이 끊어지고 탯줄동맥의 혈류가 차단되면서 체혈관 저항은 증가되고,.반면에 폐혈관 저항은 호흡이 시작됨에 따라 폐의 물리적 팽창, 폐포의 산소분압 증가, 국소요소 등에 의하여 현저히 감소한다. 폐혈관 저항이 떨어짐에 따라 폐혈류 및 좌심방 혈류는 증가하고 좌심방 압력은 증가한다. 반면, 탯줄혈류 및 정맥관혈류가 차단되면서 우심방압력은 감소하여 난원공은 기능상으로 닫힌다. 높아진 산소 분압 등 여러 요인에 의해 동맥관이 좁아지고 생후 10-15시간 내에 기능적으로 닫힌다. 특히 신생아는 심박출량이 맥박수에 의존하는데 따라서 서맥이 있을 경우 심박출량을 증가시키는데 한계가 있다.

2) 체온조절

신생아는 상대적 체표면적이 넓고, 피하조직 및 피부의 털이 적으며, 수분손실이 많고(신생아 30-35 ml/kg/day, 어른 15 ml/kg/day), 열생산을 위한 몸떨림이 힘들어서 체온조절이 잘되지 않는다.

3) 폐기능

신생아는 폐가 완전히 성숙되지 않는 상태에서 출생하며 출생 후에 호흡

표 9-1 신생아 감염의 구분

양상	조발형(Early onset)	지발형(Late onset)	병원 내(Nosocomial)
발병	출생 후 72시간 이내 (또는 7일 이내)	출생 후 3-4일 이후 (또는 7-30일)	1주에서 퇴원 때까지
발현증상	호흡곤란, 폐렴, 쇼크	발열, CNS 또는 국소증상	무호흡, 느린맥, 기면, 체온 불안정
수막염	30%	75%	10-20%
기타기관	드물다.	신우신염, 연조직염, 골수염, 관절염	폐렴, 신우신염, 내안구염, 폐혈혈전증, 괴사성장염 중 심정맥관패혈증, 정맥염, 피부감염
병원균	S. aureus, S.epidermidis, 그람 음성균	S. aureus, S.epidermidis, Group B Streptococci type III, E. coli, L. monocytogenes, Herpes simplex	S. aureus, S.epidermidis, Candida albicans, E. coli, P. aeruginosa, Klebsiella, Serratia, Herpes simplex
치료	Ampicillin과 gentamicin 또는 cefotaxime(항생제 선택은 지역에 따른 균의 감수성에 따른다.)	Ampicillin과 gentamicin 또는 cefotaxime(항생제 선택은 지역에 따른 균의 감수성에 따른다.)	Vancomycin 또는 nafcillin, gentamicin 또는 amikin(신생아실에 있는 원내 감염균에 따라 다르다.)
치사율	10-30%	10-20%	5-10%

세기관지와 폐포관, 폐포 등의 기능적 성숙이 진행되어 약 8세 전 후까지 계속되며, 신생아의 폐용량은 6-10 ml/kg이며 호흡수는 분당 40-60회로 빠르다. 기관지 내공은 2.5-4.0 mm로 작아서 조금한 분비물로도 잘 막힌다. 또한 신생아는 코와 횡격막을 이용하여 호흡을 하고 입으로는 호흡 안 하기 때문에 어른과 같이 비위관을 사용하지 않고 구위관을 사용한다. 또한 복부팽만으로 횡경막이 상승되면 호흡하기가 어렵다.

4) 면역기능

상대적으로 IgA, IgG, IgM, C3b 등의 양이 적어서 면역 결핍 상태이며, 특히 미숙아는 다형중성구(PMN cell)의 대식작용이 낮아서 감염이 잘 된다.

5) 대사 혹은 내분비 기능

저혈당증은 신생아 발작의 흔한 원인이 되는데 혈청포도당 농도는 출생 후 1-3시간까지 감소되는데, 이 시기에 정상신생아에서는 혈당이 자연히 증가한다. 건강한 만삭 신생아에서 혈청 포도당 농도가 생후 1-3 시간 사이에 35 mg/dL(1.9 mM), 생후 3-24시간 사이에 40 mg/dL(2.2 mM), 생후 24시간 이후에 45 mg/dL(2.5 mM) 미만으로 감소하는 경우는 드물다. 미숙아와 만삭아 모두 똑같이 낮은 혈당으로 인한 중한 신경발달상 결함의 위험이 있다. 이러한 위험은 저혈당증의 심한 정도와 기간에 관련되어 있다.

6) 수분

(1) 수분의 불감 손실량

신생아의 총 체수분량은 몸무게의 80%이며, 불감손실량은 재태기간에 따라 직접적으로 관련이 있다.

- 1,500 g 이하의 미숙아 : 45-60 mL/kg/day
- 만삭 신생아 : 30-35 mL/kg/day
- 성인 : 15 mL/kg/day

이외에도 복사열, 인큐베이터 사용, 광선치료, 호흡부전 등의 환아에서 불감 손실량은 증가한다.

2. 신생아 및 소아 관리

1) 수액 및 전해질

(1) 수액 일일 요구량(표 9-2)

(2) 전해질 일일 요구량

- 나트륨 : 2-4 mEq/kg/day
- 칼륨 : 1-2 mEq/kg/day

(3) 충분한 수액 섭취의 평가 지표

① 최소 소변량 : 1-2 mL/kg/day

표 9-2 수액 일일 요구량

체중	수액량
미숙아 < 2.0 kg	140 - 150 mL/kg/day
신생아 및 영아 2-10 kg	100 mL/kg/day
유아 10-20 kg	1,000 mL + 50 mL/kg/day(10 kg 이상의 초과분)
유아 > 20 kg	1500 mL + 20 mL/kg/day(20 kg 이상의 초과분)

② 최대 소변 농도 : 700 mOsm/kg (성인 : 1,200 mOsm/kg)

2) 영양소

(1) 신생아의 기초대사는 성인의 2.5배이며 충분한 영양공급이 되었을 때 영아에서 하루 30 g 정도의 체중증가가 있어야 한다(표 9-3).

표 9-3

나이(개월)	평균 에너지 필요량 (kcal/kg/d)
0-1	124
1-2	116
2-3	109
3-4	103
4-5	99
5-6	96.5
6-7	95
7-8	94.5
8-9	95
9-10	99
10-11	100
11-12	104.5

(2) 필수 영양소

- 지방산 : linoleic acid
- 아미노산 : histidine, tyrosine, cystine + 8종의 필수 아미노산

3) 수혈

(1) 적혈구는 혈액의 산소운반능을 증가시키고 조직의 산소화를 충분히 유지하기 위하여 수혈한다.
그러나 성인에 비하여 정상 소아는 혈색소치가 낮고 일반적으로 심폐질환, 혈관질환이 없으며 성인보다 출혈에 대한 회복능력이 좋으므로 더욱 엄격하게 수혈하여야 한다(표 9-4).

표 9-4 소아 수혈 지침(2006)

1. 미숙아
   a. 활력증후 안정, 성장지속, 헤모글로빈 7 g/dL 이하
   b. 산소치료가 필요없는 신생아 호흡곤란증후근, 헤모글로빈 10 g/dL 이하
   c. 산소치료가 필요한 신생아 호흡곤란증후근, 헤모글로빈 12 g/dL 이하
   d. 경도의 증상이 있는 빈혈(무호흡증, 빈맥, 체중증가 지연 등), 헤모글로빈 10 g/dL 이하
   e. 심한 증상이 있는 빈혈(악화되는 무호흡증, 저혈압, 산증, 심장질환 등), 헤모글로빈 12 g/dL 이하
2. 4개월 이하의 만삭아
   a. 증상이 있는 빈혈(무호흡증, 빈맥, 체중증가 지연등), 헤모글로빈 7 g/dL 이하
   b. 수술 전후 빈혈, 헤모글로빈 10 g/dL 이하
   c. 저산소증 또는 ECMO시 ECLS 헤모글로빈 12 g/dL 이하
   d. 청색증 심장질환, 헤모글로빈 13 g/dL 이하
   e. 혈액양의 10% 이상의 다른 형태의 치료에 반응하지 않는 급성 출혈,
   f. 임상적 쇽 또는 중증도의 혈압감소시 헤모글로빈 10g/dL 이하
3. 4개월 이상의 환아
   a. 혈액양의 15%를 초과하는 급성출혈 또는 다른형태의 치료에 반응하지 않는 저혈량증
   b. 빈혈의 증상을 가진 수술 후 헤모글로빈 10 g/dL 이하
   c. 중등도의 심폐질환, 헤모글로빈 12 g/dL 이하
   e. 항암치료 또는 방사선치료를 받은 환아 또는 내과적치료에 반응하지 않는 만성빈혈을 가진 환아, 헤모글로빈 7 g/dL 이하(증상이 있는경우 더 높은 헤모글로빈수치에서도 수혈 가능)
   f. Sickle cell 질환의 합병증 또는 이런 환자의 수술 전 준비
   g. Circuit prime for plasma exchange, or stem cell collection.
   h. 임상적 쇽 또는 중증도의 혈압감소시 헤모글로빈 10 g/dL 이하
4. 저 칼륨 적혈구 수혈
   적응증
      i. ECMO(Extracorporeal membrane oxygenation)
      ii. 심폐우회(Cardiopulmonary bypass)
      iii. 신부전

(2) 수혈양은 소아의 경우 몸무게에 따라 적혈구 수혈은 kg 당 10-15 mL를 2-4시간에 걸쳐 주입한다. 이로써 헤모글로빈 2-3 g/dl 정도가 증가한다.

4) 소아 수술 후 관리

(1) 유당을 피한다. 이는 금식 시 장의 융모가 흡수를 못하고 설사를 일으키며 굳어서 문합부위를 막을 수 있다. 음식 섭취 시기는 위 내용물이 배액이 맑고 2.0 ml/hr 미만으로 줄었을 때로 처음섭취는 희석하여 시작하고, 먼저 양을 증가시킨 후 농도를 증가시킨다.

(2) 소아환자의 경정맥 영양관리 : 비단백질 칼로리 : 나이트로겐(g) > 150 : 1(표 9-5).

표 9-5

	신생아	소아
탄소화물	17-18%	25%
아미노산	2.5-3.0 g/kg	3.5 g/kg
지방	< 4 g/kg(10 or 20% intralipid사용)	
나트륨	3-4 mEq/kg/day	
칼륨	2-3 mEq/kg/day	
미량 성분	multivitamin, calcium, phosphorus, Mg, Zn, Cu, folate	

Catholic University of Korea 임상진료지침

02 소아외과 영역의 질환들

Surgery

1. 소아에서 흔한 질환

1) 서혜부 탈장

빈도 및 특징은 소아에서 가장 흔한 수술적 치료가 필요한 질환(0.8-4.4%)으로 미숙아에서는 30%까지도 발생빈도가 높아진다. 대부분의 소아 서혜부 탈장은 간접탈장이며 선천성으로 가지고 태어난다. 여자보다 남자가 흔하고 좌측보다 우측이 더 많다. 교통성 음낭수종은 작은 서혜부 탈장과 같으며 치료방법도 같다. 진단은 대부분이 소아과 의사나 부모가 발견하고 외과로 방문한다. 검진 시 누워서 그리고 선 자세에서 한다. 검진상 탈장의 소견이 보이지 않을 때는 걷게 한 후 검사하고 그래도 안 나오면 다음에 방문. 초음파 검사가 추천된다. 치료시기는 미숙아는 퇴원 전, 그러나 이미 퇴원했다면 재태기간과 출생 후 나이를 합하여 50주 이상 지나서 시행하면 수술 후 무호흡의 위험을 줄일 수 있다. 여아는 주로 난소가 탈장낭을 통하여 돌출되며 이로 인해 난소가 염전되어 괴사되는 위험도가 높기 때문에 발견된 후 수일 내에 하는 것이 좋다. 감돈탈장인 경우는 탈출된 장을 복원하여 복강 안으로 넣어주고 입원시켜 1일을 지켜본 후 탈장교정술을 시행한다. 복원이 되지 않으면 응급으로 수술을 시행한다. 수술방법으로는 내공부위에서 탈장낭을 고위결찰한다.

2) 제대탈장

일반적으로 2세 이전에 자발적으로 막히며 4-6세까지 약 80%의 제대탈장이 저절로 막힌다. 제대탈장은 합병증을 일으키는 경우가 드물어 5세가 넘어도 계속 남아있으면 수술적 치료를 시행한다. 2 cm 이상의 큰 결손부위는 저절로 막히는 경우가 드물어서 수술이 필요하며 감돈의 기왕력이 있거나, 결손부위의 피부가 문제를 일으키거나, 뇌복강단락을 가진 경우 등에서는 5세 이전이라도 수술을 시행한다. 수술적 치료는 배꼽 하 반원모양의 절개선을 넣고 탈장낭을 피부로부터 박리하여 넣고 결손부위를 복원하고 제대의 피부를 근막에 고정시킨다.

3) 유문협착증

유문근의 비대증으로 인해 위배출구가 좁아지면서 막혀 담즙이 섞이지 않는 분출하는 구토를 주소로 내원한다. 주로 생후 2-8주경 진단된다. 남아에서 여아보다 4-5배 정도 더 많이 발생한다. 진단은 담즙이 섞이지 않는 구토와 우측 상복부에서 올리브형 유문근 종괴를 만질 수 있으면 진단되며 더 이상 검사는 필요 없지만 만져지지 않는 경우에는 초음파 검사를 시행한다. 최근에는 초음파를 거의 대부분 시행하는 추세이다.

초음파상의 진단기준은 3-4 mm 이상의 유문근 두께, 15-18 mm 이상의 유문길이이다.

치료는 수술 전 처치로 탈수 및 대사성 알칼리증의 교정이 중요하다. 생리식염수로 탈수를 교정하며 칼륨은 소변량이 정상적으로 나올 때 까지 주지 않는다. 또한 대사성 알칼리증은 보상적으로 호흡성 산증으로 보상하기 때문에 수술 후 무호흡이 올 수 있다. 따라서 수술 전 반드시 대사성 알칼리증을 교정해야 한다. 수술방법은 Fredet-Ramstedt 유문근절제를 시행한다. 합병증은 십이지장천공, 불충분한 근절제술, 상처감염, 출혈 등이 발생할 수 있다.

2. 급성 복부통증 호소하는 소아 질환

생후 3개월 이하의 영아에서 나타나는 산통은 발작적 복통으로서 몹시 울며 보채는 것이 특징이며. 아기가 가스를 배출하면 소실되며 다른 증상이나 진찰에 이상소견은 없다. 생 후 3개월 이후의 영아기에는 급성위장염, 장중첩증, 감돈탈장, 장축염전증 등이 있다. 학령 전기 및 학령기 어린이에서는 급성충수염, 요로감염증, 급성위장병을 감별 해야 한다.

1) 장중첩증

3-12개월 사이에 약 50% 이상 발생하고 주로 남아에게서 더 흔하다. 주로 특별한 원인이 되는 것은 없고 대부분(95%) 회대장(ileocolic) 형태이다. 증상은 건강히 지내던 환아에서 갑자기 발생한 주기적인 심한 복통(85%)이 있고 통증이 있을 때 다리를 웅크린다. 담즙성 구토를 60%에서 하고 시간이 지나 장이 허혈의 결과로 점액과 피가 섞인 대변(currant jelly stool)을 본다. 복부에서 종괴가 만져질 수도 있다. 진단은 단순 복부사진에서 복부에 종괴 음영이 보이고 대장에 공기가 별로 없거나 하부소장의 완전 폐쇄소견이 보이면 의심할 수 있다. 복부초음파에서 표적모양(target sign)이 보이면 진단할 수 있다. 칼라도플러 초음파로 장의 허혈성 여부를 예측할 수 있다. 치료는 비위배액관을 넣고 수액과 항생제를 투여하고 관장(공기관장 압력 : 소아 - 110 mmHg, 영아 - 80 mmHg)으로 비수술적 복원을 먼저 시행하고 실패할 경우 수술적 복원을 시행한다. 장의 허혈로 인하여 장이 괴사의 가능성을 시사하는 복막자극증상이 있거나 활력증후가 불안정 할 때는 공기관장을 하지 않아야 한다. 수술적 치료는 종괴를 후방으로부터 전방으로 역방향으로 완전히 복원될 때까지 짜서 밀어 올린다. 복원이 되지 않을 때, 장이 괴사되었을 때, 장 내에 원인 부위가 발견되었을 때는 장의 절제가 필요하다.

2) 중장 염전증

진정한 응급수술을 요하는 질환이다. 수술이 지체되었을 때 소장전부와 대장의 2/3가 괴사되어 절제해야 하는 상태가 되며 이로 인해 사망하거나 단장증이 된다. 원인은 태아가 발생할 때 장 회전이 전혀 일어나지 않아서 십이지장의 C loop과 Treitz ligament가 형성되어 있지 않고 복강의 우측에 있으며 맹장은 복강의 왼쪽에 위치해있다. 근위 공장과 상행대장은 포도송이의 중심 가지처럼 상장간동맥의 공통된 혈류공급을 받는데 이 혈관의 root를 중심으로 꼬이면 전체 중장이 괴사가 온다. 증상은 잘 지내던 신생아가 갑작스럽게 담즙 섞인 구토를 하면 먼저 중장염전을 생각해야 한다. 장이 괴사되면서 나타나는 증상들이 나타나면 이미 때를 놓친 것 일 수 있다. 중장염전이 불완전하거나 간헐적으로 나타날 수 있고 이럴 때는 만성적이고 간헐적인 복통으로 나타난다. 체중감소, 성장지연, 흡수장애, 설사, 혈변 등의 증상으로 나타날 수 있다. 진단으로는 단순복부촬영 상 장 폐쇄소견이 나타날 수 있으나 대부분 비특이적이다. 상부위장관 촬영이 주요 진단방법이며, 십이지장의 third portion 이 Bird's beak 모양으로 보인다. 최근에는 복부초음파가 초기 진단검사로 유용하며 상장간동맥과 상장간정맥의 위치의 뒤바뀐 것으로 의심할 수 있고 장간막동맥들이 소용돌이치는 모양을 보면 알 수 있다. 처치 및 수술로는 수액요법 및 항생제 주사와 함께 응급 수술로 Ladd's procedure를 한다(교과서 참고).

3. 신생아 질환

1) 식도 폐쇄 및 식도기관루(Esophageal Atresia and Tracheoesophageal Fistula)

임상양상으로는 과도하게 침을 흘리고 처음 우유를 먹일 때 기침 또는 사래가 들린다. 식도기관루가 있는 경우에는 위액이 식도기관루를 통해 기관지로 넘어감으로써 결과적으로 기침, 빈맥, 무호흡 또는 청색증을 일으킬 수 있다. 동반된 기형으로는 VATER 증후군이 있다.

VATER
(Vertebral, Anorectal, Tracheal, Esophageal atresia, Renal or radial limb)
VACTERL
(Vertebral, Anorectal, Cardiac, Tracheal, Esophageal, Renal, Limb)

분류는 5가지로 나뉘고, 이 중 근위부 식도는 맹관이며 원위부 식도는 기관지와 연결된 형태가 가장 흔하여 85%에 이른다. 진단 시 임상증상이 중요하며 보통 산모의 양수과다의 과거력이 있다. 비위관을 코를 통해 넣으면 병변부위에서 막혀서 돌아 나오며(보통 7-10 cm) 이때 흉부 단순 X선 촬영을 하여 확인할 수 있다. 이때 횡격막 아래에 가스음영이 보이면 식도기관루가 동반된 것이며 가스음영이 전혀 보이지 않으면 식도기관루가 없는 것이다. 치료로는 수술 전 처치로 침이 기도로 넘어가지 않도록 식도근위부 맹관에 배액관을 넣고 지속적으로 흡입을 해준다. 식도기관루가 있을 경우에는 폐환기를 적절히 해주기 위하여 식도기관루의 원위부까지 관을 넣거나 기관지경을 통하여 식도기관루로 폐쇄성 풍선을 식도기관루에 위치시킬 수 있다. 마지막으로 응급으로 수술하여 식도기관루를 직접 묶을 수 있다. 수술 전 동반기형 조사를 위해 복부초음파 및 심 초음파를 시행한다. 수술로는 4번째 늑골간 사이로 Aortic arch의 위치의 반대쪽으로 개흉술을 시행한다. 흉막 외로 접근하여 수술해야 문합부 누출 시 농흉이 되는 것을 막을 수 있다 식도는 근위부가 혈관분포가 풍부하기 때문에 근위부 쪽을 주로 박리하고 원위부식도는 혈관분포가 적기 때문에 박리를 많이 하면 허혈상태가 된다. 주로 식도기관루를 자르고 막은 다음 식도 근위부와 원위부를 단단문합하는데 이때 문합부위의 긴장이 있으면 근위부 환상 근절개술을 시행하여 근위부의 길이를 늘일 수 있다. 식도기관루를 동반하지 않는 long gap 식도 폐쇄는 먼저 위루술을 먼저시행하고 생후 4개월 정도까지 식도의 양끝이 저절로 자라 길어질 때까지 기다렸다가 단단문합을 한다. 만약 단단문합이 불가능할 경우는 위, 소장 또는 대장으로 식도대치술을 시행한다. 수술후 합병증으로 무기폐, 폐렴, 식도 운동장애, 위식도 역류(25-50%), 문합부위 협착(15-

30%) 및 누출(10-20%), 기관지 연화증(8-15%)이 발생할 수 있다.

사망율은 심장기형이나 염색체 이상과 같은 동반기형에 좌우되며 동반기형이 없다면 95%의 생존율을 보인다.

2) 선천성 횡격막 탈장

원인은 잘 모르나 태아의 발생과정에서 pleuroperitoneal canal이 정상적으로 닫히지 않아서 발생하는 것으로 생각되고 있다.

횡경막의 후측부에 발생하는 것을 Bochdalek 탈장이라고 하고 전내측, 후흉골 부위에 발생한 것을 Morgagni 탈장이라고 한다.

증상은 호흡곤란, 빈맥, 청색증, 흉곽의 함몰 등의 소견을 보인다. 진단은 호흡곤란의 증상과 흉부 청진상 장음이 들리고 흉부 X-선 촬영 상 흉곽 내에 장의 가스와 공기-수액 수준(air-fluid level)이 보인다. 치료는 일반적 처치 후 소아외과 전문의가 있는 병원으로 신속히 전원하는데 이때 중요시 되는 것은 절대로 Ambu® bagging을 하지 않는다. Ambu® bagging 시 식도로도 공기가 주입되어 흉강내의 장으로 들어가기 때문에 부피가 더 늘어나고 심장을 반대편으로 밀어 증상을 악화시킨다. 기관 내 삽관을 시행하여 호흡을 도와준다. 보조호흡 시 과도한 압력은 반대편 폐의 기흉을 유발할 수 있어 피해야 한다.

이로 인해 갑자기 환자의 상태가 악화될 때에는 X-ray로 확인하기 전이라도 바늘로 반대편 폐를 감압해야 한다.

PaO_2 > 100 mmHg, (A-a) DO2 < 600 mmHg를 유지해야 하며, 환아의 상태가 안정된 후에 수술을 시행해야 한다. 또한 구위관을 넣어 감압하여 준다. 수술은 복부 접근으로 가능하면 일차적 복원술을 시행하고 결손부위가 커서 일차적 복원술이 불가능할 경우에는 인조막을 사용하여 복원한다.

3) 복벽결손

복벽결손에는 Omphalocele과 Gastroschisis가 있으며 각각의 특징은 표 9-6과 같다.

표 9-6 복벽결손의 종류

	Omphalocele	Gastroschisis
호발부위	배곱환(ring)	제대의 우측
손상 크기	2-10 cm	작다(<4 cm)
제대	낭 정점	정상
낭	+	−
내영물	장, 간, ……	간은 거의 없다.
장 모습	정상	부종
장 외전이상	+	+(환전 안함)
작은 복강	+	+
술 후 장기능	정상	오래된 장 마비
동반 기형	흔하다.	별로 없다.

치료는 일반적 처치를 하고 소아외과 전문의에게 전원한다. 이때 구위관을 넣어 감압하고, 정맥주사를 확보하고 수액을 공급하며, 정맥 내 항생제를 투여한다. 복벽 결손부위 및 탈장된 장을 무균적 방법으로 습기 있게 드레싱하여 장을 보호하고 감염으로부터 방지한다. 이때 주의할 점은 저체온증이 오지 않도록 인큐베이터에서 환아를 돌본다. 수술적 처치는 상황에 따라 방법이 달라지는데 2 cm 이하의 작은 결손은 일차적 복원술을 시행하고 큰 결손인 경우는 순차적 복원술을 시행한다(Dacron-reinforced Silastic silo를 사용하여 일시적으로 쌓아주고 서서히 압력을 주어 장을 복강 내로 복원시킨 후 1-2주 내에 수술하여 복벽을 닫아준다.). 간을 포함한 큰 omphalocele은 수술 후 복압상승에 의한 증후군이 발생할 수 있기 때문에 정상적으로 복벽을 닫을 수 없을 경우가 있고 이러한 경우 피부만 봉합하여 큰 복벽탈장을 만들고 나중에 2차적으로 수술할 수 있다. 대부분 복원 후 복압이 올라가기 때문에 수술 후 기계호흡으로 보조해주어야 한다.

4) 장폐색증

신생아 장폐쇄증을 의심할 수 있는 징후로는 산모의 양수과다증, 담즙성 구토, 복부팽만 소견(상부위장관 폐쇄일 때는 복부팽만이 없다.), 생후 24시간 이내 태변배출이 안되는 소견이 있다. 상부 위장관 폐쇄 및 하부위장관 폐쇄의 진단 및 치료의 과정은 그림 9-1과 그림 9-2에 기술되어 있다.

(1) 십이지장 무공증

십이지장 협착(stenosis), 점막벽(web), 섬유성 연결(short fibrous cord connecting the two atretic ends of the duodenum) 완전 분리(complete separation of the atretic ends with a gap)의 4가지 형태가 있으며, 완전분리형이 가장 드물다.

진단은 단순 복부사진에서 전형적인 이중 버블 소견(double-bubble sign)이 보이고 그 이하 부위에 공기음영이 보이지 않으면 더 이상 검사는 필요없고 수술을 시행한다. 수술로는 십이지장 측측문합술을 시행한다. 근위

그림 9-1 상부위장관 폐쇄

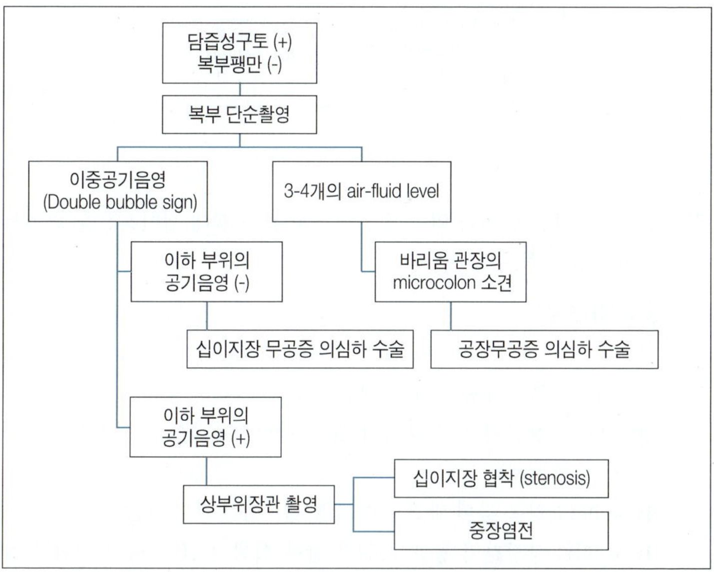

그림 9-2 하부위장관 폐쇄

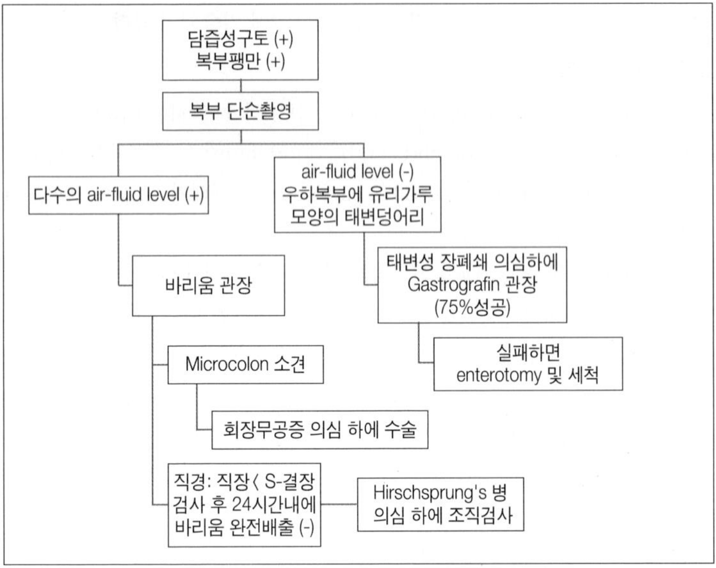

부십이지장이 많이 늘어나 있을 경우에는 근위부 팽대 십이지장을 줄여서 (tapering) 문합을 할 수도 있다

(2) 공장(회장) 무공증

가. 분류

Type I : 점막벽(web or diaphragm)

TypeII : 장간막은 정상이며 양쪽 장사이를 끈으로 연결(atretic cord)

Type IIIa : 양쪽 장이 완전 분리 및 V 형태의 장간막 결손

Type IIIb : 상장간막 동맥 근위부 장에 혈액 공급을 하고 원위부 장

은 우측대장 동맥에서 혈액 공급을 받는 사과 겹칠(apple peel) 혹은 크리스마스 나무(christmas tree) 변형으로 장의 길이가 축소된다.

Type IV : 다발성의 무공증, 소시지 꼬리 모양을 한다. 진단은 단순복부 촬영에서 3-4개의 공기-수액 수준(air- fluid level)이 보인다. 바리움 관장이 진단에 유용하다. 수술은 늘어난 부위의 근위부 장을 절제하고 단단문합 하는데 장의 길이를 보존하기 위해 팽대부위를 줄여서(tapering enteroplasty) 단단문합을 시행하기도 한다.

나. 이 질환을 가진 환아의 생존율은 90% 이상이며 가장 심각한 결과는 단장증이다.

(3) 선천성 거대 결장증(Hirschsprung's disease)

선천성 거대 결장증은 장의 점막하층과 근육층에 신경세포(ganglion cell)가 없어서 장의 근육경련(muscular spasm)이 일어나 이상이 있는 장부위는 수축되고 정상적인 근위부는 늘어나 기능적으로 장 폐색을 일으키는 질환이다.

임상양상으로 생후 24시간 내에 태변이 배출되지 않고 복부팽만과 담즙성 구토가 나타난다. 진단은 단순복부 촬영상 많은 늘어난 장의 소견이 보인다. 바리움 관장으로 이행부위를 확인하고 직장보다 S-결장의 직경이 큰 것으로 의심할 수 있다. 신생아에서는 이행부위가 명확하지 않는 경우가 많다. 이 검사 전 직장검사나 관장 등은 피해야 정확한 검사를 할 수 있다. 검사 후 24시간 지연 복부 촬영을 하여 남아있는 바리움을 관찰하면 의심할 수 있다. 확진으로는 직장 흡입생검(점막하 흡입생검) 혹은 전층 생검(full-thickness)을 시행한다 항문 직장 압력검사가 진단에 도움을 준다. 수술은 일단계 pull-through 수술(primary one-stage pull-through procedure)을 시행할 수 있으며 처음에 대장루를 만들고 나중에 근본수술을 할 수도 있다(대장루 : 이행부의 상방 10 cm 이상에 시행해야 하고 동결조직검사로 신경세포를 확인해야 한다. 근본 수술은 3-9달 후 시행한다.).

(4) 쇄항(imperforate anus)

유형은 직장의 맹관의 위치가 puborectalis sling(pubic bone과 coccyx를 연결하는 가상의 선과 유사)을 기준으로 판단 한다. 진단은 육안적 적으로 쉽게 진단 할 수 있다(남아 80%, 여아 90%) (표 9-7).

방사선 검사로 cross table lateral X-ray가 있는데 이로 회음부의 피부와 직장맹관 사이의 거리를 측정할 수 있으며, 1 cm 이하이면 저위기형으로 판단한다. 이 사진은 생후 24시간 후에 찍어야 한다. 이는 신생아가 삼킨 가스가 직장맹관까지 도달하는데 시간이 필요하기 때문이다. 너무 일찍 사진을 찍으면 실제 저위기형인데 고위기형으로 잘못 판단되어 불필요한 대장루를 만들 수 있다. 초음파 또는 자기공명영상으로 기형의 형태를 파악할 수 있다. 수술로는 남자는 저위기형에서는 장루 조성없이 cutback 또는 Y-V anoplasty 또는 transposition anoplasty를 시행한다. 중위기형 및 고위기형에서는 먼저 S-결장루를 시행하고 3-6개월 후에 posterior sagittal anorectoplasty of Pena를 시행한다. 여아의 저위기형 및 고위기형은 남아와

표 9-7 항문 쇄항의 유형

여자	
고위기형	항문직장 무형성증(직장질루 동반 또는 무동반)
중위기형	항문직장 무형성증(직장질루 동반 또는 무동반), 항문 무형성증
저위기형	항문 vestibule 또는 항문피부루, 항문 협착증
총배설강기형	
남자	
고위기형	항문직장 무형성증(직장전립선요도루 동반 또는 무동반), 직장 무공증
중위기형	항문직장 무형성증(직장구부요도루 동반 또는 무동반), 항문 무형성증
저위기형	항문 피부루, 항문 협착증

동일한 방법으로 시행한다. 단 직장전정루(rectovestibular fistula)는 일단계 수술로 fistula transposition을 할 수도 있고 고위기형과 같은 방법으로 수술할 수도 있다.

4. 그 외 소아외과에서 다루는 질환 및 종양

1) 담도폐쇄(biliary atresia)

점차적으로 염증의 진행으로 간외 및 간내 담관이 막히는 질환으로 진단은 ^{99m}Tc-DISIDA Scan, 경피 간생검, 작은 개복 및 수술 담낭조형술을 하고 치료는 생후 2개월 내에 수술해야 한다(8wks). 수술로는 Kasai hepatoportoenterostomy를 시행한다. 30%만 황달 없이 잘 유지되어 간이식은 필요 없다. 70%는 cirrhosis로 진행한다.

2) 총수담관 낭종(choledochal cyst)

총수담관의 낭종으로 담췌관의 이상 유합과 관련이 있다. 증상 우상복부 종괴, 복부통증, 황달이 특징적인 증상이다. 분류로는 Todani 분류법을 이용한다. 치료는 Total cyst excision with Roux-en-Y hepaticojejunostomy를 한다.

3) 소아 종양

대표적인 종양으로는 신경모세포종, Wilm 종양, 평활근육종, 간종양, 기형종 등이 있다.

10. 비만외과

Surgery

Catholic University of Korea 임상진료지침

01 개요

Surgery

1. 비만의 개념

비만이란 비정상적 또는 과도한 체지방의 축적으로 인해 체중이 증가한 상태로 이로 인해 대사 장애 등이 유발되어 건강을 해칠 수 있다. 비만은 당뇨병, 고지혈증, 대사증후군, 지방간, 담석증, 고혈압, 관상동맥질환, 위식도역류질환, 수면무호흡증, 골관절염, 월경이상 및 불임, 우울증, 각종 암 등의 중요 위험인자이다. 또한 비만도가 증가할수록 사망률도 증가한다. 예를 들어 체질량지수가 35 kg/m^2일 경우 사망률이 2배 증가한다.

2. 비만의 역학

세계보건기구(WHO)는 2005년 세계인구 중 16억 명이 과체중이고 4억 명이 비만이라고 추산하였고 2015년에는 23억 명이 과체중이고 7억 명이 비만이 될 것으로 예측하였다. 우리나라에서도 비만 유병률이 지속적으로 증가하는 추세이며 2005년에는 31.7%(남자 35.1%, 여자 28%)가 비만인 것으로 조사되었으며, 이는 1991년도 조사결과인 17.1%보다 2배 정도 증가된 수치이다.

3. 비만의 원인

비만은 유전적, 사회/환경적, 문화적, 생리적 원인 등에 의한 결과로 나타나며, 따라서 비만을 이해하는 점에 있어서 어려움이 많다. Sctunkard 등에 의하면 부모 모두 비만일 경우에 자녀가 비만이 될 가능성은 80-90%까지 상승한다. 하지만, 최근 급증하는 비만인구 분포로 보면 유전적인 원인보다는 사회/환경적 요인이 무엇보다도 크게 작용하는 것을 알 수 있다. 이외에도 인종, 성별, 활동성, 정신적, 약물, 내분비적 질환 등이 관여한다.

4. 비만 분류

체질량지수(body mass index, BMI)는 체중(kg)을 신장제곱(m^2)으로 나눈 지수이다. 세계보건기구의 비만 분류와 한국인의 비만 분류를 각각 표 10-1과 표 10-2에 정리하였다.

표 10-1 세계보건기구의 비만 분류(WHO guideline, 1995, 2000, 2004)

	BMI(Kg/m^2)	Class	Associated Disease Risk	
			male ≤ 40 inch female ≤ 35 inch	male > 40 inch female > 35 inch
Underweight	< 18.5			
Normal	18.5-24.9			
Overweight	25.0-29.9		Increased	High
Obesity	30.0-34.9	I	High	Very high
	35.0-39.9	II	Very high	Very high
Morbid obesity	≥ 40.0	III	Extremely high	Extremely high

표 10-2 한국인의 비만 분류(Asian-Pacific : WHO/IASO/IOTF guideline, 2000)

	BMI(Kg/m²)	Class	Associated Disease Risk	
			남성 ≤ 90 cm 여성 ≤ 85 cm	남성 > 90 cm 여성 > 85 cm
저체중	< 18.5		낮다	보통
정상	18.5-22.9		보통	증가
과체중	23.0-24.9		증가	중등도
비만	25.0-29.9	I	중등도	고도
	30.0-39.9	II	고도	매우 고도
고도비만	≥ 40.0	III	매우 고도	매우 고도

5. 비만의 동반질환

1) 내분비 질환
   당뇨병, 인슐린저항성, 고지혈증, 대사증후군
2) 심혈관 질환
   고혈압, 관상동맥질환, 뇌졸중
3) 소화기 질환
   지방간 및 간경화, 담석증, 위식도역류질환
4) 호흡기 질환
   수면무호흡증, 천식, 호흡저하증후군
5) 근골격계 질환
   요통 및 추간판탈출증, 골관절염, 통풍
6) 뇌질환
   가성뇌종양
7) 피부질환
   간찰진

8) 기타 질환

복압요실금, 말초성 정맥부전증, 월경이상 및 불임, 우울증

9) 각종 암

난소암, 유방암, 자궁내막암, 전립선암, 대장암, 직장암, 담낭암, 식도암, 췌장암

6. 비만수술

비만수술(bariatric surgery, obesity surgery, weight loss surgery)은 병적 비만환자에게 위장관에 외과적 변화를 가해 체중감소를 이루고 비만관련 합병증을 치료/개선하기 위해 시행되는 비만의 수술적 치료방법이다.

7. 비만수술의 필요성

고도비만 환자에서 비만수술만이 장기적으로 체중조절을 할 수 있는 유일한 증명된 치료방법이다. 비수술적 치료방법(식사요법, 운동요법, 행동요법, 약물치료)으로 단기적 효과는 볼 수 있겠지만 장기적으로는 대부분 성공하지 못할 확률이 높고 비수술적 치료의 체중감량 효과는 미미하며 비만의 재발이 잘 일어난다. 또한 약물치료는 부작용을 동반할 수 있어 장기적 약물복용이 어렵다. 비만수술을 받게 되면 비수술군과 비교할 때 조기 사망률이 30-40% 감소하며 기대여명은 89%증가한다. 따라서 수많은 동반질환을 유발하고 사망률을 높이는 만성 질환인 비만을 성공적으로 치료할 수 있는 유일한 방법은 비만수술이다.

Catholic University of Korea 임상진료지침

02
Surgery

수술 전 준비

1. 수술의 적응증

1991년 NIH consensus conference 의 지침에 의하면 (1) 체질량지수(BMI)가 40 kg/m^2(morbid obesity) 이상이거나 (2) 35 kg/m^2 이상이면서 합병증을 가지고 있는 경우가 해당되며, 이외에도 (3) 다른 체중조절에 실패한 과거력과 정신과적으로 문제가 없는 환자, (4) 수술에 대하여 잘 알고 있어야 하며 (5) 본인의 의지가 충분해야 한다는 내용도 포함하고 있다. 하지만, 절대적이고 분명한 적응증은 BMI가 40 kg/m^2(morbid obesity) 이상이거나 35 kg/m^2 이상이면서 합병증을 가지고 있는 경우이다.

2005년 대만에서 열린 아시아/태평양 비만수술 모임(Asia-Pacific Bariatric Surgery Group, APBSG)에서 아시아/태평양 지역에서는 비만의 정의가 차이가 있기 때문에 수술의 적응증도 달리해야 한다는 점에 의견 일치를 봤으며, 동양인에서의 비만수술의 적응증을 (1) 체질량지수(BMI) 37 kg/m^2 이상이거나(2) 체질량지수(BMI) 32 kg/m^2 이상이면서 당뇨가 있거나 기타 2가지 이상의 합병증을 가지고 있는 경우로 공표하였다. 이외에도 (3) 나이의 제한(18세 ~ 65세)을 두었다. 나머지는 NIH의 적응증과 동일한 기준을 제시하였다.

2. 수술 전 검사 및 처치(기본적인 수술 전 검사는 다른 질환과 동일함.)

1) DM study(FBS, Hb A1C, C-peptide, GAD-Ab)
2) Lipid profile(T-cholesterol, TG, HDL/LDL-cholesterol)
3) Hormonal study(T3, T4, free T4, TSH, serum cortisol, 24-hr urine cortisol)
4) Bioimpedance test(body composition analysis)
5) Abdominal Fat CT
6) Abdomen US(liver and biliary evaluation)
7) Echocardiogram(심혈관 증상이 있는 경우)
8) EGD(H.pylori screening 포함)
9) Pulmonary function test
10) Psychiatric evaluation
11) Consultation(동반된 합병증이 있는 경우)
12) Anesthesiological consultation

3. 다학제적 접근

비만환자는 다양한 분야의 질병을 가지고 있으므로 치료에 있어서 비만 치료팀 개념으로 다학제적 접근이 반드시 필요하다. 가장 이상적인 비만 치료를 위해서는 비만치료팀(외과의사와 비만전문 코디네이터, 영양사, 운동처방사)를 중심으로 마취과, 신경정신과, 내분비내과 등은 필수적으로 필요하며, 부가적으로 가정의학과, 소화기내과, 심장내과, 호흡기내과, 산부인과, 성형외과, 이비인후과, 영상의학과, 소아청소년과의 협진이 필요하다.

Catholic University of Korea 임상진료지침

03 수술적 치료

Surgery

1. 비만수술의 기전

비만수술의 기전은 섭취제한(restriction)과 흡수제한(malabsorption)이다. 섭취제한 술식으로는 조절형 위밴드술과 위소매절제술이 있고 흡수제한 술식으로는 담췌우회술/십이지장전환술이 있으며 두 가지 기전을 동시에 가지고 있는 혼합형으로는 루와이 위우회술이 있다.

2. 수술의 종류

1) 조절형 위밴드술(Adjustable gastric banding)

조절형 위밴드술은 실리콘으로 만들어진 고리 모양의 인공삽입물을 위 상부에 설치하여 음식 섭취를 제한하는 술식이다(그림 10-1). 위밴드에는 관을 통해 포트가 연결되어 있고 포트는 복직근막 위에 고정하게 된다. 포트에 생리식염수를 주입하면 위밴드 내부에 있는 풍선이 부풀며 내경이 줄어듦으로 음식 섭취가 제한된다. 이 수술의 특징은 위를 절단하거나 문합이 필요 없어서 비만 수술 중 상대적으로 안전한 수술로 알려져 있고 원상 복귀가 가능하기 때문에 가역성이라는 이점도 있다. 전 세계에서 시행되는 비만수술 중 약 42%를 차지하고 있다.

그림 10-1 조절형 위밴드술 모식도

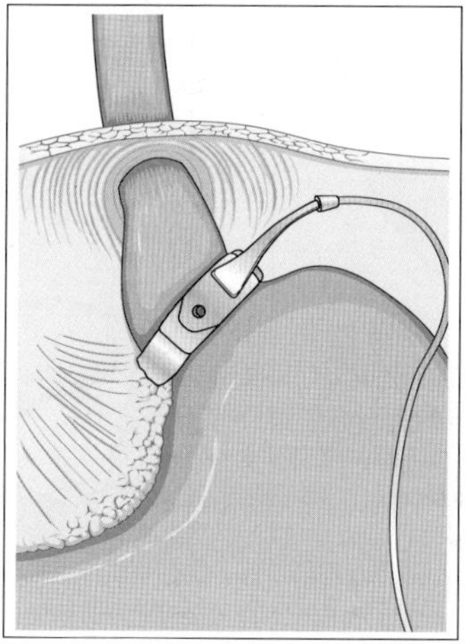

2) 위소매절제술(Sleeve gastrectomy)

초기에는 2단계 비만수술에서 첫 단계로 시행되었던 술식이었는데 현재는 단독 비만수술로서 시행되기도 한다. 위 대만 부위를 대량 절제하여 위의 용적을 15% 정도만 남기는 수술이다(그림 10-2). 섭취제한 술식이지만 조절을 할 수 없다는 단점이 있고 도입 기간이 오래되지 않아서 장기적 결과가 나와있지 않으며 향후 잔여 위장의 확장으로 인하여 체중감소에 실패할 수 있는 우려가 있다.

3) 루와이 위우회술(Roux-en-Y gastric bypass)

미국에서 비만수술의 표준으로 인정받고 있고 전 세계에서 가장 많이 시행되는 비만수술이다. 전 세계 비만수술의 약 50%를 차지(2008년)하고 있는 수술로서 섭취제한 및 흡수제한이 동시에 이루어진다. 위식도 접합부 하방의 위를 소만 쪽으로 15-30 cc 정도만 남기고 나머지 위와 분리한 후 BMI에 따라 100-150 cm 정도의 공장을 'Y'식(Roux-en-Y)으로 위 주머니(gastric

그림 10-2 위소매절제술 모식도

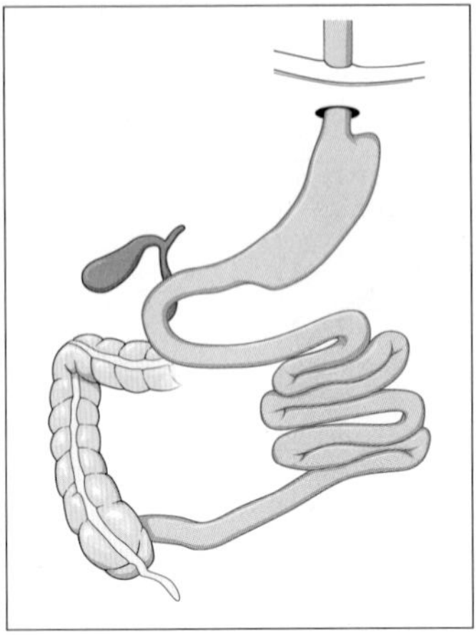

그림 10-3 루와이 위우회술 모식도

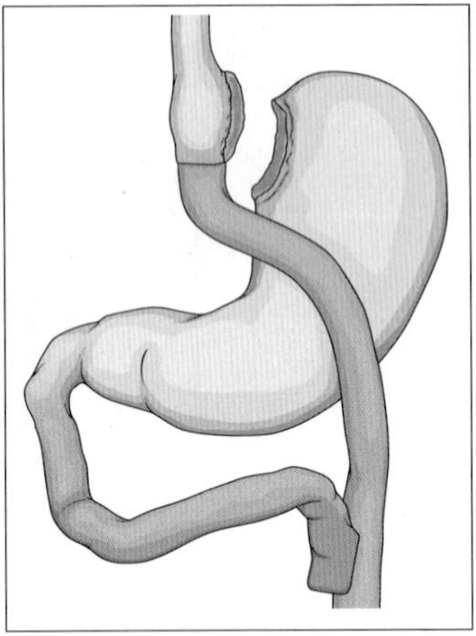

pouch)와 연결하여 음식이 대부분의 위와 십이지장, 공장 일부를 우회하도록 하는 수술이다(그림 10-3).

4) 담췌우회술/십이지장전환술 (Biliopancreatic diversion/Duodenal switch)

20년간의 장기 추적조사를 통해 체중감소 효과가 가장 우수한 것으로 입증되었으나 술식이 복잡하고 단백질 결핍 등의 영양학적 불균형을 초래할 수 있어 일차 비만수술이 실패했을 경우 등 제한적으로 시행되고 있다.

담췌우회술은 위를 200-500 cc만 남기고 위아전절제술을 시행한 뒤 회장을 절단하고 위회장문합술을 시행한 후 회맹판 상방 50cm 위치에서 회장회장문합술을 시행한다(그림 10-4). 십이지장전환술은 근본적으로 담도췌장우회술과 유사하지만 위아전절제술을 하지 않고 위소매절제를 시행하여 유문을 남기고 십이지장회장문합술을 시행한다.

그림 10-4 담췌우회술/십이지장전환술 모식도

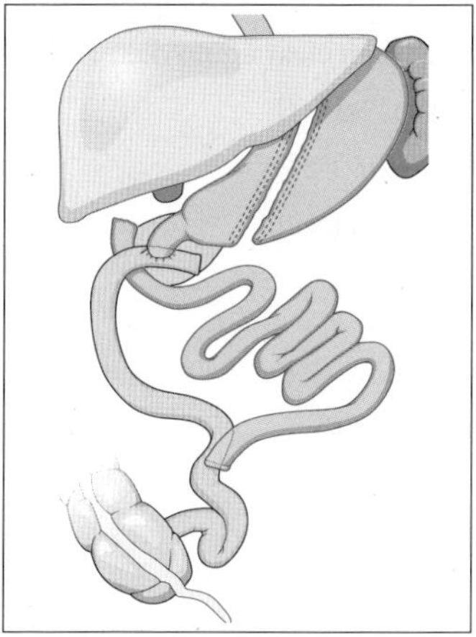

3. 수술 후 관리

1) 수액

소변량을 감시하면서 수술 후 Hartmann's balanced salt solution를 200 mL/hr로 투여

2) 통증

마약류나 patient-controlled anesthesia(PCA)로 통증 관리

3) 활력징후

혈압, 맥박, 호흡, 체온 감시

4) 위장관 조영술

수술 후 1일째 gastrografin study(루와이 위우회술 및 위소매절제술 경우에 시행)

4. 식이요법(4단계)

- 1단계 : Sips of water, then clear liquid diet, 1 일간
- 2단계 : Full liquid diet, 1-2주간
- 3단계 : Soft diet(pureed), 1-2주간
- 4단계 : Regular diet(solid food)

1) 수분 섭취

최소 하루 1,000-1,500 cc의 수분(미네랄 워터) 보충. 단 식사 40분 전후로는 수분을 섭취하지 않도록 한다.

2) 금기

카페인이 들어있는 음료, 탄산음료, 당함유 주스 및 음료, 아이스크림, 밀크셰이크, 사탕, 설탕, 잼, 젤리, 초콜릿, 쿠키, 케이크

5. 운동요법

매일 최소한 30분간 유산소 운동 시행

6. 영양학적 불균형 예방

(1) 단백질 결핍 : 수술 후 매일 최소 60-70 g의 단백질 섭취
(2) 비타민 결핍 : 비타민 하루 권장량의 2배 섭취(성인 종합비타민 1T bid)
(3) 칼슘 결핍 : calcium citrate 500 mg bid
(4) 철분 결핍 : ferrous gluconate 300 mg t.i.d. PO 또는 ferrous sulfate 200 mg t.i.d. PO, 특히 정상적으로 생리 중인 여성에게는 꼭 필요함
(5) 비타민 B_{12} 결핍 : 수술 6개월 후부터 복용. Sublingual vitamin B_{12} 500 mcg once a week
(6) 주기적으로 검사실 검사를 시행하여 영양상태를 진단하고 결핍 발생

시 조기 치료하도록 한다(CBC, blood chemistry, ferritin, iron, transferrin, parathyroid hormone, Vitamin B12, 25-(OH)Vitamin D3 등).

7. 임신

가임 여성은 체중감량이 어느 정도 안정화 되는 시기, 즉 수술 후 최소 18개월 동안은 임신을 피하도록 한다. 수술 전 불임이었던 여성도 비만수술 후 임신이 될 수 있으므로 이 사실을 주의시킨다.

Catholic University of Korea 임상진료지침

04 Surgery

수술 합병증

1. 루와이 위우회술

위공장 문합부 누출, 위공장 문합부 협착, 출혈, 내부 탈장, 장폐색증, 폐색전증, 덤핑 증후군, 단백질 결핍, 빈혈, 비타민 B_{12} 결핍, 엽산 결핍, 칼슘 결핍, 속발성 부갑상선 기능항진증 등. 사망률은 약 0.5%이다.

2. 조절형 위밴드술

밴드 이탈, 위 탈출, 위 미란, 역류, 튜브 및 포트 시스템의 감염 등. 약 0.05%의 사망률이 있을 수 있다.

3. 담도췌장우회술/십이지장전환술

루와이 위우회술의 모든 합병증이 일어날 수 있는 데다가 중증 영양결핍증, 지속적인 설사, 지용성 비타민 결핍 등이 나타날 수 있다. 사망률은 약 1%이다.

Catholic University of Korea 임상진료지침

05 경과

Surgery

1. 수술 후 경과

비만수술의 체중감소 효과는 초과체중감소율로 표현하는데 초과체중을 계산하기 위한 이상체중(ideal body weight)은 Metropolitan Weight and Height Tables(Metropolitan Life Foundation, 1983)를 기준으로 한다.

이 외에도 BMI감소율 또는 초과BMI감소율로 체중감소 효과를 평가하기도 한다(표 10-3).

루와이 위우회술은 수술 후 약 60-70%의 초과체중 감소율(percentage of excess weight loss,%EWL)을 기대할 수 있고 조절형 위밴드술은 약 50-60%의 초과체중 감소율을 기대할 수 있다. 담췌우회술/십이지장전환술은 약 70-90%의 초과체중 감소율을 기대할 수 있다.

표 10-3 Guidelines for weight loss calculations

Percent of Excess Weight Loss (%EWL)	%EWL = (Preop WT - Current WT)/(Preop WT - IBW) × 100
Percent of BMI Loss (%BMIL)	%BMIL = (Preop BMI - Current BMI)/(Preop BMI) × 100
Percent Excess BMI Loss (%EBMIL)	%EBMIL = (Preop BMI - Current BMI)/(Preop BMI - 25) × 100

WT, weight; IBW, ideal body weight.

2. 비만수술 후 동반질환의 치료율

Type II DM	83%
Metabolic Syndrome	80%
Hypertension	52-92%
Dyslipidemia	63%
Fatty liver	90%
Sleep Apnea	74-98%
Asthma	82%
DJD	41-76%
GERD	72-98%
Migraines	57%
Venous ulcer	95%
Gout	72%
Depression	55%
CVD	82% risk reduction
Mortality	89% reduction/5 yr

Catholic University of Korea 임상진료지침

06 Surgery

추적관찰

1. 루와이 위우회술

1) 외래 방문

수술 1주일 후, 2주일 후, 1개월 후, 2개월 후, 3개월 후, 이후 매 3개월마다

2) 검사실 검사

수술 3개월 후, 6개월 후, 1년 후, 이후 매년

3) 검사항목

CBC with PLT, sugar, HbA1c, liver enzymes, BUN, creatinine, lipid profiles, vitamin B_1, vitamin B_{12}, 25-(OH)vitamin D_3, Ca/P, PTH, alkaline phosphatase, serum iron, TIBC, transferrin, ferritin, Total protein, Albumin, Mg_2^+, zinc.

※ 위소매절제술의 추적관찰 방법은 루와이 위우회술과 동일함.

2. 조절형 위밴드술

1) 외래 방문

수술 1주일 후, 2주일 후, 1개월 후, 2개월 후, 3개월 후, 이후 매 3개월마다

2) 검사실 검사

수술 3개월 후, 6개월 후, 1년 후, 이후 매년

3) 검사항목

CBC with PLT, sugar, HbA1c, liver enzymes, BUN, creatinine, lipid profiles, vitamin B_1, vitamin B_{12}, 25-(OH)vitamin D_3, Ca/P, PTH, alkaline phosphatase, serum iron, TIBC, transferrin, ferritin, Total protein, Albumin, $Mg2^+$, zinc.

4) 위밴드 조절(식염수 주입)

수술 후 4-6주부터 시작할 수 있다. 원칙적으로 체중이 주간 0.5-1.0 kg 감량되어야 하고 배고픔을 느끼지 않아야 하며 고형음식 섭취에 문제가 없어야 한다. 식염수 주입량은 밴드 종류에 따라 다르다.

INDEX

[국문]

ㄱ

ㄴ

ㄷ

ㄹ

ㅁ

ㅂ

ㅅ

ㅇ

[영문]

F

G

H

I

J

L

M

N

O

P